团体心理咨询与团体心理治疗丛书

团体心理治疗中的社会潜意识

The Social Unconscious
in Persons, Groups, and Societies
（Volume 1: Mainly Theory）

[美] 厄尔·霍珀（Earl Hopper）
　　　　　　　　　　　　　　　　　编著
[以] 哈伊姆·温伯格（Haim Weinberg）

张荣华 孔延风 任洁 译
徐勇 审校

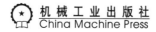
机械工业出版社
China Machine Press

图书在版编目（CIP）数据

团体心理治疗中的社会潜意识/（美）厄尔·霍珀（Earl Hopper），（以）哈伊姆·温伯格（Haim Weinberg）编著；张荣华，孔延风，任洁译 . -- 北京：机械工业出版社，2021.2
（团体心理咨询与团体心理治疗丛书）
书名原文：The Social Unconscious in Persons, Groups, and Societies (Volume 1: Mainly Theory)
ISBN 978-7-111-67465-8

I.①团…　II.①厄…②哈…③张…④孔…⑤任…　III.①集体心理治疗 - 社会意识 - 研究　IV.①R459.9②B036

中国版本图书馆 CIP 数据核字（2021）第 019479 号

本书版权登记号：图字　01-2020-4290

团体心理治疗中的社会潜意识

出版发行：机械工业出版社（北京市西城区百万庄大街 22 号　邮政编码：100037）

责任编辑：蒋雪雅　　　　　　　　　　　责任校对：李秋荣
印　　刷：中国电影出版社印刷厂　　　　版　　次：2021 年 5 月第 1 版第 1 次印刷
开　　本：170mm×230mm　1/16　　　　印　　张：20.5
书　　号：ISBN 978-7-111-67465-8　　　定　　价：90.00 元

客服电话：（010）88361066　88379833　68326294　　　投稿热线：（010）88379007
华章网站：www.hzbook.com　　　　　　　　　　　　读者信箱：hzjg@hzbook.com

版权所有·侵权必究
封底无防伪标签均为盗版
本书法律顾问：北京大成律师事务所　韩光 / 邹晓东

总　序

团体辅导、团体咨询与团体治疗作为专业的助人工作，自 20 世纪 90 年代初被引进中国大陆后，因其有效性强、受益面广等特点，逐渐在学校系统、医疗机构、企业组织、军队、司法系统以及社区得到广泛应用和发展。

在帮助那些有共同发展课题和相似心理困扰的人时，团体是一种经济而有效的方法，这已经成为专业助人工作者的共识。作为助人工作者，无论你的专业训练背景是临床心理学、咨询心理学、心理健康教育学，还是社会工作、医学、护理学；无论你的理论取向是认知行为治疗学派，还是精神分析治疗学派，或是人本治疗学派；也无论你的工作场所是中小学校、高等院校，还是企业组织、医疗健康部门、社会福利机构、军队、司法系统或其他地方，专业的心理服务无外乎就是一对一服务的个别咨询和多人参与的团体咨询两种形式。团体咨询与治疗的有效性已经被大量研究证明，它不仅是一种有效的心理咨询与治疗方法，也是一种有效的教育与促进成长的方法。**相比个别服务而言，团体的效果更好，因为它和人们的真实生活情景非常贴近，就像一个生活的实验室，在团体中学习到的态度和行为、改变了的情感与认知，更容易迁移到现实生活中。**

其实，人的成长和发展从来都离不开团体。人从一出生就在团体中生存、生活与成长，用团体的形式帮助人更自然、更真实、更有效。当然，团体咨询与治疗可以让专业助人工作者在有限的时间内为更多的人提供心理服务，这也是当前国内心理健康服务最急需、最迫切的任务，因为社会对心理健康服务的需求非常强烈且涉及各类人群。我个人从事团体咨询与治疗的教学、研究、实务和培训 20 多年，我坚信，**团体的魅力和团体的效果不仅可以增进个人的心理健康，更可以造福我们的社会和国家，造福于我们的组织和家庭。**

但是，由于团体咨询与治疗的过程非常复杂，团体动力千变万化，团体领导者必须从个人层面、人际层面、团体层面三个层面关注团体和干预团体，这使得对团体领导者的培训更加不易，要求更高。而最让我担心的是系统的团体心理咨询与治疗的培训还比较缺乏，那些学过一点团体知识的人来不及得到专业的指导就匆匆上阵，误把带领结构式团体练习当成带领团体咨询，从而无法达到团体咨询应有的效果。在发达国家和地区，从事心理咨询工作的专业人员必须是经过大学正规的相关专业（心理学、医学、教育学、社会工作学）研究生学历教育，再经过实习机构数百上千小时的实务技能训练，然后通过专业资格考试的人。这样培训出来的人具备团体心理咨询与治疗所必需的能力。例如，在美国学习心理咨询专业的研究生必修的八门核心课程中就必然包括团体咨询（包括咨询理论与技术、团体咨询、生涯发展 / 发展心理学、心理测验、多元文化咨询、统计、心理疾病及诊断、专业伦理及实习）。在中国台湾，大学的咨商与辅导心理学系所培养的咨商心理师，必须经过四年硕士层级的研究生教育（包括两年的基础和专业课程、一年全时实习、一年撰写硕士论文），毕业获得学位后才有资格考咨商心理师的专业资格。在研究生学历教育过程中，团体咨询也是必修课中的核心课程（以台湾东华大学咨商与临床心理学系为例，核心课程包括五门：心理评估、心理测验、心理衡鉴；个别咨商与心理治疗；团体心理咨商与心理治疗；社区心理卫生推广；临床伦理法规）。核心课程学习阶段至少要有三学分以上的团体咨询或团体治疗的学习。台湾心理师法规定，全职实习阶段必须有六种实作训练，其中之一的团体咨商与心理治疗有明确的训练时数。政府组织的"咨商心理师"考试的六门科目中必须考"团体咨商与心理治疗"。也就是说，**作为一名心理咨询师或心理治疗师，掌握团体咨询的技能就像掌握个体咨询的技能一样，是基本的、必需的、必要的、必备的。**

但遗憾的是，面对民众日益增加的心理健康服务需求，国内的心理咨询与治疗尚未形成规模的学历教育，而大部分在职培训中由于缺乏师资，团体咨询的内容常常不考不教，使得专业的训练有一种缺胳膊少腿的感觉。虽然自2000年以来，我已经在人社部心理咨询师与卫生部心理治疗师的培训教材、教育部学校心理健康教育与心理咨询骨干教师培训教材、员工援助师的培训教材等众多相关的专业培训教材中，负责撰写了团体辅导、团体咨询和团体治疗的有关章节，也坚持开展了持续20多年团体心理咨询的专业培训，但是一个不争的事实仍然摆在面前，接受团体心理咨询系统训练和掌握团体咨询技能，并能根据服务对象的需求有效提供团体咨询与治疗服务的专业人员实在太少了，急需开展和扩大培训。无论是对于正在从业的心理咨询人员，还是对于在校学习心理咨询与治疗的学生而言，他们都需要学习和演练团体工作的理论与技能。

为此，我在清华大学心理学系的临床与咨询心理学方向的研究生培养中，已经摸索和尝试建立了六门课程组成的团体咨询与治疗专业技能培训体系，包括个人的团体体验、临床与咨询心理学专题、团体心理辅导、团体心理治疗工作坊、临床心理实务与督导、临床心理实习，至少250个小时以上的团体技能专业训练。近20年来，我们已经编写了《团体咨询的理论与实践》《团体心理咨询》《团体心理辅导》《身心灵全人健康辅导模式：中国文化与团体辅导》《团体心理咨询：理论、技术与设计》《结构式团体咨询应用案例》等专著与教材，初步构建了专业助人工作者团体带领能力的学习和提高培训模式。

但是，要培养出扎扎实实带领不同类型团体的领导者，培养具有胜任力的团体咨询师和治疗师，当前最需要的是参考国际上最有代表性的团体咨询与团体治疗的教材和图书。近年来，国内虽然在翻译心理咨询与心理治疗的国外专业图书方面进展很快，但是团体咨询与团体治疗相关的译著很少，仅有三四本，很难满足不同岗位、不同服务对象的团体工作需要。

2011 年 10 月，中国心理卫生协会团体心理辅导与治疗专业委员会成立，这标志着我国团体事业进入一个新的发展阶段。我很荣幸成为委员会的第一任主任委员。团体专委会是一个学术机构，肩负着推动团体事业繁荣发展的使命，其中任务之一就是引进高水平的专业图书，作为培训和教学的参考，作为学习和实践的工具。为此，我们精心挑选了几本国际上有代表性的团体咨询与治疗图书，形成团体咨询与团体治疗译丛，推荐给国内的专业人员。经过团体专委会及我的工作团队的讨论，依据如下原则选择入选丛书：①具备工具性指南作用；②介绍基础知识；③对团体工作的应用有指导作用；④不同流派不同形式的团体。基于此原则，我们初步选择了《团体咨询与团体治疗指南》（*Handbook of Group Counseling and Psychotherapy*）、《咨询师与团体：理论、培训与实践》（*The Counselor and the Group: Integrating Theory, Training, and Practice*）、《认知行为团体治疗》（*Cognitive Therapy in Groups: Guidelines and Resources for Practice*）、《团体心理治疗基础》（*Basics of Group Psychotherapy*）等书，涵盖了宏观介绍、理论知识、不同流派（认知行为、心理动力学等）的团体应用等方面。例如，最先完成翻译已经出版的《团体咨询与团体治疗指南》，就是一本团体咨询与治疗的百科全书，无论你是从事学校教育、心理咨询、临床治疗、医疗机构、企业组织、社区服务，还是军人管理、监狱矫治、危机干预等特殊领域的工作，你都能从中找到符合你的需要，对你的工作有参考价值的内容，该书必将成为团体咨询与治疗学习的极好的参考书。

国外的专业书能否发挥应有的功能和作用，翻译质量至关重要，因此，我们组建了专业的翻译队伍，翻译者几乎全部来自我的团队，包括博士后、博士生、硕士生、访问学者以及我培训的学员，还有团体专委会的青年骨干们，他们首先具有对团体工作极大的兴趣，多年跟随我学习团体咨询与团体治疗，既具备团体工作的理论知识，又有团体带领的实践经验，而且都有国际的视野和熟练的英语水平，愿意投入时间到丛书的翻译过程中。根据每本书的内容，我把译者分成小组，负责每本书的翻译。他们每周交流读书心得，切磋重点难点，讨论合适的翻译语言。我相信这样的一支懂得专业的翻译队伍，是能够把这套丛书的精髓精准地翻译出来的，从而在宏观方向、理论基础、具体实操以及应用领域内推动国内对团体工作的理论学习和应用攀上新的台阶。

在团体工作的科研和实务方面，团体专委会也将通过制定行业标准和伦理规范继续推动团体心理咨询与治疗培训的规范化。相信有开阔的国际视野与成功经验的借鉴，有基于本土环境的实践探索和总结，更多优秀的团体领导者将迅速成长。期待着中国大陆的团体咨询与治疗事业能够健康发展，蒸蒸日上，为中国人的幸福，为国家的繁荣昌盛，贡献我们专业团体人的力量！

本丛书的出版得到了机械工业出版社的大力支持，李欣玮女士欣然应允与团体专委会共同推动此系列丛书的出版，深表感谢。

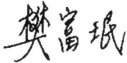

清华大学心理学系临床与咨询心理学教授 / 副系主任
中国心理卫生协会常务理事 / 团体心理辅导与治疗专业委员会主任委员
中国心理学会理事 / 临床与咨询心理学专业委员会副主任委员

2014 年 9 月

推荐序

2016 年 2 月,本书编著者之一厄尔·霍珀先生邀请我在伦敦的团体分析研究所做一个关于团体治疗在中国的发展的报告,而且他很热情地邀请我在报告期间住在他家里,因此我有机会和霍珀先生就团体分析以及团体治疗在中国的发展进行了多次深入的交谈。也就是在这些交谈中,我第一次接触到了"社会潜意识"的概念,可以说,当时这个概念对我而言完全是陌生的。

霍珀先生是"社会潜意识"相关领域最权威的专家,这和他作为社会学家接受精神分析以及之后的团体分析训练的经历是紧密相关的,他早期发表的文章大多聚焦于人类心理,尤其是潜意识心理的社会来源。他谈到,众所周知,人类的潜意识心理肯定是具有社会性的,但传统主流的精神分析长期在忽略社会情境的情况下研究人格。尽管精神分析从早期弗洛伊德的"一人心理学"发展到现在的"二人心理学",但传统主流的社会学在研究社会时却不考虑人们的潜意识世界。这就是团体分析的创始人福克斯(S. H. Foulks)、厄尔·霍珀和他们的同事特别强调"社会潜意识"的原因。正如温尼科特(Winnicott)所说,"(没有母亲就)不存在婴儿这样的东西",福克斯认为,"不考虑团体,我们就无法讨论个体,也无法讨论不包含个体的人类团体"。因此,我们可以很肯定地说,"没有没有社会的个体,也没有没有个体的社会"。社会潜意识的概念是团体治疗,严格地说是团体分析的核心。

恰巧团体分析研究所邀请我做的报告题目是"精神动力学团体治疗适应中国文化吗",这个题目的背景是当时国内心理治疗领域正对精神分析,包括更加广义的西方心理治疗是否适合中国文化以及西方心理治疗的本土化问题展开热烈的讨论。我相信社会潜意识的概念和理论对我们理解和回答上述问题大有裨益,而不只是对团体治疗的理论和实践非常有帮助。这是我决定组织翻译这本书,将社会潜意识的概念和理论介绍给国内读者的初衷。

当真正着手组织翻译这本书时,我才意识到这项工作,尤其是书中大量抽象的术语和概念,难度很大。在此,我要衷心地感谢三位译者,张荣华(负责翻译第1~5章)、孔延风(负责翻译第6~9章)和任洁(负责翻译第10~13章),他们为翻译此书付出了大量的时间和艰苦的努力。我负责翻译前言和引言,以及全书的审校工作。虽然已竭尽全力,但错误和疏漏在所难免,还望读者不吝指正。在此我也要感谢机械工业出版社的刘利英老师,她的耐心、包容和督促对本书最终的顺利出版是不可或缺的。当然,还有许多无名的贡献者,我在此一并致谢。

团体咨询和治疗在我国的发展历史很短,供广大团体工作者阅读的专业参考书还非常有限,我希望本书作为"团体心理咨询与团体心理治疗丛书"中的一本,能够为促进我国团体心理咨询和团体心理治疗的发展贡献一份力量。

徐勇

2020 年 4 月 12 日

前　言

　　社会潜意识的概念化是团体分析的本质，它既是人格和社会系统研究中，也是人类关系情景中精神病理治疗的一种观点。不幸的是，精神分析持续地贬低人性中社会性的重要性，这反映在对一些社会事实的忽视上，诸如性别、阶级、种族、民族、国籍、语言团体、家庭结构、组织生活，更不用说巨大的社会创伤；类似地，社会科学也持续地忽略潜意识心智及其在人们相互重叠的社会情境下的关系生活中的表达的重要性。幸运的是，建立在对我们感知的双目视野和格式塔的理解的基础上，既作为科学研究，又作为疗愈方式，团体分析为这些多重参考框架提供了一个整合的空间。

　　当我们悲惨并滑稽地从有限的方案中做出选择时，我们虚伪地向内和向外看，往回看我们的起源，往前看我们共同创造的命运。对社会潜意识的研究往往既是一个政治的也是一个宗教或哲学的课题。在对这种复杂且注定是抽象的现象进行探索的过程中，我们被弗洛伊德、克莱茵、比昂和拉康的工作吸引，也被福克斯、莫雷诺和皮雄 – 里维埃（Pichon-Rivière）的工作吸引，但很少有人能样样精通。虽然我们使用来自社会科学、深度心理学以及神经科学的数据和假设，但我们认识到生命存在于整个宇宙之中，尽管一粒沙子可见宇宙，但是对人类关系和其变迁的研究并不能简化为对本能和与本能相关的投射幻想的研究。最后，人类活动的意义总是需要我们在理解开放的生命系统时，将它们放在时间和社会空间中去思考，不管是按照同心圆，还是更可取地按照一系列相互交错和相互渗透的螺旋的方式。

尽管本书各章的作者提供了许多阐释他们基本论点的例子，但他们课题的核心都是对创伤体验反复循环的和强迫性的持续理论化。我们每一个人都希望更全面地理解人性，以帮助缓解人类的痛苦。虽然这样的领悟并不总能带来更强的个人和社会控制，但它会增加我们做出更明智和更公正的决定的可能性，使我们成为更明智的（即使是更悲伤的）人类。

大家可能会对这套关于"个人、团体和社会的社会潜意识"系列丛书的历史感兴趣。在团体心理治疗的几位创立者去世后，不同国家的同道一直在强调理解社会潜意识的重要性，但是，他们中很少有人尝试迎接他们提出的理论、实证和临床上的挑战。在这种情况下，哈伊姆·温伯格向我建议，将围绕社会潜意识的重要主题展开的文章编辑成一本书，这本书的意义将超越我个人研究的意义。我提出，将本书纳入"新团体分析国际图书馆"丛书是很合适的。我们将 2008 年 8 月在都柏林召开的第 14 届欧洲团体分析论坛——该届论坛的主题是"绝望、对话、渴望"，作为开始我们拟定各个章节主题的一个机会。无论如何，一套系列丛书就准备就绪了。我们决定将"个人、团体和社会的社会潜意识"⊖分成"以理论为主""以矩阵为主""以临床工作为主"三册。

准备第一册花了大概三年时间。我们很多作者的母语并非英语。那些欣然同意社会潜意识研究在他们的工作中非常重要的作者，之后在对这个主题的多个焦点的强调上出现了分歧。通过现代信息技术进行的国际交流有它自身的问题，更不用说对编著这样一本书的理想化预期和现实的差距。

第一册出版延迟的另一个原因是我和哈伊姆·温伯格一起写本书引言时遇到了困难。我们的工作很有可能潜意识地受到了各个章节的主题，甚至本书

⊖　此处的"个人、团体和社会的社会潜意识"为英文原书系列名。

结构的影响。我之前是一名社会学家，现在既是精神分析师，也是团体分析师，已经对这些学科进行了个人视角的整合。哈伊姆之前是一名电子工程师，后来成为一名临床心理学家和团体心理治疗师，最后在以色列经过模块培训（block training），成为一名团体分析师，他也对这些学科进行了个人视角的整合。我是个居住在英国的美国人，他是个居住在美国的以色列人。我们出生于不同的年代。我是家中的长子，他是家中排行居中的孩子。他在编辑方面比我更善于妥协，这可能是解决中东冲突的努力的一种置换[⊖]。不过，尽管我们之间有差别，又或许正是由于这些差别的存在，我们从为了完成课题所做的必要交流中学到了很多。引言部分之所以如此清晰，很大程度上是因为我必须向另一位主编解释我的想法，而他又能够坚持自己的观点。

本书由六部分组成，每一部分都讨论了社会潜意识的一个特定的方面。第一部分包括三章，讨论福克斯、雅各布·莫雷诺和恩里克·皮雄-里维埃的工作，在最广泛的意义上，他们可以被称为"团体心理治疗之父"。福克斯来自法兰克福，在伦敦开始了他的团体工作，并和詹姆斯·安东尼（James Anthony）以及许多其他的同事和学生合作。迪特尔·尼茨根（Dieter Nitzgen）在第1章中总结了福克斯使用"社会潜意识"这个术语的各种方式，并指出了需要详细说明这个概念的意义的各种情景。雅各布·莫雷诺最初在维也纳，后来到了纽约，之后他的研究成果很快传播到了南美。他试图概念化潜意识的人际维度，发明了"共同潜意识"这个名词。受荣格工作的影响，他认为完整地理解心智需要在一个整体的宇宙中将心智情境化。海洛伊莎·弗勒里（Heloisa Fleury）和安娜·玛丽亚·克诺贝（Anna Maria Knobel）在第2章中讨论了莫雷诺的工作。恩里克·皮雄-里维埃在阿根廷和巴西开展的研究聚焦人们将社会、文化、经济和政治力量人格化的方式，他认为重要的是将人们

⊖ 英文为"displacement"，是一种防御机制，指因事物而引起的强烈情绪和冲动不能直接发泄到这个对象上，就转移到另一个对象上去。——译者注

放在他们的社会情境中。他发明了"操作性团体"这个名词。胡安·图波特－奥克兰德（Juan Tubert-Oklander）在第3章中讨论了他的工作。

在第二部分的导读中，马尔科姆·派因斯（Malcolm Pines）解释了从"社会性大脑"的角度思考的必要性，这和团体分析的基本取向是一致的。正如 A. P. 汤姆·欧尔毛伊（A. P. Tom Ormay）在第4章中所解释的，社会性大脑是以"我们为中心"的空间为特征的。在第5章中，伊芳·阿葛扎恩（Yvonne Agazarian）和苏珊·甘特（Susan Gantt）在关于能量和信息流动的当代神经生物学的基础上提出了团体心智的存在。

在第三部分的导读中，罗比·弗里德曼（Robi Friedman）解释了人们和他们的团体是相互关联的。此外，正如马丁·韦格曼（Martin Weegmann）在第6章中讨论的，人们和他们的团体实质上都是相互渗透和主体间性的。而且，正如约书亚·拉维（Joshua Lavie）在第7章中概述的，福克斯早期关于人性的社会性的工作是建立在诺伯特·埃利亚斯（Norbert Elias）的一些观点的基础上的，即同时社会化和个体化的"矛盾"以及社会的社会性系统（societal social system）与它们的个体成员并不是对抗和对立的，社会的社会性系统是由相互关联的人们组成的。

在第四部分的导读中，菲利克斯·德·门德尔松（Felix de Mendelssohn）借助他来自维也纳这个优势——他对欧洲社会动荡的场景是如此贴近，同时又离它如此遥远，注意到人类最痛苦的方面深深地植根在人们和他们的社会中。在第8章中，海伦娜·克里莫娃（Helena Klímová）探讨了捷克斯洛伐克集体假性自体的可能的发展。在第9章中，玛丽娜·莫约维奇（Marina Mojović）探讨了塞尔维亚社会精神避难所的共同运作。这些作者讨论了受到创伤的人们的特性是如何在极权社会系统的特性中呈现的，以及极权社会如何成为其"公民"的创伤体验的来源。

在第五部分的导读中，格哈德·维尔克（Gerhard Wilke）注意到以矩阵自己的术语去讨论矩阵的特性是多么重要，而不要把它们简化为参与其中的人的特性，也不要将社会关系系统的基础矩阵与团体的动力性矩阵相混淆。在第10章中，法尔哈德·达拉尔（Farhad Dalal）将我们的注意力引向意识形态的社会防御，它帮助我们抵御因认识到社会无力感而产生的焦虑。在第11章中，雷吉纳·肖尔茨（Regine Scholz）思考了社会的基础矩阵如何约束和限制有关与人们及其社会部分联结的生活轨迹的时间度量。

正如阿梅莉·诺亚克（Amélie Noack）在第六部分的导读中建议的，应对创伤的社会退行理论和新荣格学派的文化情结理论有很多相同之处，这可以在社会性做梦（social dreaming）的模式中看到。她对整合来自精神分析、分析性心理学和团体分析的观点的可能性很敏感。在第12章中，法里斯（Fariss）阐述了在美国与不同种族团体之间充满冲突的互动相关的文化情结的限制，将这些互动与美国和贩奴世界未解决的社会创伤联系起来。正如戈登·劳伦斯（Gordon Lawrence）在第13章中建议的，在社会性做梦矩阵情境中的社会性做梦研究表明，任何社会系统成员的集体的和相互关联的梦包含了他们共同的困境、担忧，甚至他们对未来的预期。换句话说，梦既包含了他们社会情境中的世俗信息，也包含了宇宙情境中的神圣信息。

这些章节描绘了一幅非常吸引人的关于社会潜意识理论和概念的多个方面的画面。它们和它们的作者是由同道和其观念组成的社会－文化－交流网络上的重要节点。

厄尔·霍珀

伦敦

目 录

引　言

厄尔·霍珀

哈伊姆·温伯格

在此，我们会概述社会潜意识这个概念的发展，划分出其中几个当前热门的领域。我们相信社会潜意识研究处于团体分析项目的核心，它在不断地变化和发展。

一

在弗洛伊德之前，潜意识心智的概念常常被哲学家使用，比如斯宾诺莎、莱布尼兹、叔本华和尼采。对他们来说，潜意识心智是指任何时候都在意识领域之外的感知、想法、感受和感觉。弗洛伊德继承了这个传统，与此同时又试图突破它，从而发展了一种人格的地形模式，在这种模式中，精神生活可以以意识的三个层面来呈现：意识、前意识和潜意识，包括无意识。作为一个名词，"潜意识"指缺乏意识觉察的心理或精神的过程、现象或结构。作为一个动词，它指使或者已经使这些过程、现象或结构以压制、压抑和分裂的方式潜意识化。作为一个形容词和副词，潜意识指处于或被置于一个人的意识觉察之外。人们假定潜意识只是程度上的问题，而不是一个永恒不变的状态。人们也假定潜意识以某种方式起源于人类身体和人类这一物种的内部。

弗洛伊德最初强调由于潜意识心智与本我相关，而本我位于大脑的特定部位，因此潜意识心智与意识心智功能不同，意识心智与自我相关，自我在大脑中所处的部位也不同于本我。这个人格模式被修正了许多次。最后，弗洛伊德假设部分的自我、超我和它们的各种功能也是潜意识的。更晚的和更为进步的人格结构模式认识到了外在客体的内化。

意识心智总的来说被认为是根据现实检验、理性思考、逻辑法则和次级过程来行使功能的，潜意识心智则是根据初级过程的原理和原则行使功能的。㊀弗洛伊德相信人类的想法、感受和行为的许多重要方面是受这些潜意识的非理性力量塑造和指导的，而且这些力量是不允许被直接有意识地觉察的。不过，通过对行为倒错、幻想、自由联想、梦以及临床症状等的研究，潜意识还是有可能被了解的。

潜意识系统的内容不只是处于意识领域之外，它们还通过使用所谓的对抗痛苦的焦虑（如果一个人觉察到这些现象就会产生）的"防御"彻底地和它分隔开来。换句话说，因为压抑和分裂，潜意识心智的内容被阻止进入意识心智。不进行不同方式和程度的歪曲，使得这些材料更能被自我和超我的意识心智所接受，潜意识过程和现象就无法进入或再进入意识－前意识系统。换句话说，潜意识是幻想、想法、愿望、欲望、创伤性记忆等的储存库，由于它们和痛苦的情绪联系在一起，因此是不被接纳的。此外，防止具有威胁性的材料进入意识的防御机制也是潜意识的。

在 20 世纪二三十年代，精神分析学者了解到，只将所谓"个体"和他的身体作为潜意识和前意识现象唯一或者主要的来源来关注，有太大的局限性。非常必要的是给予社会和文化背景下贯穿从出生到死亡的生命轨迹的人类相互关系的影响以更多的重视。虽然具身化的本我是心理和情绪生活的能量来源，但家庭、团体和更广阔的社会同样是。人们将他们的社会环境内化，也将很多东西投射到社会环境中。

㊀　处于"潜意识"的能力是大脑和身体的一种功能。认知心理学已经表明，我们能够潜意识地感知充满情绪的词语。神经科学已经发现大量的证据证明潜意识过程的存在。例如，科佐里诺（Cozolino，2006）宣称右脑功能和弗洛伊德的潜意识过程的概念类似，而且这些功能似乎发展得更早，受情绪和身体的反应指导，而且以非线性信息处理模式为特征，这允许对多个重叠的现实进行感知。额叶的腹中侧象限已经被识别为大脑的亚系统，如果受到损害，它会释放弗洛伊德认为与潜意识系统相关的功能，比如相互矛盾的消除，流动的情感投注、永恒性、以心理现实代替外在现实，或者换句话说，这是一个初级过程，而不是次级过程。

人们已经认识到，社会团体的历史和身体的历史非常不同：身体开始于怀孕，而社会团体开始于非常久远的以前。社会和它们的文化不断变化发展，人类在社会－文化模式中的创造性表现一代又一代地被内化、分享和传递，但代际文化传递的过程依然不明晰。

一些精神分析师和社会学家开始建立社会环境对人们潜意识生活的影响的理论，反之亦然。例如，荣格的集体潜意识理论尤其重要，我们会在适当的时候回顾他的这一贡献。在弗洛伊德学派的精神分析领域，艾里希·弗洛姆（Erich Fromm）的工作值得特别关注。弗洛姆没有从被投射到社会环境中的事物的角度来对社会环境做出一长串解释，而是试图阐明潜意识心智是如何同时被身体和社会塑造的。尽管如此，借鉴德国传统的哲学和文献学对"ur-themes"（普遍主题）⊖的研究，他认为社会是一种有机体，不仅具有社会、文化、经济和政治结构等特性，还有它独有的力比多和死亡本能。事实上，他提到过社会潜意识心智，而且他是第一个使用"社会潜意识"这个名词的人。不过弗洛姆并不清楚他的焦点是在心理过程和现象的社会来源上（但这一特定社会或特定类型社会的成员并没有意识到这些心理过程和现象），还是在那些也是社会结构的来源的特定的心理过程和现象上。

对社会潜意识的研究和临床应用是福克斯工作的核心。在第二次世界大战之前，福克斯受到法兰克福的存在主义哲学和社会学，以及德国精神分析的影响，它们反映在贝恩菲尔德（Bernfeld）、弗洛姆、弗洛姆－莱希曼（Fromm-Reichmann）、霍妮（Horney）等的早期工作中，他们非常关注阶级结构、性别角色以及社会的权力结构对人格的影响。不过，对于人们没有觉察的内化的社会环境以及人们没有觉察的外在社会环境的特性，福克斯也使用社会潜意识这个概念。他发表在《英国精神分析杂志》上的第一篇文章关注内投射的过程，这很有意思，因为那时伦敦的精神分析师大多把注意力放在投射的过程上。福克斯很少使用社会有机体这个概念。

⊖ 普遍主题是一个适用于所有人的理念，而不考虑人们的文化差异和地理位置。它是关于人类状况的核心理念，是关于人类本性以及人类和自己、他人、宇宙的关系的理念，它将跨越所有学科的理念联系起来。——编者注

福克斯强调人们没有意识到许多社会和文化因素以及力量，就像人们没有意识到许多生物学因素和力量一样。他将后者视为"弗洛伊德意义上的潜意识"，他写道，还存在着：

> 一个完全不同的、个体同样没有觉察到的领域……同样被巨大的力量驱使和塑造，就像被他的本我驱使和塑造，在对它没有觉察的情况下以非常不同的方式和模式极力地防御对它的认识。我们可以把它叫作社会或人际潜意识。（Foulkes，1964）

后来，他放弃了人际潜意识这个概念，但继续使用人及团体的社会潜意识。

遗憾的是，福克斯没有详细阐述他的社会潜意识概念，没有以一种系统的方式定义这个概念，或解释他如何在临床工作中使用这个概念。不过，福克斯相信身体、心智和社会相互依赖，彼此交织。因此，"个体"和他们的"团体"只是观察者建构的抽象概念，是一个观察者感知到的人物和背景的关系。

比昂是团体动力学（如果还不是真正的团体治疗的话）的精神分析研究的创始人之一，他并没有使用社会潜意识这个概念。不过，他确实提到过团体的心理。他当然对被他称为"基本假设"的团体现象感兴趣，但基本上认为它们是团体成员的投射创造的产物。他也对"领导力"感兴趣，但主要关注与基本假设相关的特定角色的结合力，也就是"基本假设团体"的领导力。"工作团体"的领导力依然是一个未完成的分类，就像工作团体本身一样。不过，比昂没有把注意力放在团体现象的现实和团体现象的内化上。虽然比昂使用"团体心理"这个概念，而且提到能够使用关注个人和他们的团体的"双目视野"的重要性，但他对社会事实的真实存在是模棱两可的。因此，比昂不使用社会潜意识这个概念也就不令人惊讶了。

在福克斯和比昂构建相关理论的同一时期，莫雷诺在心理剧的框架下，皮雄–里维埃在更广泛意义上的"团体工作"的框架下，也关注社会中的心智和心智中的社会的循环过程。莫雷诺使用的是与心智的二元共同建构相关的"共同潜意识"和"人际潜意识"等术语，而且他借助社会计量学研究了社会系统的结构。皮雄–里维埃在团体的自然环境中展开的工作确实是最早应用团体分析的例子之一。相比于比昂对关于包含基本假设的角色的结合力的研究，他对社会－文化－交流模式的人格化的研究和福克斯的观点更类似。

二

　　人们普遍认同，20世纪60年代，在伦敦、纽约、布宜诺斯艾利斯以及其他都市，团体分析师、精神分析团体治疗和团体动力学的学生还没有采用社会潜意识和人际潜意识的概念，而且对将"潜意识"的概念与"社会的"和"文化的"的概念相结合多少感到有些矛盾。不过，一些团体分析师，主要是与福克斯和他的同事相关的团体分析师，开始使用社会潜意识的概念，有时是指个人，有时是指团体或者其他种类的社会系统，有时是指两者。这些团体分析师根据他们对受社会因素和力量影响的人格潜意识结构化的敏感性，以及他们从精神分析和社会学的角度对团体和社会系统的研究，开始将自己与精神分析师区分开来。虽然他们和比昂、埃兹里尔（Ezriel）、蒂尔凯（Turquet）以及其他人保持对话，这些人帮助发展了与塔维斯托克诊所相关的团体关系运动，但他们避免使用作为团体关系运动基础的克莱茵的心智模式。他们使用的是由温尼科特及"独立的精神分析师团体"的各个成员（他们发展建立了英国客体关系学派）发展出来的心智模式。

　　这种关于社会潜意识和英国客体关系思想，或者通常被认为是温尼科特的客体关系思想的视角，已经被厄尔·霍珀说明和阐述过：最初他作为社会学家与莱斯特大学社会学系的诺伯特·埃利亚斯对话，随后在伦敦的团体分析协会上咨询了福克斯，后来又作为精神分析师和团体分析师继续关注社会学知识。当霍珀开始接受团体分析师的培训时，他与福克斯讨论了他的哲学博士论文，福克斯理解他想阐明对实现社会阶层目标的贪求的社会来源，而不是仅仅聚焦在它的俄狄浦斯来源上。这篇论文是对霍妮工作发展的一种尝试，后来以《社会的流动性：一项对社会控制和贪得无厌的研究》（*Social Mobility: A Study of Social Control and Insatiability*）为题目在1981年发表。福克斯同意对于团体分析来说，包含许多社会学、人类学、社会心理学，甚至当代精神分析的思想传统和知识是必要的。例如，在社会学中，罗伯特·默顿（Robert Merton）关于失范的观点，塔尔科特·帕森斯（Talcott Parsons）关于社会和人格系统的观点，安妮·帕森斯（Anne Parsons）关于在意大利南部发现的反向俄狄浦斯情结的观点；在人类学中，马林诺夫斯基（Malinowski）关于建立在社会和文化结构基础上的替代形式的俄狄浦斯情结的观点，玛格丽特·米德（Margaret Mead）关于性别认同的观点，以及美国非常重要的其他文化和人格思想流派的成员的观点；在社会心理学中，G. H. 米德（G. H. Mead）关于象征性互动的观点，以及本杰明·沃尔夫（Benjamin Worff）和其他社会语言学学者的观点；还有在当代精神分析中，米切尔（Mitchell）及其他人对性别认同的研究。霍珀将这些材料引入了团体分析研究所（伦敦）的第一个资格认证课程的课程内容。这成为马尔科姆·派因斯花费多年汇编的《心理、自体和社会》一书的核心。

在和福克斯及其同事一起工作期间，霍珀发表了一系列关于各种类型的焦虑和更具概括性的各种人格特征的社会 - 文化来源的文章。与此同时，他发表了一系列关于团体和其他类型社会系统的不同方面的文章，比如教育系统、分层系统、社会攻击模式、巨大社会创伤、情境问题和开放系统思考、大团体动力学、平等，等等。换句话说，霍珀试图发展福克斯关于社会潜意识的研究的两个焦点：团体和其他类型社会系统的各种特性的内化，以及社会环境以它自己的言语的阐释。这些文章的一部分后来被收入《社会潜意识：论文选集》（Hopper，2003a）。

实质上，霍珀接受"社会潜意识"指人们对社会因素和力量缺乏意识这一事实，但特别提出这个概念也指人们没有意识到的社会因素和力量，这和更为传统的关于"潜意识"的概念类似，既指人们没有意识到许多生物学的以及随后各种心理学的因素和力量这一事实，也指人们没有意识到的那些生物学和心理学的因素和力量。尽管这种双重用法令人困惑，因为它既指一个人的心理生活的一些方面，又指已经被内化的团体的一些方面，但似乎并没有可以替代它的用法。不过，霍珀认为，在讨论这些过程和其中涉及的客体时，绝对地分清楚我们指的是个人系统还是社会系统是非常必要的。换句话说，他强调社会潜意识这个概念的意义取决于观察者的感知和他双目视野的焦点的完形（格式塔）。他还强调做这样的区分几乎总是需要对后来派因斯所称的"参考框架"进行明确的说明。

　　更具体地说，霍珀根据人们"没有觉察的"社会、文化和交流的"安排"（arrangements）来定义社会潜意识。"安排"是对系统、结构和它们的各种表现形式的一种委婉表达，以社会为例，它们特定的机构和组织，以及在一个更加抽象的分析水平上，它们的亚系统，如政治、经济和教育亚系统，等等。虽然霍珀也使用"互动系统""规范系统""交流系统"以及"社会结构""文化结构""交流结构"等概念，但这些社会学术语很少被团体分析师采用。

　　"未觉察"（unaware）是对整个潜意识过程的一种委婉表达。不过，在传统的以生物学为基础的潜意识概念中，社会潜意识包括"无意识"，"被压抑"和"被分裂"的"动力性潜意识"，以及"关于外在世界及其内在表征"的前意识。而且，对外在世界的社会、文化和交流安排没有觉察是一个涉及三人以上的关系过程，绝不只是单个个体对外在社会环境的认识的问题。对于有相互关系的人们，社会环境不只是什么"外在于"心智以及一个人是否意识到它的问题，而是一个同时被发现和创造，或者更准确地说，共同创造的过渡性客体和过渡性现象的问题。"外在世界"常常被用作"社会环境"的同义词。不过，虽然社会环境的所有方面都是外在世界的方面，但对任何一个特定的人而言，其外在世界的所有方面并不都是可与他人共享的社会环境的方面。事实上，外在世界的某些方面并不真的是社会环境的方面，虽然所有对外在世界的感知都需要经过感知过程的调节，这些感知过程涉及交流系统，尤其是语言的概念。尽管这是一个有关讨论的参考框架的问题，但我们必须小心识别我们要讨论的社会性客体，并接受任何社会系统中个人变化和多样化的可能性。

　　从内化过程的角度来讲，社会潜意识总是指已经被内化的社会性客体的潜意识约束，以及那些还没有被内化的社会性客体的潜意识限制。约束并不只意味着"抑制"和"局限"，还包括"促进"和"发展"。比如，约束的过程甚至主导着感觉向感受的转化，概念向想法和思考的转化。关于既局限又促进的这一观点，从身体和物种对内在世界的影响上也可以得到证明。"约束"的概念主要借鉴了涂尔干（Durkheim）和其他早期法国社会学家的工作，他们是在考虑"社会事实"的潜意识约束时使用这个术语的；他们指的并不是"社会潜意识"，而是"集体良知"，这个术语并非意指"社会潜意识"，它建立在一种对"社会事实"存在的理解的基础上，这些社会事实被特定社会的成员内化和分享。限制的概念建立在弗洛伊德关于"社会与人的对立"的观点上，而约束的概念想要对这个观点进行修正。然而，精神分析结构模式的发展，以及它对内化客体的强调，意味着将限制理论极化为约束理论是不正确的。实际上，限制倾向于变成被内化的约束。

有着相互关系的人们在从受孕到死亡的过程中并不仅仅是相互作用而已。从一开始就不存在"婴儿"这种东西，而只有"在和母亲的关系中的婴儿"（Winnicott，1952）；不存在"个体"，而只有"在社会中的个体"（Dalal，1998）；不存在"第一个人"，而只有诞生在一个养育的团体中的人（Hopper，2003a）。婴儿出生之前，受精卵只是母亲身体的一部分，反之亦然；在母亲怀孕和婴儿诞生的过程中，胎儿和母亲相互影响，相互回应；事实上，胎儿和母亲构成了一对独特的相互联系的客体（Puget，1986）。婴儿出生之后，内投射和投射发生在一个关系网络中婴儿和母亲（他者）相互参与和相互依恋的过程的情境中。人们是从对关系的需要和欲望开始开启他们的生活的，这些需要和欲望即使不比本能的需要和欲望更多，至少也是一样的。他们寻求一种既有"我们"也有"他者"的感觉，那是在融合和个体化之间的某种状态。身份和认同既是亲和的，又是对抗的。人们是在关系、家庭和各种各样的团体中诞生的，它们塑造了参与其中的人的人格，而人们反过来又塑造了自己的团体。这种相互影响会持续一生（Scheidlinger，1990）。

根据这种观点，心智不是单个个体单一大脑的功能，而是关系的心智。事实上，共同意识、共享意识、共同潜意识和共享潜意识，更不用说福克斯和莫雷诺多多少少只是顺便提及的人际潜意识，都体现了普遍存在的和特定关系中的关系心智。

最近，关系精神分析师很明显没有意识到福克斯、莫雷诺、皮雄－里维埃和其他人的贡献，认为他们的研究：

> 建立在从传统的观点向关系的观点转换的基础上，其中前者研究患者的心

智（心智被看作独立和自主地存在于个体的边界内），后者认为心智与生俱来就是二元的、社会的、互动的和人际的。（Aron，1996）

在这一背景下，蔡塞尔（Zeisel，2009）以及其他"现代分析师"甚至已经开始提出"关系自我"的概念。除极少情况外，例如图波特－奥克兰德和比洛（Billow），关系分析师很少会承认团体分析对他们思考的影响，比如关于所谓的"第三方位置"。奥格登（Ogden）似乎尤其对团体分析健忘。类似的情况也出现在温尼科特最后的工作中，当他开始将社会和文化看作过渡性现象来讨论时，他使用了矩阵的概念和其他借鉴自社会学和团体分析的术语。

根据这种观点，关系心智也是动力性的。虽然大脑本身在成长、发展乃至退化过程中容易发生改变，但关系心智"没有时空概念"，弗洛伊德和后来的比昂在讨论个体的潜意识心智和团体的潜意识基本假设时并没有充分重视关系心智。关系心智是由与某个人有关系的那些人的心智界限所界定的，也受到个体所在的社会、文化和交流网络中的变化的调节。

这种观点还认为，社会性的潜意识心理包含了创造性和创造的可能性，甚至运用超越性的想象力的能力和意愿都是一种相互关系的人的行动。换句话说，希望是一种集体美德。

社会、文化和交流的安排的内化是建立在许多神经生物学过程的基础上的，从社会性本能到母婴交流模式，包括使用所有的感觉和器官。例如，以镜像神经元为基础的镜映有着特殊的重要性，但是社会性大脑的许多还没有被理解的方面同样重要。

言语交流或语言对社会潜意识的形成至关重要。语言是一种首要的工具，社会现实借助它并通过它而被感知、被建构。语言定义、命名和描述客体。它塑造和影响对所有外在现象的感知。它组织起概念，因此也构造了思维本身。这些都是相互和循环的过程（Derrida，1974；Lacan，1977）。虽然言语交流的发展受各种先天因素的支配，而且交流的姿势出现在掌握语言之前，但是学习一种语言能推动个体迈向智力和人格发展的新的台阶。真正让我们有别于其他物种的是我们使用语言和象征系统进行思考和交流的能力，这是我们理性和信仰的基础，是我们渴望制定长期目标，渴望发展正义、真理等抽象概念的基础。

因此，它是复杂文化的基础（Cassirer，1946）。

很重要的是，要认识到从一开始，自我就既是身体的自我，也是社会的自我。尽管经典精神分析假设，被内化的客体总是会被潜意识幻想所修饰，而且在它们被内化之前，这些潜意识幻想已经被投射入它们，但外在客体能够并经常以多少有些新颖的方式被内化。虽然外在的社会性客体可能已经被共同建构，但内化的社会性客体未必会被之前的投射污染。换句话说，"坏"客体不仅仅建立在对已经被之前与死亡本能相关的焦虑和幻想的投射所调整的客体的内化基础上。这些投射并不是最早的心理行为，而且"坏"的内在客体几乎总是建立在"坏"的外在客体的内化的基础上的。因此，至少在理论上，拥有或发展一个一般意义上的足够好的社会、特定意义上的足够好的母亲和家庭是可能的，它们的内化可以修正"坏"客体的发展，就算不能在一开始防患于未然。将临床理论与社会－政治取向和价值观分开实际上是不可能的。因此，针对一条病因链或一系列事件的临床干预既是一种政治行动，同时考虑到"第一推动力"，也是一种宗教行动。

社会性客体是通过对各种充满爱和滋养性的客体的认同的积极过程，以及对各种攻击者的认同的消极过程而被内化的。社会性客体的内化某种程度上总是与缺失感、丧失感或和主体依赖的客体的分离相关。因此，内心生活的基础总是根植于创伤性体验，不管是出生时悲欢离合的创伤，还是那些家庭生活情境中的早期母爱剥夺的创伤（Hopper，1991）。这些内在客体在积极和消极的包裹中被保留下来，而且这一内心表征的结构可能建立在一种重建失去的子宫的努力的基础上。

根据这种观点，社会潜意识是通过一系列的保护性防御来维持的，防御能识别某些社会现象引起的痛苦的焦虑体验：社会性客体没有被感知到（"没有被了解"）；如果被感知到了，就不被承认（"被否认"）；如果被承认了，就不被看作问题（"本来如此"）；即使被认为其有问题，也不会被以一种恰当的独立和客观态度去思考（"确信"）。这一系列防御在某种程度上和与生物基础的潜意识相关的主要防御是同时运行的：从一般意义上的拒绝承认、否认、分裂和压抑到更为表层的有意识的压制现象。当对因认识到社会现实而产生的焦虑的防御减弱或失败时，人们就会努力实施各种应对策略和各种形式的重要调整，包括合法和不合法的创新、反抗和革命，以及各种形式的异化，比如仪式主义、逃避主义和机械主义，无论是个人的还是集体的（Hopper，1981）。

总而言之，当福克斯写道，个体是"彻头彻尾的社会性的"时，他的意思是一个人的潜意识心智在其起源、内容、发展和维持上总是社会性的，这么说并不是要否认持续的生物性需要、欲望和本能的重要性（Knauss，2006）。根据这种观点，如果不是绝大多数精神分析师持续地忽略了社会性客体约束的存在和重要性，我们是不需要社会潜意识的概念的。

三

一些团体分析师关注社会环境的内化，对霍珀社会潜意识概念的发展做出了贡献。有些人已经开始使用文化潜意识的概念，主要是为了强调对价值观、规范以及其他通常被视为特定社会"文化"基本要素的事物进行内化的重要性（比如，美国的 Spector-Person（1992）和英国的 Pines（2009））。文化潜意识概念和构成美国人类学"人格和文化"学派的观点一致，这个学派将特定社会的文化影响其成员人格（反之亦然）的方式作为它的焦点。法国精神分析师和团体分析师倾向将"文化的"和"社会的"区分开来（比如，Devereux（1982）、Le Roy（1994）、Rouchy（1987）和 Kaes（1987））。不过，也许有点讽刺，涂尔干和其他法国社会学奠基人会认为这是一种既不必要也不可取的实践。这种对文化潜意识的详细说明没有认识到社会科学家使用的"社会的"一词包括一般意义上的文化现象，有时还会带一个连字符——"社会－文化的"。只有在有必要关注社会现实的文化方面、性质和维度，比如社会系统的价值观和规范，而不是一个互动系统的性质，比如某些人相互联系的频率时，他们才会使用文化的概念，与社会的概念区分。

某些团体分析师关注某些特定的外在客体的内化。例如，达拉尔（1998）认为社会潜意识"……是心理结构中社会权力关系制度化的表征。在这个意义上，它是社会和心理之间的桥梁"。不过，虽然社会权力关系对于社会潜意识的形成至关重要，但它们既不会是唯一的也不会是最重要的被内投射的社会性客体。例如，关于权力关系，要详述父亲的内投射，至关重要的是，不仅要在他家庭地位的背景下考虑俄狄浦斯情结，还要考虑他和他的家庭在社会权力结构中的地位。此外，将所有的内在客体投射到外在世界起到了心理和社会之间的桥梁作用。内投射的作用也是如此。达拉尔的取向让我们想起了艾里希·弗洛姆关于经济和政治结构的心理表征的重要性的观点。实际上，团体分析的创始人之一德马雷（de Maré，1972），也强调表征在社会经济和政治现象关联的心智中的重要性，并假定经济权力会建构社会关系，社会关系又会建构文化"内容"（content）。

同样重要的是，要注意特定社会系统的成员可能已经内化了同样的社会性客体。因此，社会潜意识属于特定的社会系统，而不是普遍意义上的社会系统。（这是弗洛伊德定义的"团体"的基础，虽然他关注的是对团体领导的共同内化。）不过，尽管某些被特定社会系统中的特定个体内化的社会性客体可能和那些被系统中其他人内化的客体相同，但有些是不同的。这些被内化的客体的变化和多样性取决于这个系统的规模和结构复杂性，系统中人们的地位，甚至这个系统在政治、公民文化以及社会控制模式方面"极权主义"的程度。

对特定社会系统成员的社会潜意识形成特别重要的那些社会 – 文化 – 交流安排方面的清单中，应该包含关于社会现实的集体假设、拒绝承认、社会防御和各种形式的结构性压迫（Brown，2001）。当然，拒绝承认是一种社会防御，因为它的目的是否认社会现实，并且可能为多人所共有；拒绝承认是最强烈的社会防御，因为它的目的是否认由将特定外在现实感知为对生存的威胁而导致的毁灭性恐惧。拒绝承认结构性压迫可能是一个关于"张力"和"累积性的"社会创伤的问题，就像在极权主义社会中，意识形态的主要功能就是坚持拒绝承认这种社会防御。关于社会防御，对研究在各种紊乱关系中各种形式的重要调整适应的表现非常有帮助（Friedman，2004）。科恩（Cohen，2001）对社会创伤的"文字"否认、"解释"否认和"委婉"否认的思考非常值得关注。

温伯格（2007）同意社会潜意识的定义应该明确它的内容，这主要是为了将这个概念用于操作，使它更易于进行实证研究。焦虑、防御、幻想、神话和集体记忆尤其重要。此外，他认为关于社会创伤和社会荣耀的集体记忆，不管是否"被选择的"（Volkan，2001），都应该被认为是特定社会系统成员的社会潜意识的基本组成部分，这主要是因为它们塑造了系统的身份认同，因而也塑造了其成员的社会身份认同（Halbwachs，1992）。集体记忆可以被定义为系统成员集体采用的对过去的陈述（Kansteiner，2002）。这些陈述促进了对系统历史连贯一致的叙事的形成。虽然它们并没有提供对现实中发生了什么的准确的历史解释，但它们满足了特定的需要，具体化了对系统的意识，创造了一种连续感，并建立了一种团结感。

这些文化遗产可能会转化为神话，这些神话是更为精心阐述的关于重要事件的故事，通常会包含一些英雄的和向往的事件。神话和对错没有关系，而是混合着事实和幻想。有些神话自古以来就存在，有些神话则是在试图理解一些重要的集体事件时被非常快地创造出来的。神话有许多功能，可以用无数的方式去解释。对集体记忆的阐述和神话的创造就像梦的工作中的继发修正。

温伯格强调，虽然一个特定社会系统的成员可能对他们的神话和集体记忆有意识或处于前意识状态，但他们可能对这些神话和集体记忆的防御功能没有意识，尤其是那些涉及与社会无力感和社会身份认同相关的共同焦虑的防御功能。他们也可能对这些现象对他们日常生活的约束和限制没有觉察。温伯格也会在社会潜意识的"弱成分"和"强成分"之间做出区分，或者在社会潜意识的外围成分和核心成分之间做出区分。

在编辑这套系列丛书和撰写第一册的引言时，霍珀和温伯格已经开始就社会潜意识的概念和理论进行对话。霍珀认为一个特定社会系统的成员可能内投射了这个系统各种各样的方面，而且实际上，为构成特定社会系统成员的社会潜意识要素的一系列社会性客体划定界限是不可能的。我们不可能列出一个完整的所谓社会潜意识内容的清单。比如，对于社会系统，无论交流的内容为何，包含普遍意义上的语言和交流系统是必要的。尤其重要的是家庭结构、阶级、团体地位形成、族群、传统的等级、性别和社会角色、年龄层次，以及社会的基本信仰和道德。

霍珀还暗示，弱和强、外围和核心的区分取决于观察者的特定兴趣，它们可能会随着时间发生变化。虽然原始的内化过程总是会受到丧失、分离和无法依靠的创伤性经验的修饰，是继发的社会创伤集体记忆内化的诱发因素，但对创伤体验的强调可能是团体分析师的兴趣的一个功能，他们倾向于相信无助感和创伤性体验是人类境况的核心，而不是嫉妒和死亡本能。支配社会的社会－生物秩序的规范似乎具有普遍的重要性，也许尤其和环境母亲的特性方面的社会潜意识理论相关。霍珀（2009，2011）评述了创伤在团体分析的社会和理性身份认同上的重要性。加伍德（Garwood，2001）关于创伤性社会环境内化的某些方面的述评也非常有帮助。

<h1 style="text-align:center">四</h1>

社会潜意识概念发展的另一条线索是建立在从强调共同建构的社会环境的内化向强调共同建构的社会环境本身转变，从关注共同建构的社会环境特性的潜意识表征向关注这些特性的潜意识共同建构转变的基础上的。精神分析的发展从一个身体心理学向两个身体心理学[⊖]，然后向两人心理学——实际上根据定义是指三人心理学转向，如果这还不能说是一种多人、多层次和多维度的心理学的话，它也已经带来了对社会和社会心理的"影响领域"和"过渡空间"的现实的认识。

长期以来，在团体分析中不言自明的是，虽然社会现实与心理现实不同，社会现实和心理现实也和生物现实不同，但社会现实和心理现实依然是真实的。承认社会事实的现实性和有效性是社会学的基础，也是一般意义上社会科学的

⊖ 我认为是里克曼（Rickman）首先使用了"一个身体心理学"（one-body psychology）和"两个身体心理学"（two-body psychology），以此从概念上强调母婴之间的相互关系，由此产生的对投射和内投射过程的新认识，以及近年来人们对社会大脑概念的理解。这区别于精神分析的经典范式，后者主要与"个体"（individual）有关，本质上讨论的是根植于大脑中的个体的心灵。不过，我从 20 世纪 60 年代起就认为，身体的所谓"个体"与身体和心灵的所谓"人"（person）是不同的，关键在于，确实没有个体心灵这样的东西，但显然存在个体大脑。换言之，"人"从定义上看，在强调语言、权力关系等的社会文化政治背景下，至少处于与一个其他人的关系。因此，精神分析实际上是关于"人"的，与"个体"无关。——编者注

基础，承认心理事实的现实性和有效性则是所有深度心理学的基础。同时承认社会事实和心理事实的有效性是团体分析的基础。

虽然莫雷诺、皮雄–里维埃、比昂和其他人提到过"团体的心态"，但福克斯走得更远，他写道："我们可以以假定存在个体心智的方式假定存在团体心智"。他认为心智是社会系统的特性，而且社会系统的心智超越了其成员的心智。团体心智或者社会系统心智也大于团体或社会系统中个体成员心智的简单总和。事实上，为了团体心理治疗目的而聚在一起的团体成员间自由悬浮的交谈实际上和精神分析中个体病人的自由联想类似。此外，一个特定团体的心智一定会在它所处的社会系统的心智中被情境化。换句话说，一个特定团体的心智一定是社会心智的一部分，而且是它存在于其中的中介机构和组织心智的一部分。根据这种观点，团体心智及任何其他种类的社会系统心智，根据定义都是社会性的潜意识心智，虽然它们可能会被根据它们的前意识和潜意识元素对待。

在团体分析出现在伦敦的背景下，团体心智的观点或许也部分地来源于赫顿（Hutton，1976）以及其他科学家和哲学家的工作，他们参与了团体分析协会的智识活动。他们强调了根据"交流是信息的流动"来理解所有人类现象的重要性。博姆（Bohm，1980）早期关于隐含的秩序的工作，关于科学哲学的各种讲座和研讨会，特别是关于亚原子粒子、能量、混沌和复杂理论等的研究，都很重要。团体分析师也讨论了为了更全面地理解一个社会和组成它的亚系统的心智，而去研究智人及其他物种的社会形态的可能性，这些社会形态包括从灵长类的群体（Chance & Jolly，1970）到鸟群、鱼群、牛羊群和"聪明的蜂群"等（Miller，2010）。然而，对社会形态的研究和那些受神经生物学结构支配的物种，而不是那些受它们的文化支配的物种更加相关。新近的对团体和其他社会系统"集体智力"的研究表明，"团体大脑"的概念已经在研究日程上了（Woolley，Chabris，Pentland，Hashmi & Malone，2010）。

尽管霍珀和温伯格承认社会心理领域的现实性和有效性，也承认一般意义上的团体和社会系统的过渡空间，但关于根据团体心态和团体心智的概念进行思考的价值和实用性，他们有不同的意见。我们现在概述一下这些不同意见。

霍珀认为，如果一个社会系统具有心智，那么它就有意识心智和潜意识心智，而且根据定义，一个社会系统的潜意识心智就是它的社会性的潜意识心智。不过，霍珀质疑使用社会系统的心智这个概念，进而使用关于所谓的一个社会系统的"心智"的社会潜意识概念，这样做是否具有价值和实用性，不管这个社会系统是指一个团体还是整个社会。许多社会科学家、团体分析师和精神分析团体治疗师，尤其是在美国，拒绝谈论"团体心态""团体心智""团体潜意识心智""团体潜意识""团体社会潜意识"，等等。有些同道避免使用这些概念，是因为他们不接受社会事实的现实性和有效性（对他们来说，只有个体有机体才是真实的，而社会事实被认为是投射的产物），而其他许多同道有更充足的理由。比如，他们认识到，社会系统的规模越大，它具有一个支配一切的"心智"的困难就越大。实际上不可能假定社会系统与组成它的子系统同构，也不可能假定这些子系统与其成员同构。此外，很重要的是要避免为了描述社会系统的特性而使用用于讨论人的特性的术语，比如"男性生殖器的社会"或"自恋的社会"；类似地，也要避免为了描述人的特性而使用已经发展出来的讨论社会系统的特性的术语，比如"官僚的人格"或"有效率的人格"。这些同道理解这些术语的内涵，但认为它们不够明确。他们认为消灭社会系统和其成员的个人系统之间的差别就无法研究它们普遍和特定的联系。尤其重要的是不能认为所有的团体和社会系统都拥有"集体的意图"（Searle，1995），因为集体的意图以及集体意图赖以发展和维持的特定结构的发展是有问题的和多变的。

霍珀还认为，为了拥有所谓的"心智"，系统必须拥有一个"大脑"。社会系统没有大脑。因此，社会系统没有"心智"（Winnicott，1949）。与此对应的是，为了拥有心智，一个人必须拥有社会或文化。对他来说，仅仅有一个大脑是不够的。尽管霍珀和达拉尔坚持认为人总是存在于他们的社会情境中，但人并不总能被整合到他们的社区里，或者被潜在的文化同化。这是理解某些自闭症谱系的精神病理的基础：一个没有心智的大脑或者在与他人交流的能力上存在困扰的心智。

社会系统的"心智"的概念确实是建立在社会系统就像人一样的比喻的基础上的。这个比喻是一种启发性的手段，将我们的注意和好奇心引导向社会系统的某些部分、方面和过程，目的是提高我们对它们的理解。不幸的是，生物性和人格化的类比，即社会系统就像有机体和人一样，容易导致同源性，即社会系统事实上就是有机体和人。使用这些类比的同道容易忽略这种思考方式的影响。例如，他们更愿意保持系统的稳定，不愿意培育它改变的潜能；他们赞同现存的权力结构，而不是其他替代性的结构。

被比喻性地认为是社会系统的心智和潜意识心智的东西被错误地认为就是社会系统的心智和潜意识心智，这让我们想起在 19 世纪，在《社会》（Society）的第一版中，伟大的社会学家赫伯特·斯宾塞（Herbert Spencer）写道，社会就像一个有机体，但在第二版中他写道，社会就是一个有机体，这使他不得不面对许多关于社会变化和社会愿望问题的争论和困难。这个谬误让我们想起米尼聂乌斯（Menenius），莎士比亚《科里奥兰纳斯》（Coriolanus）中一个慈祥的人物的开场白，他说到罗马的"身体政治"，使用了同源性的理论，即罗马是一个人的有机体，它的各个部分可以比作社会的各个阶级，并认为那些掌握权力的人是社会的大脑和心脏，那些没有权力的人是社会的胃和生殖器。米尼聂乌斯谬误也可以在"人格化的"类比和同源性中看到，这在心理学家和精神分析师中很常见，他们将社会系统视作他们研究的客体，我们经常能看到他们引用团体的本我、超我和自我。这种思考方式延伸到了机械性的类比和同源性：社会系统是一台机器而不是像一台机器，这意味着系统可以以无限的方式无穷尽地被改变，常常不考虑涉及的社会系统的成员，因此，这是一个社会工程的概念。

霍珀假设，避免使用关于社会系统心智的有机体的和人格化的同源性理论这个基本原则，有一个例外，即被称为"受创伤的""受伤的"或"破碎的"社会系统。在《团体潜意识生活中的创伤体验》（Traumatic Experience in the Unconscious Life of Groups）一书中，他（Hopper，2003b）认为受创伤的人会以一种涉及与他人的人际合并感、融合感和混淆感的方式退行，作为对伴随创伤性体验出现的对于毁灭的恐惧的防御。因此，受创伤的人们的社会系统也会从复杂退行到简单，举例来说，社会变得像团体，团体变得像它们的个体成员。受创伤成员所在的系统的结构可能会变得脆弱，甚至崩溃，这些系统中的成员不仅在转化的过程中，而且在他们的人际关系和他们对共享的价值和规范的认同上，可能会变得"迷惘"。虽然在有机体、人们、团体和更大、更复杂的社会系统中，同构一般是一个程度的问题，但是当系统受到创伤时，组成其的子系统的同构程度往往很高。受创伤的人会变成他们受创伤的社会系统的分形，受创伤的社会系统也会成为受创伤的人的分形。为了应对对创伤性体验的失败的依赖，反过来，在时间塌陷[⊖]的情况下，一个团体的成员可能会再次体验甚至会重现他们未曾哀悼的和未处理的"问题"，这些问题既来自他们自己的过去，也来自上几代人传递给他们的过去。在这种情况下，提到社会系统的心智似乎是恰当的。

总而言之，社会系统具有这个系统的成员不同程度上没有意识到的交流模式和文化，即使他们共同建构了这些交流模式和文化，内化、共享、继承并传递了它们。霍珀倾向于使用从社会学和人类学中发展出来的，社会系统、社会、文化和交流系统等概念，而不是社会心智、团体心智、家庭心智、组织心智等概念。他强调，尽管二元心智的概念是完全可以接受的，但它和两个人的心智并不是一回事。不过霍珀认为使用受创伤的社会系统的心智也许是恰当的，因为这些系统中的成员可能会自我保护性地参与相互合并的过程。

与霍珀的观点不同，温伯格认为涉及社会系统的心智的有效性的争论必须从"心智"的定义开始。引用西格尔（Siegel，2006）的话，"心智可以被定义为调节能量和信息流动的过程……心智在神经生物学和人际过程……的交换中出现"，而且"……能量和信息能够在一个大脑中或*在大脑间*（我们采用了斜体）流动"。温伯格相信，一个社会系统不需要为了拥有心智而拥有一个大脑。对一个社会系统的成员来讲，拥有一些大脑并彼此互动就足够了。换句话说，在社会系统的成员间的能量和信息流动就是社会系统的心智。因此，社会系统的心智存在于由系统的所有成员共同创造的过渡空间，而且是他们的人际关系和他们创造"以我们为中心"的空间的能力的一种功能。此外，温伯格相信，社会创伤和它们的变迁构成了所有社会中社会潜意识的核心要素，因此社会和它们的成员之间的同构程度总是很高，仅就这一点来讲，受创伤的社会并不构成一

⊖　这个概念是由瓦米克·沃尔坎提出的，是他社会创伤后社会退行概念的核心。经历社会退行的人们像处于过往事件发生的时间和地点一样地生活、思考和感觉，并会感受到一种重建"原始创伤经验"的强烈冲动。——编者注

个特例。因此，他认为社会系统的心智不仅仅是社会系统的文化或社会组织的同义词，而且还是一个实质的问题。

五

值得注意的是，在 20 世纪 70 年代早期，福克斯渐渐停止使用团体心智这个概念，转而支持他的矩阵概念。这个概念不是建立在社会系统和个人之间的同源性的基础上的，这使得矩阵的概念比团体心智的概念更有用。福克斯（1973，1975）将矩阵定义为"假设的交流和关系的网络"。换句话说，矩阵是指社会学家所说的社会系统的"组织"或"社会组织"。社会系统的组织是多维度的，我们有可能要考虑它的多个特性，比如互动模式、规范、交流，等等。不过，矩阵这个词旨在表示子宫、母亲、物质、铸模、多变量、多维度，以及也许是最重要的，网络或社会－文化－交流网络（比如，Roberts，1982；Lintott，1983；Ahlin，1988；Hinshelwood，1989）。莫雷诺也使用了这个概念。

绝大多数团体分析师乐意采用矩阵的概念而放弃团体心智的概念。虽然我们需要一个概念、一个术语来表示社会系统和它的各种特性，但我们相信心智的概念应该留到论及人的时候使用。然而，在英语语言环境和西方哲学传统的背景下，人们几乎不可能准确表达社会事实这个概念，它既不是客观的也不是主观的，而是共同建构的、主体间的，或实际上是"过渡性的"。当然，这一发展进程中的一个重要的例外就是德马雷的工作，他对大团体以及 30～35 人的"中型团体"的兴趣确实更多的在于对团体心智的持续研究，而不是关于小的"大团体"或大的"小团体"的动力学（Lenn & Stefano，2011）。

福克斯在谈及团体的社会组织时会使用"动力性矩阵"这个术语，在谈及社会的社会组织时会使用"基础矩阵"这个术语。他并没有创造表示社会系统的矩阵的概念，即比团体更大、更复杂，比社会更小、更简单的系统，比如各种组织；他也没有创造表示家庭的矩阵的概念，所有的家庭都是团体，但不是所有的团体都是家庭，在这个意义上，家庭矩阵并不是一个真正的团体矩阵。不过，一些团体分析师已经使用动力性矩阵的概念讨论组织或家庭的矩阵。

团体的动力性矩阵主要建立在它的交流系统结构的基础上（这就是为什么我们可以认为团体的凝聚力建立在其交流系统的连贯一致的基础上）。社会的基础矩阵是建立在它的交流系统以及特定时间内人们关系的其他维度和要素的基础上的（这就是为什么社会的凝聚力建立在其互动系统的整合和其规范系统的一致的基础上）(Hopper，2003b)。

社会系统的矩阵被概念化为对一个特定社会系统的成员的约束和限制的来源。然而，一个团体的动力性矩阵总是反映了基础矩阵的约束和限制。事实上，一个团体的存在依赖于它与它所处的社会系统的关系。团体总是存在于社会内部，甚至在团体成员进入团体之前，社会就已经为他们提供了"共同基础"，而且当他们在团体中时，社会会继续影响他们。福克斯（1975）将一个社会的基础矩阵看作"业已存在的共同体……在（它的）成员之间，（最终）是在他们都是人类这个基础上建立起来的"。因此，在一个特定社会的基础矩阵中，有些要素建立在这类社会典型的社会、文化和交流安排的基础上，有些要素建立在这个特定社会的安排的基础上，还有些要素是建立在智人这个物种的基础上的，因此有可能是具有普遍性的，也就是说，在所有的社会中我们都能看到这些要素。（许多心理剧专家和社会剧专家用"社会场域"（socius）表示基础矩阵，意思是在社会－文化－交流关系中被表达的社会的心态。）

虽然矩阵创造了有着相互关系的参与其中的人们，同时又被他们所创造，但矩阵有它们自己的结构和功能自主性。根据定义，动力性矩阵在不断地变化。基础矩阵也一直处在变化中，但它们在起源和发展上是跨越代际的。

一个系统的矩阵必须根据开放系统的观点被情境化。虽然社会系统的边界和其参与者的边界之间的差别必须保留，但任何社会系统的矩阵都处在其亚系统的矩阵和其更大的情境系统的矩阵中间。因此，总的动力学会在不同的社会内部被重述，社会的动力学会在不同的地区和特定的场所、组织、家庭、二元关系中被重述，当然，反之亦然。这种重述被称为"等效"，它是建立在投射和内投射性交流的基础上的，涉及重复痛苦的叙事的冲动，这种冲动在它最初被引发的情境中无法得到表达(Hopper，2003b)。

动力性矩阵和基础矩阵有一个几乎完全被团体分析师忽略的维度，即技术和经济组织。比如，信息技术的发展已经挑战了我们对个体性和社会性的理解，对这些技术的使用带来了与他人的虚拟关系和实际上的隔离。Facebook 迫使我们重新发现人类关系的社会计量学。

人们潜意识地共同建构了他们的社会系统的矩阵，也总是参与社会系统的人格化。从这个意义上说，人们和他们的社会系统总是一个硬币的两面。具体地说，关于交流系统及其水平，社会系统的成员某种程度上总是这个系统中所有成员的发言人。这不仅是对某些特定角色吸引力的易感性的问题（Kernberg，1998；Redl，1963），也不仅是实现某些与基本假设相关的角色职能的效价问题（Bion，1961），它常常是一个关于一个人多大程度上为他自己、为各种亚团体和为社会系统的所有成员发言并进行旷日持久的反省和协商的问题。事实上，这样的协商总是会引发对个人和他们的团体，进而对社会潜意识的边界的思考。

六

许多人会把社会潜意识的概念和集体潜意识的概念相混淆。事实上，这两个概念既相似，又不同。虽然荣格并没有这样提到潜意识心智，但我们可以说他（1936）对作为智人这个物种的一员的每个人类的集体潜意识心智和每个特定人类的个人潜意识心智进行了区分。我们由此得出的结论是，人类就他们的集体潜意识心智而言都是相同的，就他们的个人潜意识心智而言是不同的。

集体潜意识包含着"原型"的意象，但并不是大量的原型本身。除了通过它们的痕迹，原型并不能真正地被认识到，这和柏拉图通过洞穴情境对认识论的讨论很像。这些原型的意象似乎是普遍和永恒的，因为它们来自生物性的与生俱来的原型。这些原型和它们的意象被认为是基于该物种在很久以前的情境中习得的特征，通过遗传获得的。不过，有些原型的意象是普遍和永恒的，是因为它们与本身就普遍和永恒的"生活事件"，比如出生、成熟阶段和死亡等相关。

这种经典的荣格学派的观点和弗洛伊德在《图腾与禁忌》（*Totem and Taboo*）

中的经典观点类似。荣格和弗洛伊德假定人类繁殖出的最早一批团体的磨难和痛苦被编码入他们的基因结构，并以原型或类似原型的形式传递给了后代。这个想法后来从本能的来源的角度得到了进一步发展，克莱茵学派的精神分析师声称它们是"潜意识幻想"的一个来源（Solomon，2007）。

虽然对集体潜意识的系统发生基础多少有些怀疑，但荣格还是接受有机体和个人与社会和文化在生物学、心理学和社会学方面的发展之间，存在着非常密切的相似之处。荣格假定心理生活和生物生活受"个体发生概括种系发生"（ontogeny recapitulates phylogeny）的原则支配。因此，文化极大的表型多样性受到数量少得多的基本的、与生俱来的、主要的原型和原型的意象的支持。这些原始的幻想使人类倾向于反复不断地制造相同或相似的神话观点和其他集体现象。不过，荣格认为这些倾向不仅是限制，还是约束，它们可以是有生产性的，与创造性、想象和问题解决相关，就像我们讨论过的梦一样（Hadfield，1954）。

许多荣格学派的人相信当代部落成员的宗教表达了一些基本的真理，这些真理已经被消灭或至少湮灭在更"现代"的人的信仰系统中。他们还把古代和当代的传说，尤其是宗教传说，看作对发生在人类文明开始时的一些重要事件的集体记忆。在这种联系中，集体潜意识具有一个"宇宙的"维度，而且对来自超自然的心灵世界的确定性影响是开放的。这是一种表达物种根植于上帝的头脑的方式，某些荣格学派的人认为这是一种更为诗意的方式，在当代混沌和复杂理论的语境下，将集体潜意识的概念与共时性和自发性理论相联系。反之亦然。

一些现代荣格学派的人已经在使用集体潜意识的概念，用来强调人际潜意识和共享的潜意识是社会现实的共同建构，也是焦虑和防御的共同建构的基础（Zinkin，1979）。在这一背景下，他们也关注社会化过程的重要性。当代荣格学派的共识是集体潜意识的概念应该用于强调对文化以及文化的某些方面的内化的重要性。亨德森（Henderson，1984）提到美洲原住民的"文化潜意识"，认为荣格最初称为"集体的"东西是取决于文化的。换句话说，总是根植于生物学的原型，通过"文化扎根"的过程在每一个文化和时代发展其特定的内容。因此，每种文化都是集体潜意识这一普遍主题的体现，是对特定社会系统文化的特定主题的表达，这反过来又带来了成员集体潜意识的文化成分。尤其重要的是文化情结这个新概念（Singer & Kimbles，2004），它指的是代代相传的价值、规范和信仰被内化的结构。许多文化情结都与社会紧张和冲突有关，也与那些被认为理应如此的价值观、规范和信仰相关。正如更普遍的文化一样，文化情结就像我们呼吸的空气：只有当我们无法获得空气时，我们才会意识到它。

这些对经典荣格学派集体潜意识概念的修正，也就是共享的潜意识、人际潜意识、社会化、文化扎根以及文化情结，使得当代荣格学派的集体潜意识概念实际上和福克斯学派的社会潜意识概念几乎一致。不过，社会潜意识概念没有假定一个终极宇宙的背景。对未知和新颖保持开放可能是团体关系动力学的一个功能。社会潜意识概念也没有假定对后天获得的特征的继承（虽然对某些人而言这依然是个开放的问题）；社会潜意识是建立在通过各种社会机制，比如教育、育儿实践以及更为普遍的社会化展开的跨代际文化继承基础上的。集体潜意识将所有人作为同一个物种——智人的成员团结起来，并以同样的方式将所有的社会和文化团结起来。然而，社会潜意识将特定社会系统的成员团结起来，也会将一个社会系统的成员与另一个社会系统的成员区分开来。我们必须承认，尽管在物种和社会的社会系统层面存在相似和差异的模式，但我们总会面对解释人际差异模式的挑战。

七

分析对理解和认可社会潜意识的阻抗很困难，不管是在经典精神分析的两人关系中，在团体分析的小团体中，还是其他形式的团体心理治疗中，甚至在参与者订立合约以探索社会潜意识动力学的工作坊和会议这类大团体设置中。对社会潜意识的认识和理解构成了对我们的自恋性的宏大、全能、全知感的又一个痛苦的打击（这就是为什么涂尔干和马克思的深刻见解与达尔文、弗洛伊德、比昂、福克斯的同样重要，更不必说伽利略、爱因斯坦、克里克以及华生等人了，他们将我们从宇宙的中心移到了宇宙的外围）。保持对社会性客体的无意识的动机是调节焦虑的需要，这些焦虑来自人们对它们的认识，对它们的约束和限制的性质的理解，尤其是与无助感和无力感相关的那部分。此外，当我们对社会潜意识力量的理解使我们难以相信"自由意志"，难以接受我们有选择行为的自由，甚至选择不以善意行事时，我们很难致力于道德生活。理解社会潜意识能够导致对核心价值和道德规范的埋葬，这一过程是基于对文化相对性的一种极端解释而发生的，这种解释一方面可以在一定程度上解放内疚和羞耻感，另一方面也会带来弗洛姆所说的逃避自由的结果。正如在更普遍性地理解潜意识的过程中，即使个体没有与社会潜意识的约束和限制相联系的情绪体验，获得对社会潜意识的理性领悟也是可能的。

这些阻抗根植于与早期生活经验相关的焦虑，开始于胎儿痛苦地意识到他不仅仅依附于子宫，而且子宫还依附于一个更大的客体——母亲，除此之外，不仅母亲"依附"于父亲，父母还依附于一个更大的家庭，家庭进而依附于更大和更广阔的社会、文化和政治结构。这种痛苦的领悟的一个重要方面就是意识到那些他者，以及他们的他者，都有自己的心理。我们是多么渺小和脆弱，我们让世界成为自己喜欢的世界的自由是如此有限（Hopper，2007）。

还有一些其他因素涉及其中。其中一个因素是在现代工业和后工业社会，尤其是西方社会，个人主义的意识形态盛行，人际关系的现实令人难以理解。许多人能够感知物质的事实，比如他们的身体，但既不能感知心理事实，也不能感知社会事实，比如他们的心理以及他们的人际关系、团体、团体过程、组织和社会，等等。对于他们来说，社会性大脑的概念是自相矛盾的说法。另一个因素是临床医师很少接受社会科学的培训，因此，他们不愿意讨论外在社会环境的现实。

我们可以更加大胆地推测，理解社会潜意识的阻抗的另外一个来源是人们在理解普遍意义上的灵性和超自然性上的困难，以及在提出关于过渡性转换方面的问题上的困难。当然，这也是社会潜意识的约束的一个产物，因为其他文化中的人们没有这些特定的困难：他们发现思考灵性比思考物质世界更容易，而且对于他们来说，心灵世界和物质世界的分裂并不存在。

在移情和反移情过程中，早期生活经验具有同轴和螺旋运动的性质，涉及分析这些性质的重复的临床工作可能会提升人们对在任何时候以及一代又一代的生活中，在人们和团体之间发生的事情的兴趣和探索能力。

参考文献

Ahlin, G. (1988). Reaching for the group matrix. *Group Analysis, 21*(3): 211–226.

Aron, L. (1996). *A Meeting of Minds*. Hillsdale, NJ: Analytic Press.

Bion, W. R. (1961). *Experiences in Groups and Other Papers*. London: Tavistock.

Bohm, D. (1980). *Wholeness and the Implicate Order*. London: Routledge.

Brown, D. (2001). A contribution to the understanding of the social unconscious. *Group Analysis, 34*(1): 29–38.

Cassirer, E. (1946). *The Myth of the State*. New Haven, CT: Yale University Press.

Chance, M., & Jolly, C. (1970). *Social Groups of Monkeys, Apes and Men*. London: Jonathan Cape.

Cohen, S. (2001). *States of Denial: Knowing about Atrocities and Suffering*. Cambridge: Polity Press.

Cozolino, L. (2006). *The Neuroscience of Human Relationships: Attachment and the Developing Social Brain*. New York: W. W. Norton.

Dalal, F. (1998). *Taking the Group Seriously*. London: Jessica Kingsley.

De Maré, P. (1972). *Perspectives in Group Psychotherapy*. London: Allen and Unwin.

Derrida, J. (1974). *Of Grammatology*. Baltimore,MD: Johns Hopkins University Press.

Devereux, G. (1982). *Femme et Mythe*. Paris: Flammarion.

Foulkes, S. H. (1964). *Therapeutic Group Analysis*. London: Allen and Unwin.

Foulkes, S. H. (1973). The group as matrix of the individuals' mental life. In: E. Foulkes (Ed.), *S. H. Foulkes Selected Papers*. London: Karnac, 1990.

Foulkes, S. H. (1975). A short outline of the therapeutic process in group analytic psychotherapy. *Group Analysis, 8*: 59–63.

Freud, S. (1912–1913). *Totem and Taboo. S.E., 13*: 1–161. London: Hogarth Press.

Freud, S. (1923b). *The Ego and the Id. S.E., 19*: 3–66. London: Hogarth Press.

Friedman, R. (2004). Safe space and relational pathology. *International Journal of Counselling and Psychotherapy*, 2: 108–114.

Garwood, A. (2001). Life, death and the power of powerlessness. *Group Analysis*, 34(1): 153–168.

Hadfield, J. A. (1954). *Dreams and Nightmares*. London: Penguin.

Halbwachs, M. (1992). *On Collective Memory*. Chicago, IL: University of Chicago Press.

Henderson, J. L. (1984). *Cultural Attitudes in Psychological Perspective*. Toronto: Inner City Books.

Hinshelwood, R. (1989). Communication flow in the matrix. *Group Analysis*, 22(3): 261–270.

Hopper, E. (1981). *Social Mobility: A Study of Social Control and Insatiability*. Oxford: Basil Blackwell.

Hopper, E. (1991). Encapsulation as a defence against the fear of annihilation. *International Journal of Psychoanalysis*, 72(4): 607–624.

Hopper, E. (2003a). *The Social Unconscious: Selected Papers*. London: Jessica Kingsley.

Hopper, E. (2003b). *Traumatic Experience in the Unconscious Life of Groups*. London: Jessica Kingsley.

Hopper, E. (2007). Theoretical and conceptual notes concerning transference and countertransference processes in groups and by groups, and the social unconscious, Part II. *Group Analysis*, 40(1): 29–42.

Hopper, E. (2009). Building bridges between psychoanalysis and group analysis in theory and clinical practice. *Group Analysis*, 42(4): 406–425.

Hopper, E. (Ed.) (2011). The theory of the basic assumption of incohesion: aggregation/massification or (ba) I:A/M. Appendix to *Trauma and Organizations*. London: Karnac.

Hutton, E. H. (1976). The scientific status of psychoanalysis and of group analysis. *GAIPAC-Letters*, No. 4. The Group Analytic Society (London).

Jung, C. G. (1936). The concept of the collective unconscious. *Journal of St. Bartholomew's Hospital (London)*, XLIV.

Kaes, R. (1987). La troisième difference. *Revue de Psychothérapie Psychanalytique de Groupe*, 9–10: 5–30.

Kansteiner, W. (2002). Finding meaning in memory: methodological critique of collective memory studies. *History and Theory*, 41: 179–197.

Kernberg, O. (1998). *Ideology, Conflict and Leadership in Groups and Organizations*. New Haven, CT: Yale University Press.

Knauss, W. (2006). The group in the unconscious: a bridge between the individuals and the society. *Group Analysis*, 39(2): 159–170.

Lacan, J. (1977). *Ecrits: A Selection*, A. Sheridan (Trans.). New York: Norton.

Lenn, R., & Stefano, K. (Eds.) (2011). *Patrick de Maré: Small, Large and Median Groups*. London: Karnac.

Le Roy, J. (1994). Group analysis and culture. In: D. Brown & L. Zinkin (Eds.), *The Psyche and the Social World*. London: Routledge.

Lintott, B. (1983). Mind and matrix in the writing of S. H. Foulkes. *Group Analysis, 16*(3): 242–247.

Miller, P. (2010). *Smart Swarms*. London: HarperCollins.

Pines, M. (1998). Psychic development and the group-analytic situation. In: *Circular Reflections: Selected Papers on Group Analysis and Psychoanalysis* (pp. 59–76). London: Jessica Kingsley.

Pines, M. (2009). Personal communication concerning the "cultural unconscious".

Puget, J. (1986). Personal communication concerning what she calls "overlapping worlds".

Redl, F. (1963). Psychoanalysis and group therapy: a developmental point of view. *American Journal of Orthopsychiatry, 33*: 135–147.

Roberts, J. P. (1982). Foulkes's concept of the matrix. *Group Analysis, XV/2*: 111–126.

Rouchy, J. C. (1987). Identité culturelle et groups d'appartenance. *Connexions, 55*: 45–56.

Scheidlinger, S. (1990). On internalization in group psychology: the group within. *Journal of the American Academy of Psychoanalysis, 18*(3): 494–504.

Searle, J. R. (1995). *The Construction of Social Reality*. New York: Free Press.

Siegel, D. J. (2006). An interpersonal neurobiology approach to psychotherapy: awareness, mirror neurons, and neural plasticity in the development of well-being. *Psychiatric Annals, 36*(4): 247–258.

Singer, T., & Kimbles, S. (Eds.) (2004). *The Cultural Complex: Contemporary Jungian Perspectives on Psyche and Society*. London: Brunner-Routledge.

Solomon, H. (2007). *The Self in Transformation*. London: Karnac.

Spector-Person, E. (1992). Romantic love: at the intersection of the psyche and the cultural unconscious. In: T. Shapiro & R. Emde (Eds.), *Affect Psychoanalytic Perspective*. New York: International Universities Press.

Volkan, V. (2001). Transgenerational transmissions and chosen traumas: an aspect of large group identity. *Group Analysis, 34*(1): 79–97.

Weinberg, H. (2007). So what is this social unconscious anyway? *Group Analysis, 40*(3): 307–322.

Winnicott, D. W. (1949). Mind and its relation to the psyche-soma. In: *Through Paediatrics to Psycho-Analysis*. London: Hogarth Press, 1982.

Winnicott, D. W. (1952). Anxiety associated with insecurity. In: *Through*

Paediatrics to Psycho-Analysis. London: Hogarth Press, 1982.

Woolley, A. W., Chabris, C., Pentland, A., Hashmi, N., & Malone, T. (2010). Evidence for a collective intelligence factor in the performance of human groups; *Science, 330*(6004): 686–688.

Zeisel, E. (2009). Affect education and the development of the interpersonal ego in modern group psychoanalysis. *International Journal of Group Psychotherapy, 59*(3): 421–432.

Zinkin, L. (1979). The collective and the personal. *Journal of Analytical Psychology, 24*: 227–250.

第一部分

社会潜意识概念的起源

第 1 章

福克斯理论中的社会潜意识概念

迪特尔·尼茨根

精神分析和团体分析中"社会影响的本质",乃福克斯关注的主要焦点之一。早在他的第一本书《团体分析性心理治疗导论》(Foulkes，1948)中，他已对精神分析中"社会的重要性愈发获得认可"持欢迎态度。事实上，从某种意义上说，团体分析可以被看成建立在对社会潜意识概念重要性的认识的基础之上，这个概念是福克斯对弗洛伊德动力性潜意识的补充。然而，福克斯对此概念的讨论少而分散，而且往往发生在很不同的背景下，比如神经生物学、精神病学、精神分析、社会学、社会人类学以及认识论领域。此外，这些论述大多较晦涩，需要我们进一步解析。本章将回顾福克斯关于社会潜意识的主要观点，并且提供这些观点出现的相关背景信息。

福克斯关于社会潜意识的观点

在第一篇关于团体分析的论文中（与 E. 刘易斯合著，发表于 1944 年），福克斯和刘易斯列出了由团体情境本身松散的和刺激性的效应带来的四种团体特异性治疗因素（Foulkes & Lewis, 1944, in Foulkes, 1964; cf. Foulkes, 1983（1948）；

Foulkes & Anthony，1957）：社会融合与从孤立中解脱、镜像反应、集体潜意识的激活，以及人际交流。

对于福克斯和刘易斯来说，"似乎是集体潜意识起着'冷凝器'的作用"（Foulkes & Lewis，1944，in Foulkes，1964）。显然，"集体潜意识"的概念带有荣格学派的色彩（别忘了，刘易斯是一位在荣格艺术治疗团体工作的荣格学派分析师）。在《团体分析性心理治疗导论》一书中，福克斯（1948）对上述四种团体特异性因素进行了补充，增加了第五种和第六种因素，将团体的功能描述为"论坛"和"支持"，并且再次引出在团体中充当"冷凝器"的"集体潜意识"。

不久后，福克斯（1949）在一篇在美国团体心理治疗协会上宣读的论文中，相当详细地讨论了团体和其领导者的关系。他区分了团体中几种不同形式的移情反应，对"家庭"和"非家庭"的移情类型做了重要区分，认为尽管家庭是一个团体，但团体不一定是一个家庭：

> 在团体的潜意识幻想中，治疗师被放在核心领导者的位置上，他无所不知，无所不能，团体期待着从他身上获得神奇的帮助。事实上他可以说是个父亲般的角色，而且太容易从父亲或者母亲的角度解释自己的位置，将团体看成一个家庭。在我看来，并非如此。尽管家庭移情反应的确会不时地出现在团体成员和领导者之间，但是作为整体的团体结构却绝非按照家庭模式来塑造的。的确，家庭是一个团体，但团体并非家庭。（1984（1964））

福克斯宣称团体中存在着非家庭的移情，比如对作为整体的团体或社会的移情，在这一点上，他已超越了既有的精神分析的团体动力和团体心理治疗模式，亦即弗洛伊德（1921）在《群体心理学和自我的分析》以及比昂（1961）在《团体中的体验》中的理解。

福克斯首次将"社会潜意识"作为团体分析概念明确提出是在其《团体治疗》一书中（Foulkes，1950）。他写道：

> ……团体分析情境，虽然深入处理的是弗洛伊德意义上的潜意识，但带入了个体同样未能意识到的另一个完全不同的领域和视角。而且，个体就像被自

己的本我一样被这些巨大的力量所强迫，并潜意识地对他们的认知做出防御，只是采取了不同的方式而已。我们可称之为"社会或人际潜意识"。

在《团体心理治疗：精神分析方法》中（Foulkes & Anthony，1957），福克斯进一步论述了以上观点。他解释说，"社会潜意识"包含"这样一种社会关系，这种关系通常没有显露出来，甚或根本就没有被意识到"（1984（1957））。他再次强调了"团体情境的优势"，以及"它提供的探索'社会潜意识'的良机"。在团体中，"每一个体"的情感和反应会反映出团体其他成员，以及作为整体的团体对个体施加的影响，即使他自己完全没有意识到。因而，正是在团体设置中，以及通过这样的团体设置，潜意识的社会关系才变得"特别易于精确地探索"，其结果有时甚至"令人惊讶"。至于临床实践中，福克斯认为"社会潜意识"的"翻译"原则与弗洛伊德对"被压抑的潜意识"的翻译原则是一样的。

福克斯在其发表的著作中最后一次提到社会潜意识是在《大团体的问题》一文中。在这篇文章中，他讨论了此概念与心理过程的关系，且再次提出社会潜意识不应被看成是精神内部的，而"本质上是多个体的"（1990（1975））。他重申了他关于社会潜意识的早期观点，强调了"翻译"的团体分析性理解原则，该原则适用于弗洛伊德精神分析中被压抑的潜意识，同样适用于对社会潜意识的理解。

福克斯的著作中社会潜意识概念的不同背景

福克斯是在各种不同的背景下谈及社会潜意识的，所有这些均有助于更好地阐述这个概念的完整含义。在其一开始关于团体分析的交流中（1946年4月，英国精神分析协会），他煞费苦心地解释说，在团体分析中，"分析"这一限定词不单指精神分析，还至少反映了三种不同的影响力量，这三种影响力量现今都很活跃（1990（1946））。关于第一种，福克斯提到了库尔特·戈尔茨坦（Kurt Goldstein）和阿德马尔·盖尔布（Adhémar Gelb）发展的"心理分析"；第二种是弗洛伊德的精神分析；第三种为"社会分析"。因此，我们可以认为，在福克斯看来，社会潜意识的概念同样反映了以上三种影响。后面，我还会谈到一件有趣的事，即福克斯并没有将文化人类学的影响列入其中。

反对局部化：神经生物学背景

虽然社会潜意识这一概念带有弗洛伊德学派核心的色彩，然而"个体"和"社会的他者"之间潜意识关系的提法却是福克斯于 1928～1930 年在维也纳接受精神分析训练之前提出的，可追溯到其早年作为精神科医生的定型阶段，亦即 1924～1926 年，那时他在库尔特·戈尔茨坦位于法兰克福的神经科诊所工作。在围绕第一次世界大战期间以及之后的脑外伤病人展开的临床工作的基础上，戈尔茨坦质疑了经典神经理论提出的大脑"局部"损伤的假说（Gelb & Goldstein，1918）。相反，他认为神经系统，不管是在正常状态，还是在病理状态下，总是以整体的方式做出反应。因此，他觉得脑部疾病不能仅定位为局部的损伤，而应从神经系统整体功能障碍的角度去考虑。在仔细阅读过戈尔茨坦（1934）的书《有机体》（*The Organism*）之后，福克斯（1936）详细描述了戈尔茨坦的神经生物学发现以及这些发现在认识论上的意义。他重申了戈尔茨坦关于神经系统总是作为整体去反应的观点，并且认为这种反应是由戈尔茨坦所说的"整体情境"来决定的（Nitzgen，2007，2008，2010）。他强调了戈尔茨坦的方法论原则，即"不考虑整个有机体以及整体情境，很难有什么新的发现"（Foulkes，1990（1936））。福克斯进一步拓展了这些神经生物学发现的视野，将其从神经系统推广到有机体，以及作为整体的个体上，并最终将整个社会视为一张"网络"，有点儿像埃利亚斯（1939）所描述的那样。

于是，到了 1948 年，他的兴趣从神经生物学转移到了社会网络上。得益于他早期在埃克塞特的团体分析试验，以及在诺斯菲尔德对英国战时精神病学进行研究的经历，福克斯终于能够将戈尔茨坦最初的发现推广到社会领域，并将其应用到社会心理学现象中。福克斯《团体分析性心理治疗导论》（1948）一书的主题是"整体情境中作为整体的个体"。在此书中，他解释说，个体内部心理中发生的一切取决于它的"整体情境"，也就是它周围的社会网络。这种观点对于精神障碍的本质和起源来说是一个全新的视角。正如福克斯所见，精神障碍不再局限于个体的精神内部，而是被置于整体的互动场景，即团体矩阵（group matrix）中。带着这种观点，他再次抨击了早先戈尔茨坦已经批判过的、有关"局部"脑功能的观点。由此，他最终得出了关于精神障碍的一种"普遍性的构想"：

> 所有这些都促使我们得出这样一种普遍性的构想，即我们面前体现在某个特定的病人身上的障碍，实际上是整体互动场景中平衡紊乱的一种表达，其中涉及众多不同的参与者。（Foulkes & Anthony，1984（1957））

不难看出，在整体情境中理解作为整体的个体，预示着后来社会潜意识概念的出现。在这两者中，个体都被视为是由某一特定情境下意识和潜意识层面的社会关系"决定"的。对福克斯来说，这样一种整体或系统的角度意味着对精神分析情境本身的观点发生了变化。因此，他坚持说我们必须：

> 在理解和评估包含所有"潜意识"成分的分析情境时，将之视为由病人的整体生活情境所决定，而非相反，仅仅将"生活"和"现实"看成其"潜意识幻想"的投射、屏幕以及反射镜，尽管它们确实也能起到类似的作用。（Foulkes，1948）

这与英国克莱茵学派以先天的潜意识幻想为核心的观点是截然相反的。相比之下，福克斯强调特定团体分析导向的基本原则是团体分析师"应依照整体情境和其背景来指导自己"（1990（1968a））。

福克斯的认识论取向

我们有必要从团体分析认识论取向的背景去理解福克斯的临床视角。在《大团体的问题》（Foulkes，1975）一文中，福克斯提出，"我们不能将生物、社会、文化和经济方面的因素割裂开来，除非进行特殊的抽象提取"。"精神世界，"他说，"是所有这些因素的综合表达，既可以水平地看，正如严格意义上目前的现实环境，也可以从与过去的传承关系中垂直地看。"福克斯重述了戈尔茨坦认识论的观点，即他在《团体分析性心理治疗导论》（Foulkes，1948）一书中阐述过的，"过去对内部和外部世界、体质和环境、个体和社会、幻想和现实、身体和心灵等的对立并列是站不住脚的"。对福克斯来说，这些对立并列之所以"站不住脚"，是因为它们是一种依然不为所有确凿知识所了解的潜在的生命过程（就好像康德的物自身，物自身本身是不可知的），这种并列关系并非实质性的，而是一种"人为的、尽管看似合理的抽象"。这是戈尔茨坦留给福克斯的认识论遗产的精华。我在别处（Nitzgen，2010）也已指出，这一遗产同时反映了戈尔茨坦的堂兄弟、哲学家恩斯特·卡西雷尔的影响，他影响了福克斯的全部临床思想，并且不遗余力地使福克斯的思想向人类心理的团体分析理论这一未完成的项目发展着（Foulkes，2003）。

神经症的社会定位：精神分析背景

福克斯很可能也受到了贝恩菲尔德工作的影响。作为安娜·弗洛伊德内部圈子中具有影响力的成员，贝恩菲尔德是一位社会主义理想和观念的强力支持者，并且是以精神分析为背景的教育的开拓者。1925 年，他去了柏林，继续推进他对精神分析和教育的研究。（福克斯（1968）在自传笔记中提到，当自己到达维也纳时，贝恩菲尔德"已前往柏林了"。）1929 年，贝恩菲尔德发表了一篇论文，讲的是"社会定位"在理解"神经症、贫乏和教育"中的相关性。虽然福克斯并未在其著作中提及此文章，然而他非常有可能在 1928～1930 年的维也纳精神分析训练中了解到了文章的内容，贝恩菲尔德在 1922～1925 年曾是那里的教学成员。贝恩菲尔德的文章是 20 世纪 30 年代精神分析和马克思主义之间持续对话的一部分（Bernfeld, Reich, Jurinetz, 1970）。虽然贝恩菲尔德承认弗洛伊德驱力理论的正确性，但他认为驱力的"变化"（Freud，1915c）受其起源所在社会环境的因素影响的程度，丝毫不亚于生物因素。因此，他觉得"正常和病理机制"的确存在"历史性因素"，"我们可以从社会定位的视角继续研究精神过程的历史因素以及社会塑造"（1929）。对贝恩菲尔德来说，神经症的社会定位概念在临床精神分析（Bernfeld，1931）和教育（Bernfeld，1935）中都是有用的。从语言上来看，很有趣的是，他最初使用的德语表达是" der soziale

Ort"，这在英语中既可以翻译成"社会情境"（social situation），也可以翻译成"社会定位"（social location）。

　　贝恩菲尔德的概念并非弗洛伊德理论影响福克斯的唯一途径。1930 年从维也纳搬回法兰克福之后，福克斯住得离社会研究所很近，他的思想也受到了社会研究所工作的吸引。当时法兰克福精神分析研究所就坐落在社会研究所里面（Schivelbusch，1982）。福克斯负责其门诊部，直到他 1933 年搬走。性格形成的社会基础及关于"权威和家庭"的实证研究（Fromm，1936）成为精神分析关注的焦点，当时精神分析已从关注症状转向关注性格形成（cf. Freud，1908b）。性格形成的经典精神分析模式（冲动 - 冲突 - 防御 - 症状 / 性格），得到了另一种更具社会取向的模式的补充（社会 - 冲突 - 适应 - 性格）（Hoffmann，1984）。后一模式与弗洛姆（1932）的精神分析观点及其对"独裁主义者"或者"独裁主义者 - 受虐"性格（Fromm，1936）的描述密切相关。相比于将性格形成理解为"Triebschicksal"，即"驱力的变化"（Freud，1915c），弗洛姆的阐述侧重于从社会心理的角度，亦即基于潜意识的社会结构、家庭关系以及权力组织来进行理解。事实上，弗洛姆后来彻底停止使用力比多理论了。

　　在经典精神分析师中，是费尼谢尔将弗洛伊德的起源学观点、自我心理学的理论，以及社会因素的重要性这三者结合起来的。对费尼谢尔来说，"人类的性格是由社会决定的"（Fenichel，1945）。就像在他之前的贝恩菲尔德一样，费尼谢尔强调说："不同的社会重视不同的价值观，应用不同的教育方法，从而会创造出不同的异常现象。"与弗洛姆不同的是，费尼谢尔认为性格的形成源于内在需求与外在限制。他写道：

　　　性格，作为一种习惯性的模式，平衡着内在需求和外在世界的任务，必然是人格中稳定的、有组织的、整合的部分（亦即自我）的一种功能……（1945）

　　作为精神分析师和团体分析师，福克斯重申了上述费尼谢尔的观点，他说，"承认人的社会性这一基本属性，并不是否认或者削弱性本能和攻击本能在精神分析中的重要性"。对福克斯起到另一决定性影响的是埃里克·埃里克森（Homburger-Erikson）的工作，他当时和福克斯一样在维也纳受训。在他的第一本书中，福克斯广泛地引用了埃里克·埃里克森（1946）的论文《自我发展和历史转变》，认为它对确立"社会影响的基本性质"在精神分析理论和实践中的地位做出了"显著贡献"（Foulkes，1948）。他特别赞同埃里克森修改的精神分析治疗目标。1946年，埃里克森在其发表的论文中提出"个体对神经症的克服从他能够接受自己成为现在这个样子的历史必然性的那一刻开始"（Foulkes，1983（1948））。据此，精神分析治疗不再局限于"增加本我的流动性、超我的忍受力和自我的综合力"，同时还包括分析"个体的自我 – 身份与在其儿童成长环境中占主要地位的历史变化之间的关系"（Foulkes，1948）。从贝恩菲尔德、埃里克森、弗洛姆和费尼谢尔对精神分析贡献的背景来看，"社会潜意识"的概念可以被视为对精神分析关于神经症、性格形成以及自我同一性发展的社会定位的争论的一种贡献，或者也可以说是一种延伸。

社会潜意识概念在社会学和社会人类学中的根源

虽然团体分析牢牢扎根于精神分析的土壤之中，但是团体分析也深受社会学思想的影响。在谈及"社会学分析"或"社会分析"作为团体分析发展的三种形成性影响力量之一时，福克斯承认卡尔·曼海姆（Karl Mannheim）的影响，他第一次在《我们这个时代的诊断》（Foulkes，1990（1946）；参考 Mannheim，1943）一书中使用了"团体分析"这个术语。然而，在《团体分析性心理治疗导论》这本书中，福克斯特别提到了诺伯特·埃利亚斯的社会学工作。在其对埃利亚斯（1938）的《文明的进程》一书进行回顾时，福克斯（1938）是这样总结他的观点的：个体"是社会网络的一部分，是这张网中的一个小的节点，只有在人为的情况下才能孤立地看待"（1983（1948））。在这一简短的总结中，福克斯采用了埃利亚斯于1939年首次提出的社会作为"网络"的这一提法。虽然埃利亚斯自己并没有使用"社会潜意识"的术语，但这隐含于他的社会学理论中：首先，作为他的文明进程及其瓦解与整合的整体视角的一部分；后来，隐含在他提出的由特定社会"定形"而成的个体"习性"（habitus）的概念中，正如他在《德国人》中所描述的那样。在从 1973 年开始的自传笔记中，福克斯承认他"从他研究社会学的朋友处"学到了很多东西（Foulkes，1990（1973）），这里指的主要就是诺伯特·埃利亚斯。此外，福克斯与安东尼合著的书（Foulkes & Anthony，1984（1957））中提到了另一个在社会学方面对他产生了重要影响的人物弗兰茨·博克瑙（Franz Borkenau），尽管没具体谈到其贡献的性质。博克瑙于 1900 年生于维也纳，他还在法兰克福的时候，福克斯就认识他了。除了是一位训练有素的历史学家和社会学家，博克瑙还是法兰克福社会研究所的早期成员，并且因其所著的一本有关从封建世界观到资产阶级世界观的转变的书（1934）而出名。和福克斯一样，他于 1933 年搬离德国，先到维也纳，然后是巴黎，最后在 1934 年初到了英国。他在伦敦经济学院马林诺夫斯基研讨班学习到了 1935 年。在马林诺夫斯基的帮助下，他在巴拿马获得了短期教职。回到伦敦后不久，博克瑙去了西班牙，在那里成为一名自由记者。时至今日，他的《西班牙内战》一书仍是了解西班牙内战的关键作品。博克瑙在给伦敦经济学院的个人简历中总结了他在马林诺夫斯基研讨班上的收获："我深信，将历史和田野工作结合起来是理解社会发展的最佳方法，无论在哪里都可以这样做。"他首先将此人类学知识应用于评估西班牙发生的事件，并且以关于西班牙人"心态"的一章作为他书的结尾。博克瑙的第二任妻子露西·巴尔加斯，当时在巴黎与吕西安·费尔夫和马克·布洛克一起工作，后两位是著名的年鉴学派创始人（Schöttler，1994，1996），博克瑙也跟她讨论了心态的问题。巴尔加斯曾在维也纳跟随艾尔弗雷德·多普施学习，是首先将从马林诺夫斯基（她认识）处学来的原则应用到历史研究中的历史学家之一。由此，她不仅将希特勒和他的国家社会主义（纳粹主义）理解为一种政治现象，还将其看作一种文化现象。就像创造出这个术语的埃里克·沃格林一样（Voegelin，1938），巴尔加斯逐渐把它视为一种"政治宗教"。即便在 1936 年他们离婚以后，博克瑙依然受她观点的影响。我们可从他关于文化循环的最后一本书（Borkenau，1981）中找到此种影响的诸多痕迹。不过，博克瑙对福克斯的影响对我们来说依然有些模糊。福克斯并没有将社会人类学特别列入社会潜意识概念发展的相关因素。然而，他提到马林诺夫斯基的人类学工作是他在诺斯菲尔德工作时的灵感来源（1948）。最后他引述了马林诺夫斯基关于"原始心理中的神话"的论文（1926），重申了其关于神话对社会的必要功能的观点：

神话不仅仅是被讲述的故事，而且是曾经的现实。神话在原始文化中有着不可或缺的功能……因此神话是人类文明的重要组成部分，它并非停滞的故事，而是积极运行的活跃力量。（Malinowski，引自 Foulkes，1948）

因此，福克斯称"团体情境——某一社会环境中的人类集合体，是研究团体以及置身于其中的个体的最佳场所，生动而直接"。而且，福克斯承认马林诺夫斯基对他的影响不仅体现在理论上，还包括临床实践。"马林诺夫斯基描述的从'扶手椅上的人类学'（Armchair Anthropology）到'野外的人类学'（Open Air Anthropology）的转向，"福克斯说道，"完全符合我在诺斯菲尔德的发展轨迹，远离咨询室里的精神病学，进入活生生的'野外'的精神病学，进入一个战士的生活、他的军队神话，及其'神经症'在现实生活中的表现。"这揭示了福克斯是如何看待他在诺斯菲尔德军队医院的工作的。他的角色和任务类似于处在外国文化和社会中的人类学家，进行着民族志学者或者是"参与观察者"（participant observer）的工作。福克斯对马林诺夫斯基的评论也向福克斯和刘易斯最初称为"集体潜意识"的概念引入了非荣格的元素，荣格常将这个概念用于神话和神话学中。福克斯知道恩斯特·琼斯和马林诺夫斯基之间关于琼斯的俄狄浦斯情结和马林诺夫斯基的家庭情结之间的争论，福克斯和埃利亚斯很可能也已讨论过马林诺夫斯基的《原始社会的性与压抑》（1927）。霍珀（在私人会谈中）报告说福克斯鼓励他在伦敦团体分析协会的第一期资格课程中教授这一内容。

关于方法：进入社会潜意识

福克斯并不满足于仅仅在理论层面上阐述社会潜意识的概念。作为精神分析师和团体分析师，福克斯同样渴望能够发展"一种在团体和类似团体的社会系统中进入潜意识社会过程的方法，并且设计其'技术工具'"（Foulkes，1971）。对福克斯来说，最基本的工具便是弗洛伊德精神分析的自由联想法。他写道，

"对于被压抑的潜意识的翻译，基本工具是自由联想；也就是说，在没有审查的情况下，与病人头脑中的一切进行交流"（Foulkes & Anthony，1984（1957））。然而，在团体分析性团体中，他写道，"我们想要的是在审查减少的情况下的交流方法"。对福克斯来说，"审查"的减少，不仅可应用于弗洛伊德意义上的被压抑的潜意识，还可应用于社会潜意识。"这种减少的审查，"他声称，"必然同样可以应用于病人与他人的关系，包括与领导者的关系。"按照福克斯的说法，"这种非常重要的特征使我们能够接近可被称为社会潜意识的东西，也就是说，这样的社会关系通常是不会呈现出来的，或者根本就没被意识到的"。可见，减少的审查是翻译被压抑的潜意识（内在）冲动和潜意识（外在）社会关系的关键。这个说法比较复杂，像谜语一样。为了抓住其基本逻辑，我们需要考虑到福克斯对（精神分析概念中的）个体联想和团体联想所做的关键性的区分。尽管"个体联想基于大脑中的痕迹"，与弗洛伊德的记忆痕迹是关联的，但团体联想基于团体成员"潜意识的本能性的理解的共同基础"。因此，福克斯将某个团体内的所有交流均视为"团体背景下有意义的联想"（Foulkes，1990（1968a）；Foulkes & Anthony，1984（1957））。最终，福克斯认识到，他们因此获得了"潜意识解释的价值"。在取得了"理论和实践的决定性进展"之后，正如福克斯自己所声称的，他能够将戈尔茨坦的系统观点——其"整体情境"的概念，与弗洛伊德进入潜意识心理的方法联系起来（Foulkes，1983（1948））。基于临床观察，福克斯意识到"自由联想绝不是独立于整体情境的"。就理论和临床而论，这是团体分析进入所有被压抑材料，包括社会潜意识的概念核心。然而，福克斯并没有澄清他说的"团体成员潜意识的直觉的理解"到底是什么意思，例如，它是类似于比昂所说的基本假设，还是弗洛伊德所说的基于团体和有机体之间相似性的性和攻击驱力？

结语

从福克斯引述的观点来看，我们可以知道，对他来说，社会潜意识的概念有点儿像"直觉"，在他的整个职业生涯中，他一直纠结于其中，未能解决在使用它时遇到的诸多概念性困难。一开始，福克斯试图将社会潜意识从集体潜意识中区分开来。在他的早期著作中，特别是与刘易斯合著的论文中，他没有对这两个术语做出清晰的区分。在之后的著作中，他才更清楚地区别了社会潜意识和集体潜意识。这样的区分部分是通过描述由"普遍象征"（universal symbols）和"古老图像"（archaic images）主导的"原始水平"（primordial level）的团体交流实现的，对此，福克斯承认说"或许荣格集体潜意识的概念与其有一定的相关性"。令人惊讶的是他没有从社会人类学和现代社会学中汲取灵感。这些领域的观点本可给他提供另一种思路，例如马林诺夫斯基（1926，1936）对社会中神话功能的阐述，博克瑙（1967）对神话和原型的历史理解，或者沃格林（1938）和巴尔加斯的政治宗教概念（Schöttler，1997）。这些观点全都不同于荣格不带有政治意义的神话和神话学视角。或许对福克斯这样一位移民来说，他并不想与这些人的政治取向有什么关联，比如博克瑙战前是极"左"的，但在战后又极端反共。然而，这种立场让福克斯丧失了他本可用来阐述潜意识社会事实"巨大力量"（colossal forces）的重要特征的概念性工具。结果，他对"作为原型的父亲和母亲"（Foulkes & Anthony，1984（1957））及"原始水平的团体交流"的论述显得含糊不清，缺乏政治、社会学、人类学以及哲学的内容。由于一生中坚持不以英文重新发表其关于戈尔茨坦（1936）的早期论文，福克斯抹去了自己智力遗产中的重要痕迹。比如，戈尔茨坦和他的表兄弟——哲学家恩斯特·卡西雷尔的合作十分有助于深化理解社会潜意识的概念。卡西雷尔（1923，1925，1929）在《符号形式的哲学》一书中将神话思维定义为其他所有符号形式，比如语言、艺术、宗教和科学的符号"基质"。在其最后一本书《国家的神话》中，卡西雷尔（1946）将戈尔茨坦关于个体符号病理学（如失语症）的早期研究拓展到社会领域。借助马林诺夫斯基在神话对社会的必要功能方面的观点，他以经过计算的、技术性地创造出来的"政治神话"的形式去描述现代社会中存在的集体符号病理现象。

从更加临床的角度来看，福克斯不曾解释社会事实如何影响个体的精神。虽然他暗示过社会事实的双重属性，即抑制和促进作用，但他没有说明其精神表征的过程。不像精神分析中压抑的潜意识建立在特定的防御机制基础上，主要应用压抑来对抗性驱力和攻击驱力，福克斯并没有详细列出与潜意识社会事实相关的防御过程。相反，他借助弗洛伊德"审查制度"的早期概念（Foulkes & Anthony，1984（1957）），宣称"审查制度"在精神和社会生活中所起的作用是类似的。因此，从精神动力学的角度来看，社会潜意识的概念更具描述性，而非解释性。然而，就像贝恩菲尔德神经症社会定位的概念，社会潜意识包含的范围超越了严格意义上的社会领域。在福克斯看来，社会潜意识也跨越了文化的发展：

　　一个社会的文化和价值必然会通过父亲和母亲传递给成长中的婴儿，而这些文化和价值是由特定的国家、阶级、宗教和区域决定的。它们以言语和非言语的方式，本能地和带有情感地传递着，一天 24 小时，不分昼夜。即便是物体、运动、手势以及口音，也是通过文化团体的表征以这样的方式被决定的。

　　从这个广泛的意义上来说，社会潜意识的概念与社会化的概念和理论是相联系的。这就是社会研究所的学者，阿多尔诺、霍克海默尔和弗洛姆，在 20 世纪 30 年代开始研究"权威性格"的社会－心理基础时想要寻找的联系。在德国，这样一种精神分析取向的社会化理论最终由洛伦泽（Lorenzer，1972），一位在法兰克福弗洛伊德研究所工作的精神分析师和社会科学家提出。在法国，卡斯托里亚迪（Castoriadis，1975），一位希腊裔的哲学家和精神分析师，承担了一个类似的项目。这些年来，福克斯（1972）越来越强调文化传递的重要性，而不是弗洛伊德曾认为的占主导的"有机的遗产"，尤其是在其论文"俄狄浦斯情结和退行"中提到的那样。在关于大团体的论文中，福克斯（1975）声称，"从团体分析的角度来看，这种传递并不完全，甚至并不主要是基因和生物学意义上的，而更多是文化的传递，从一代传到下一代，从最早的时候就开始了"。（关于文化传递的特定机制和动力，斯坦利·格林斯潘和斯图尔特·尚卡尔（Stanley Greenspan and Stuart Shanker，2004）在其《第一个想法》（*The First Idea*）一书中从精神分析、生物、历史以及哲学角度进行了更全面的阐述。）

　　从福克斯认识论取向的角度来看，社会潜意识同样是个抽象的概念，属于另一知识和意义领域，该领域源于卡斯托里亚迪（1981）提出的社会历史进程

的 "岩浆"（magma）概念（卡斯托里亚迪用来描述不确定的、混合的存在的一个概念）。

参考文献

Bernfeld, S. (1929). Der Soziale Ort und seine Bedeutung für Neurose, Verwahrlosung und Pädagogik. In: L. von Werder & R. Wolff (Eds.), *Antiautoritäre Erziehung und Psychoanalyse. Ausgewählte Schriften Bd.* (pp. 209–225). Frankfurt: Ullstein, 1971.

Bernfeld, S. (1931). Die Tantalussituation. In: L. von Werder & R. Wolff (Eds.), *Antiautoritäre Erziehung und Psychoanalyse. Ausgewählte Schriften Bd. 2* (pp. 329–346). Frankfurt: Ullstein.

Bernfeld, S. (1935). Über die einfache männliche Pubertät. In: L. von Werder & R. Wolff (Eds.), *Antiautoritäre Erziehung und Psychoanalyse. Ausgewählte Schriften Bd. 2* (pp. 308–329). Frankfurt: Ullstein, 1970.

Bernfeld, S., Reich, W., Jurinetz, W., Sapir, I., Stoljarov, A. (1970). *Psychoanalyse und Marxismus. Dokumentation einer Kontroverse.* Frankfurt: a.M. Suhrkamp.

Bion, W. R. (1961). *Experiences in Groups and Other Papers.* London: Tavistock.

Borkenau, F. (1934). *Der Übergang von feudalen zum bürgerlichen Weltbild.* Paris: Felix Alcan [reprinted Darmstadt: Wissenschaftliche Buchgesellschaft, 1971].

Borkenau, F. (1938). *The Spanish Cockpit. London: An Eye Witness Account of the Political and Social Conflicts of the Spanish Civil War.* London: Faber & Faber.

Borkenau, F. (1967). *End and Beginning: On the Generations of Cultures and the Origins of the West.* New York: Columbia University Press.

Borkenau, F. (1981). *End and Beginning: On The Generations of Culture and The Origins of The West.* New York: Columbia University Press.

Cassirer, E. (1910). *Substance and Function and Einstein's Theory of Relativity,* W. Curtis Swabey, & M. Collins Swabey (Trans.). New York: Dover, 1953.

Cassirer, E. (1923). *The Philosophy of Symbolic Forms. Volume 1: Language,* R. Mannheim (Trans.). New Haven, CT: Yale University Press, 1953.

Cassirer, E. (1925). *The Philosophy of Symbolic Forms. Volume 2: Mythical Thought*, R. Mannheim (Trans.). New Haven, CT: Yale University Press, 1955.

Cassirer, E. (1929). *The Philosophy of Symbolic Forms. Volume 3: Phenomenology of Knowledge*, R. Mannheim (Trans.). New Haven, CT: Yale University Press, 1957.

Cassirer, E. (1946). *The Myth of the State*. New Haven, CT: Yale University Press.

Castoriadis, C. (1975). *The Imaginary Institution of Society. Creativity and Autonomy in the Social-Historical World*. New York: Polity Press, 1997.

Castoriadis, C. (1981). Le logique des magmas et la question de l'autonomie. Domaines de l'homme. In: *Les Carrefours du Labyrinthe II* (pp. 385–418). Paris: Le Seuil, 1986.

Devereux, G. (1972). *Ethnopsychanalyse, Complémentaristes*. Paris: Flammarion.

Elias, N. (1939). *The Society of the Individuals*. Oxford: Blackwell, 1991.

Elias, N. (1989). *The Germans. Power Struggles and the Development of Habitus in the 19th and 20th Centuries*. Cambridge: Policy Press, 1996.

Erikson, E. (1946). Ego development and historical change. In: *Identity and the Life Cycle (Psychological Issues Monograph)* (pp. 18–49). New York: International Universities Press, 1959.

Fenichel, O. (1945). *The Psychoanalytic Theory of Neurosis*. New York: Norton.

Foulkes, S. H. (1936). Zum Stand der heutigen Biologie. Dargestellt an Kurt Goldstein: der Aufbau des Organismus. *Imago 22*, pp. 210–241 [English version: Biology in the light of the work of Kurt Goldstein. In: S. H. Foulkes, *Selected Papers* (pp. 39–56). London: Karnac, 1990].

Foulkes, S. H. (1938). Book review of Norbert Elias' *The Civilizing Process*. In: *Selected Papers* (pp. 79–82). London: Karnac, 1990.

Foulkes, S. H. (1946). On group analysis. *International Journal of Psychoanalysis, 27*: 46–51 [also in S. H. Foulkes, *Selected Papers* (pp. 127–136). London: Karnac, 1990].

Foulkes, S. H. (1948). *Introduction to Group Analytic Psychotherapy*. London: Karnac, 1983.

Foulkes, S. H. (1949). Concerning leadership in group analytic psychotherapy. In: *Therapeutic Group Analysis* (pp. 54–65). London: Karnac, 1984.

Foulkes, S. H. (1950). Group therapy. Survey, orientation, classification. In: *Therapeutic Group Analysis* (pp. 47–54). London: Karnac, 1984.

Foulkes, S. H. (1964). *Therapeutic Group Analysis*. London: Karnac, 1984.

Foulkes, S. H. (1968a). Group dynamic processes and group analysis. In: *Selected Papers* (pp. 175–186). London: Karnac, 1990.

Foulkes, S. H. (1968b). Some autobiographical notes. *Group Analysis, 1*: 117–122.

Foulkes, S. H. (1971). Access to unconscious processes in the group analytic group. In: *Selected Papers* (pp. 209–222). London: Karnac, 1990.

Foulkes, S. H. (1972). Oedipus conflict and regression. In: *Selected Papers* (pp. 235–248). London: Karnac, 1990.

Foulkes, S. H. (1975). Problems of the large group. In: *Selected Papers* (pp. 249–270). London: Karnac, 1990.

Foulkes, S. H. (2003). Mind. *Group Analysis, 36*(3): 315–321.

Foulkes, S. H., & Anthony, E. J. (1957). *Group Psychotherapy. The Psychoanalytical Approach*. London: Karnac, 1984.

Foulkes, S. H., & Lewis, E. (1944). Group analysis: studies in the treatment of groups on psychoanalytical lines. *British Journal of Medical Psychology, 20*: 175–184 [reprinted in: Foulkes, S. H. (1964). *Therapeutic Group Analysis* (pp. 20–38). London: Karnac, 1984].

Freud, S. (1908b). Character and anal erotism. *S.E., 9*: 167–175. London: Hogarth.

Freud, S. (1915c). Instincts and their vicissitudes. *S.E., 14*: 109–140. London: Hogarth.

Freud, S. (1921c). *Group Psychology and the Analysis of the Ego. S.E., 18*: 65–143. London: Hogarth.

Fromm, E. (1932). Die psychoanalytische Charakterologie nd ihre Bedetung für die Sozialpsychologie. *Zschrf. f. Sozialforschung, 1*: 253–277.

Fromm, E. (1936). Autorität und Familie. Sozialpsychologischer Teil. In: M. Horkheimer (Ed.), *Autorität und Familie* (pp. 77–135). Paris: Felix Alcan.

Gelb, A., & Goldstein, K. (1918). Zur Psychologie des optischen Wahrnehmungs- und Erkennungsvorgangs (Psychologische Analysise hirnpathologischer Fälle aufgrund von Untersuchungen Hirnverletzter). *Ztschr.f.d. Ges. Neurologie u. Physiologie, 41*: 1–143 [reprinted in: W. D. Ellis (Trans.), *Sourcebook of Gestalt Psychology* (pp. 315–325). London: Kegan Paul, Trench, Trubner & Co. Ltd, 1938].

Goldstein, K. (1934). *The Organism. A Holistic Approach to Biology Derived from Pathological Data in Man*. New York: American Book Company, 1939.

Greenspan, S., & Shanker, S. (2004). *The Frist Idea How Symbols, Language and Intelligence Evolved From our Primate Ancestors to Modern Humans*. Cambridge, MA: Da Capo Press.

Hoffmann, S. O. (1984). *Charakter und Neurose. Ansätze zu einer psychoanalytischen Charakterologie*. Frankfurt: Suhrkamp.

Lorenzer, A. (1972). *Zur Begründung einer materialistischen Sozialisationstheorie*. Frankfurt: Suhrkamp.

Malinowski, B. (1926). *Myth in Primitive Psychology*. London: Kegan Paul.

Malinowski, B. (1927). *Sex and Repression in a Savage Society*. London: Routledge Classics (Psychology Press), 2001.

Malinowski, B. (1936). *The Foundation of Faith and Morals*. London: Riddell Memorial Lectures 7th Series.

Mannheim, K. (1943). *Diagnosis of Our Time*. London: Kegan Paul.

Nitzgen, D. (2007). Development by adaptation. Notes on "applied" group analysis. *Group Analysis, 41*(3): 240–252.

Nitzgen, D. (2008). The group analytic moment sixty years on: revisiting introduction to group analytic psychotherapy by S. H. Foulkes. 32nd Foulkes Annual Lecture. *Group Analysis, 41*(4): 319–340.

Nitzgen, D. (2010). Hidden legacies. S. H. Foulkes, Kurt Goldstein, Ernst Cassirer. *Group Analysis, 43*(3): 354–371.

Pines, M. (1999). Forgotten pioneers: the unwritten history of the therapeutic community movement. *Therapeutic Communities. The International Journal for Therapeutic and Supportive Organization, 20*(1): 23–42.

Schivelbusch, W. (1982). *Intellektuellendämmerung. Zur Lage der Frankfurter Intelligenz in den zwanziger Jahren*. Frankfurt: Die Hessen Bibliothek im Insel Verlag.

Schöttler, P. (1994). Lucie Vargas Bücher. Erfahrungen mit einer unabgeschlosenen Biographie. *Werkstatt Geschichte, 7*: 63–67.

Schöttler, P. (1996). Rationalisierter Fanatismus, archaische Mentalitäten. Marc Bloch und Lucien Febvre als Kritiker des nationalsozialistischen Deutschland. *Werkstatt Geschichte, 14*: 5–21.

Schöttler, P. (1997). Das Konzept der politischen Religionen bei Lucie Varga und Franz Borkenau. In: M. Ley & J. Schoeps (Eds.), *Der Nationalsozialismus als politische Religion* (pp. 186–205). Bodenheim: Syndikat.

Voegelin, E. (1938). *Die politischen Religionen*. München.

第 2 章

莫雷诺心理剧中共同潜意识的概念[○]

海洛伊莎·容凯拉·弗勒里

安娜·玛丽亚·克诺贝

引言

大约 1937 年，莫雷诺在心理剧理论的框架内定义了其关于共享潜意识的假设，在他看来，共享潜意识代表了人际过程的维度之一。他认为，拥有稳定、富有意义的关系的个体，比如夫妻、家人和同事，会发展出主体性的特定和共享的形式，它们构成了共同意识和共同潜意识的状态。前者被记住并成为个体生活经历的一部分，成为其身份的组成部分。后者包括个体在某段时间经历过、听到过，或者知道，却再也想不起来的那部分事情。共同潜意识状态可能也与个体从未真正"知道"，却曾在其重要关系领域中经历过的那部分有关，不论这些关系中的对象是否依然活着。这些成分构成了被传递的关系含义的连续谱，赋予了经历丰富多彩而独一无二的特质。

甚至在与共同潜意识建立联系之前，莫雷诺已于 1923 年第一次写下他对参与者意识之外的人际交流的观察：

○ 本章的部分内容在 2009 年的罗马第 17 届国际团体心理治疗大会上报告过。

演员们（在自发性剧场中）通过一种无形的情感交流相互联系，他们对彼此的内在过程有一种高度的敏感性。一个手势就已足够，通常不需要看着对方，彼此之间有种心灵感应。他们通过一种新的感官进行交流，犹如在借助一种"中间性"的理解进行沟通。（1973（1923））

在1937年一篇文章的脚注中，莫雷诺将上述内容与他关于共享潜意识的论述联系起来，"这可被称为共同潜意识"（Moreno，1983（1959b））。

然而，莫雷诺却几乎没怎么进一步澄清这个概念。按照安瑟兰－舒占伯格（Ancelin-Shützenberger，2007）的说法，他与莫雷诺密切合作了超过25年，莫雷诺对共同潜意识概念的研究始终局限于研讨会、演讲，以及与同事的一般性讨论之中。他在这个主题上仅有的一些论述也是模糊而缺乏一致性的，或许是因为此主题涉及的主要是存在的心理维度，对此莫雷诺关注得比较少，莫雷诺的主要兴趣在于研究关系的创造性和自发性，在于分析团体是如何形成和运行的，以及发展戏剧动作里角色、技术和策略的理论。此外，在20世纪40年代，科学界将大部分的精力放在了研究由统计学支持（量化模式）的因果关联（医学模式）上，这也妨碍了对共同潜意识现象的理解。

迄今为止，仅有少数当代心理剧学家对发展这个主题的概念感兴趣。本章要按照莫雷诺的定义，讨论共同意识和共同潜意识的特征是什么，介绍他关于这个概念的少有的一些论述，并在选定的几位当代心理剧学家的贡献的基础上，探讨这个概念是如何应用于心理剧中的。

莫林（Morin，1991）的《复合思想导论》激励我们去思考一些发生在所有生物中的矛盾现象的意义，比如自组织的能力能够让生物一直维持原样，尽管它们的一部分（细胞和分子）处于不断更新的状态中。生物体复杂的组织和解体功能是两种明显相互冲突的运动，又以一种严格的相互依赖的方式共存。鉴于这种新的认识论范式，如今我们有更多特定的思维工具来帮助我们理解共同潜意识的过程。

还有一个重要的考虑因素是主体和客体不可分割、彼此依存。观察者分析某一现象时，会干扰并更改他正在观察的事物，从而抹去原本自主和独立于主体的客体概念。世界包含于我们的心智之中，我们的心智亦包含于世界之内，而这并不会导致两者的统一，相反，主体和客体之间会相互干扰。因此，主体出现的同时也创造了世界。这为人类提供了自我思考的可能性，使得自我意识成为可能。

韦克斯勒（2007）的以下论述很好地总结了这些观点：

并不存在所谓先验的现实。不论什么样的主体，都是在每种动因的结构和功能的可能性范围内，由存在于这种现象的各个动因共同建构的……因此，在主体和现象相互依赖且不可分离的情况下，支撑构成精神内部现实和精神交互现实基础的关系经历的是由各个角色的互补性，虽然每个角色在关系中都保持着不可简化性。

通过理解自体和共同潜意识的形成，这种更为复杂的思维方式建立起了新的意义领域。雷伊（Rey，1996）表示，理论思维的发展是使人类理解现实空间的必要步骤。因而，在莫雷诺的时代，或许直到神经生物学领域的最新发现出现之前，诸如共同潜意识的现象是无法构成科学知识领域的一部分的，只能被莫雷诺以隐喻的方式来描述。

自体的构成和角色理论

按照心理剧的理论，人类的发展建立在婴儿通过角色扮演的方式形成的与他人关系的基础之上，这一过程发生在生理、心理、社会的各个层面。从这一起点开始，相对稳定的存在形式被组织起来：部分身体、家庭和社会自体。这些部分自体通常和谐地一同工作，但有时也会起冲突。因此，既然完整的自体是从所扮演的角色中浮现出来的，而非相反，那么角色和反角色之间在功能多样性方面的动力性过程，会促进不同部分自体的逐渐集合和统一，最终形成一个完整自体，以保证自体的连续性、唯一性和独特性。这些因素的不同组合赋予完整自体以极大的复杂性。例如，作为此过程的结果，同一个人在其职业工作中可能表现得自信而实际，然而在情感关系中可能会保守而紧张，总是害怕被拒绝。这就是同一自体的多面性 / 多角色。因而，按照莫雷诺的说法，记忆和共同潜意识根据关系和活跃的角色来构建和激活，这意味着共同潜意识的唤起是建立在这些角色的基础之上的。

角色的概念也有助于我们理解在形成完整自体的过程中集体和个人元素的趋同性，因而它具有高度可操作性。在集体方面，比如在行为的文化意义上，角色传递的是守则、价值、信念，以及某一群体的特殊文化习惯，例如身体接触的合适程度、隐私的界限、合适的社会外向性等。在个人方面，角色表达的是家庭的特殊故事，这些故事是通过或公开、或隐秘、或共同潜意识的方式一代代传下来的。比如，第一个出生的男孩子长大以后将成为医生，应该在作为移民的祖父母原籍的群体中找结婚对象，只有年长者才知道如何解决问题，性别的意义等。

共同意识和共同潜意识状态及精神交互

莫雷诺关于这个主题的两段论述特别值得关注。在第一段中，他说道：

根据定义，共同意识和共同潜意识状态是伙伴们一起经历和产生的状态，因而能够再次被共同产生或呈现出来。共同意识或共同潜意识状态不可能是某个单独的个体的属性。它是只能经由共同努力而重现的共同财产。（Moreno，1994（1946））

从上述内容中可以很明显地看出，按照莫雷诺的说法，共同意识和共同潜意识超越了个体精神空间的界限，同时属于各个不同的个体，由于这些个体的关系中存在稳固的亲密性，因而能够共同创造出它们来。它们可以被这些个体再次体验和呈现，也适用于与这一系列情感、感觉和信念有自然相关性的其他个体。它们构建出一种关系维度，导致了莫雷诺（1994（1946））所称的精神交互，亦即一张相互连接的意义、特定方式的存在和建立关系的方式组成的网络，这种网络由两个或以上的个体组成，可能无法被意识到。

这些观点与神经科学领域的最新研究结果是一致的，后者指出，正是镜像神经元负责着现在我们所说的主体间性的复杂状态。事实上，从神经生物学的角度来看，主体间性建立在个体之间通过潜意识的运动神经共振机制来传递精神活动的过程的基础上（Hug，2008）。当个体执行动作、表达情感或体验感觉时，就会通过由镜像神经元系统介导的自动过程在观察者身上激活同样的神经回路。这种共同激活提示观察者具备对感觉、情感和动作进行自动模仿的功能机制，这便构成了理解另一个体心理和潜意识交流的一种可能的生物基础（Gallese，Eagle，& Migone，2007）。

共振现象是由个体和其所在的环境之间的动态交互作用激发的。共享表征（shared representations）的形成（有时在意识之外）构成文化凝聚的核心，这是共享人类情感的基础（Fleury & Hug，2008）。个体之间情感的自动共享是社会认知和共情发展的基本机制。其中一个个体的情感表达引导着另一个个体的主观和生理体验，从而产生两个人和团体之间维持情感交互的一种相互依赖的社会指导（Decety & Meyer，2008）。

在儿童发展过程中，有一种由儿童的镜像神经元系统介导的机制，这种机制将新生儿的感觉和动作执行结合起来，这样儿童和他的照料者就能通过隐性的情感交流来相互调节对彼此的影响（Fleury & Hug，2008）。在对还不会说话的宝宝（4～12 个月）进行深入细致的研究之后，斯特恩（Stern）和同事们（1984，引自 Stern，2007）得出结论：母亲和婴儿之间确实存在着一种"情感和谐"（affective harmonization）的状态。贾菲（Jaffe）等（2001，引自 Stern，2007）描述了两者在某段时间内存在着一种"有节奏的结合"（rhythmic binding），这意味着不仅一方可以捕捉另一方身上发生的任何事情，而且相关的体验之间还具有一种同步性。这种同步性自动形成的，参与者并不会意识到，它创造出一种在一起（togetherness）的共享体验（一种精神交互现象），从而建立起安全的依恋（一种内在精神结构）。

此外，那些分析个体之间交流的神经生理基础的研究者似乎一致认为，从出生开始，婴儿就具有一种相互敏感的心智（mutually sensitive minds）。弗勒里和胡克（Fleury and Hug，2008）对一些研究进行回顾，发现婴儿大脑最初的发育主要发生在右侧大脑半球，而在这里，与情感、关系和依恋（潜意识过程）相关的早期过程被储存于学习和记忆的内隐领域中。之后，在学习和记忆的外显领域，左侧大脑的发育加快，这与婴儿的言语发育，以及对婴儿文化适应非常重要的信息有关。儿童的全面发育体现在这两部分大脑半球的整合上，而这是通过胼胝体来完成的。

因此，按照莫雷诺的观点，由于共同潜意识是在个体中聚集而成的，它会产生如下状态：共同性质和特点的移动聚集。这些性质和特点部分是有意的，部分是偶然地被组织起来。它们构成了关系结构的基础，一种个体共享的矩阵，同时会在人们身上（内部）留下共享经验的痕迹和碎片，并且留存为故事、神话和文化传统，从而超越了实际的个体本身。它不仅包含了家庭内的关系模式，还有其来自社会和文化经历的意义。

在心理剧中，矩阵的概念总是与地点（locus，在哪里）和初生状态（status nascendi，什么时候）的观念联系在一起，也就是说，精神现象出现在某一空间-时间中，遵循一定的关系运动，通过此运动，某种运行方法（modus operandi，如何）被属于同一家庭、同一社会团体或同一文化的个体调动起来。这是一个双向的过程，"一种更深刻的现实，其中两个或更多个体的潜意识状态与共同的潜意识状态系统联系起来"（Moreno，1994（1946））。

当这个过程被用以描述维持婴儿的发育、其关系内的情感学习过程，并且是通过对维系生命十分重要的角色起作用时，那么这种矩阵就被称为身份矩阵：

在喂养的环境下，给予食物的人（供者）的主动角色由辅助性自我（母亲）承担，而接收食物的个体的角色由接受营养的婴儿扮演。通过给予食物，母亲会让自己初步适应和孩子有关的动作，这些动作具有一致性。反过来，孩子通过接收食物也在适应一系列动作，这些动作也有某种程度上的内在一致性。此种互动的结果便是某种相互角色期望的交互模式成为未来婴儿和其辅助性自我之间所有角色扮演的基础。（Moreno，1994（1946））

祖雷蒂（Zuretti，1998）把在同一空间和时间将两个人类联系在一起的第一个行动，也就是分娩，看成主动共同潜意识过程的开始，从而确认了正是这些角色相互期望预示着参与者均未意识到的共同潜意识的状态，这种相互期望是互补而协调的。实际上，少了其中一个，另一个也就不存在了。

在他的第二段论述中，莫雷诺（1983（1959b））超越了原先的视角，更具体地定义了此主题。他写道：

> 我们需要改变潜意识的含义，去寻找一种对位法（作曲中把两个或两个以上的曲调组合在一起，成为一首乐曲），它能够将 A 潜意识中的所有事件与 B 潜意识中的所有事件联系起来；或者说我们需要去寻找以此种方式构建的概念，即它们的存在并非来源于某一个体精神的阻抗，而来自更深层的现实，在这种现实中，不同个体的潜意识均交织于某一共同潜意识之中。

举个例子，如果共同潜意识是音乐的对位法，能使两个或者更多个相互独立的旋律同时发声并且彼此融洽，那么在真实的关系中，不同个体的共同潜意识状态之间就需要有一种功能的互补性。为了让每个人能以这样一种联合和有组织的方式去贡献，需要有一个结合因子。费雷拉（Ferreira，1963；Penso，Costa，& Ribeiro，2008）认为通过规则、信念、角色和仪式的形式而代代延续的家庭神话是一种帮助家庭团体应对破坏和混乱威胁的防御机制。因此，作为这种家庭集体创造的结果，所有的家庭成员都会努力确保来自过去的危险、恐惧、秘密和羞耻在此时此地的关系中始终不被看见。接着，第二种要素出现了：由于此关系中的成员无法处理这些内容和过程，他们会有组织地遵循某种特定的方式去回避家庭、社会或文化的现实，这种回避取决于这些内容和过程对自体来说构成什么样的威胁，以及令人难以忍受的程度。这种回避会造成家庭防御，或者从更广泛的系统来说，文化防御。

过去经历赋予的相对稳定而复杂的含义造成的结果之一是存在的贫乏感。作为一种预定的重复游戏，它使得彼时彼地的问题依然"活着"，而这在某种程度上是以损害对此时此地关系的自发体验为代价的。这些"活着"的议题，被共享为共同潜意识状态，促使个体潜意识地不断重复过去的一切，不仅是那些来自个人的议题，还包括那些来自家庭和文化的议题。在安瑟兰 – 舒占伯格（2007）看来："不止罪恶、过失和错误会未经处理地一代代传下去，那些未解决的创伤、未哀悼的丧失、家庭或个人的秘密，以及任何未竟的事情同样如此。"

心理剧如何在共同潜意识下工作

由于心理剧是一种行动的方法，具体的情境体现在场景和情节中，允许团体成员在舞台上体验、理解并解决他们的冲突，因此心理剧是在一种放松的氛围下运行的，它能够为团体成员提供保护和安全的环境。心理剧能够让治疗师和来访者进行某种类型的交流，这种交流不仅包括言语，还糅合了角色的行动、剧本以及身体的表达性呈现。

治疗师和来访者之间的这种非言语交流创造了一种情境，在其中，来访者 - 治疗师关系内的显性言语领域能够与隐性记忆领域（图像、情感、直觉）相互作用（Stern，2007）。

在莫雷诺看来，治疗师和来访者之间的这种和谐状态有赖于"遥感因素"（tele factor），一种在保持稳定联系的个体之间建立起来的双边共情（bilateral empathy）。遥感因素是"所有健康人际关系的基础，是任何一种心理治疗方法的必要组成部分"（Moreno，1969（1958a））。神经科学领域取得的进步让人们有机会理解这种具有共情性的交流是如何在个体间通过神经机制发生的。

此外，在治疗互动中总存在两个立场：一是互动本身，二是受处于内隐记忆领域的关系模式影响的图像、情感、幻想和直觉的创造。这同时见于团体和二元关系中。共同意识和共同潜意识的冲突和授权以如下两种方式呈现。第一种是作为某位参与者的话题呈现，该参与者将介绍其生活中的某个情境。当这个话题被融入一个角色中时，但通过合适的行动，它会获得新的含义，然后被大家共享。这种方式通常容易被团体其他成员接受。第二种呈现方式是作为团体的症状呈现，体现在依恋方式或者妨碍进一步交流的心照不宣的约定（团体防御）上。第二种带有张力的呈现方式实际上更好地描述了共同潜意识是如何在团体内运行的。

在某一或者各个成员的过去、现在和未来中寻找不同含义之间的联系时，心理剧遵循的是一种现象学 - 存在主义的心理治疗模式，这种模式重视的是每个个体的最初体验及其与他人、世界和他自己的关系。它只与此时此刻的现象学现实打交道，而不去寻找因果联系。

这种现象学范式中的相互关系过程有三个重要特征需要考虑（Almeida，2006）：意向性（intentionality）、直觉（intuition）和主体间性（intersubjectivity）。

意向性更接近知识，它不是认知图像的一种堆砌，而是将主题插入开放的现实之中，以阐释此时此刻。这种对世界的开放试图在现象与良知的关系中发现它的含义。

阿尔梅达将直觉定义为在思考或反思之前清楚而正确地觉察真相的能力。直觉主要是前反身感知（pre-reflexive perception）的结果。

主体间性意味着两个主体种方式的邂逅（encounter）。莫雷诺的邂逅概念表达了主体间性的基本特征，意味着两个个体不只是碰面而已，而且共享彼此的体验和理解。这种两个个体的邂逅（Moreno，1994（1946））也可能是带有敌意的：一方反对另一方。

从神经科学的角度来看，这三种相互关联的过程相当于潜意识共鸣的过程，至少部分是由镜像神经元介导的。斯霍勒（Schore，2003）认为，在治疗师和来访者之间的情感交流中，两者会共同创建一种主体间性情境，促发两者的结构性成长以及新的脑部连接。

斯霍勒也表示由于这种共鸣，治疗师的主体性可能会更共情地与病人的内在状态保持协调，促进情感的调节和认知－情感互动的处理。

在团体中，这种多人共鸣的现象在构建团体和发展团体文化上均起到了重要作用。当一个心理剧团体第一次聚会时，正是团体的协调者为成员之间开始发展的脆弱联系创造了必要条件，这些联系是从小的亚团体开始的。取决于接纳彼此的需要，这些联系可能会加强。因而，这种关系网络由环境、团体历史、成员之间的相似性和差异性、领导者、政治和社会等因素决定（Rodrigues，2005）。有时，这种关系网络的构建也会失败。在莫雷诺看来，这是因为有些个体在交流和社会接触的过程中持续被排斥或者被边缘化，另外一些则过度受欢迎。他（Moreno，1934）把这种效应称为"社会动力法则"（sociodynamic law）。

团体也创造了遵循某些特定规则的连接，其中部分是意识层面的（例如会谈的目标等），部分是共同潜意识的（如神话、准则等）。因此，共同潜意识状态可促进或限制团体的构建和维持（Rodrigues，2005）。

莫雷诺（1961）同时指出共同潜意识状态可能是：

> 亲密的个体集合体之间直接人际经验的结果，也可以是在社会和文化层面上共享经验的结果。如此，亲密的集合体间的人际接触就被间接的、跨个人的或象征性的接触取代，家庭的精神交互就被"文化精神交互"（cultural interpsyche）取代。全体参与者的社会剧就变得可行了……来自各行各业的人们共享的共同经验也就在剧中上演了。

这些潜意识的关系模式位于右侧大脑半球，因此它们是非言语、潜意识的。它们以行动、隐喻或象征的方式呈现，表达的是那一时刻的内在共鸣。由于共同意识和共同潜意识状态是共同被体验和产生的，它们要转化为上述各种可能的表达方式，有赖于关系体验。被个体或团体记忆的外显领域识别的内容就变成了共同意识状态的一部分（Fleury & Hug，2008）。

在心理剧团体治疗开始时，协调者组织交流，帮助团体热身，提供支持，确保平稳和信任的氛围，直到某个重要提议（个体或集体的）呈现于"舞台"上，空白的场景空间让位于想象。当协调者的这些策略失败而无法产生预期效果时，通常有一个隐藏的主题导致了这种自发性的丧失、对被暴露的恐惧以及团体的瘫痪，而这必须得到识别。这种不适感经常引发对协调者或者特定的替罪羊的攻击，使他们接收到事实上并非朝向他们的负性情感。此时此刻，焦点应放在团体的主题上，在心理剧中，这可以用三种不同的模式来进行：通过团体的主角、自发行动或者团体本身。

在第一种模式中，不同的个体或被称为"团体新发事件"的亚团体通常会创作出几个短而连续的戏剧化场景并导演情节，直到其中一个个体能够用场景来解释并解决团体的主要冲突。被命名为主角的这个个体的行动，将引发宣泄和整合，最终引领团体就此主题达成一个新的关于存在的综合性思考。

第二种模式聚焦于自发性的行动，比如"自发性剧场"和"实况报纸"，其中，导演和一队训练有素的辅助性自我一起工作，允许被提出的主题以艺术的方式上演。伯迈斯特（Burmeister，2008）认为：

这种与戏剧神话功能的连接……处理的是普遍性维度和固有的普遍性冲突，而非直接聚焦于此时此地真实的社会情境。在神话的阴影下以及它"象征性"性质的保护下，真实的社会冲突可能间接地在一个"潜意识议程"中出现并被处理，这将有利于冲突的应对……剧场的即兴创作亦是如此，即便没有被翻译成它们指代的真实社会过程（如宣泄效果），也同样有效。

在乔纳森·福克斯（Jonathan Fox，1986）和乔·萨拉斯（Jo Salas，1993）创立的"回放剧场"（playback theatre）中，场景由观众描述，然后由舞台上的表演艺术家自发体验。由于这些场景是在幻想、敏感和艺术独特性领域中运行的，这种自发性方法映射了团体中的共同意识与共同潜意识成分。

第三种模式为社会剧（聚焦于团体的一种方法），它是根据团体关系的组织步骤或阶段来运行的：隔离、水平分化，以及垂直分化（Moreno，1934）。在这种模式中出现的内省时刻能够促进当下环境中的自我认知，伴随着多种形式的身份表达，强调的是团体中多样化的存在方式。最后，这种模式鼓励团体的领导者帮助团体寻找这些特定问题的解决之道（Knobel，1996，2006）。作为这种集体共同潜意识创造的结果，团体成功地识别、处理并解决先前以症状方式存在的问题。

心理剧的一些特殊技术也非常有用。由于心理障碍最重要和最可靠的征象体现在参与者的身体上（前语言领域），最大化和具体化的技术往往很有效。最大化指来访者"通过夸大某些身体或言语表达而使之达到极限"（Menegazzo，Tomasini，& Zuretti，1995）。而具体化技术将身体紧张与清楚地地显示了不适感给身体带来的影响的图像、性格或运动联系起来，有助于澄清先前出现的信号。

这些策略赋予隐藏的情感以声音和形态，而这部分情感在心理剧的"仿佛"（as if）中由各种人物上演。通过此种方式的呈现，一些参与者想象的产物便属于所有成员，然后所有其他成员的想象反过来又能够修整其复杂状况。在这种游戏中的丰富创造中，许多与共享信念和习俗相关的独特含义逐一呈现，使得某些原本较为模糊的东西变得更为清晰。

有必要强调，不论剧中出现了什么情节，它总是特定地为主角和／或团体服务，不仅仅是因为舞台是空的，可以接纳任何一种幻想或焦虑，还因为辅助性自我具备多种形态。也就是说，它们扮演的是参与者需要的任何可能的互补性角色。为了进行场景中包含的行动，协调者还得将自己界定为存在或缺席，就像某个提供了支持，但不会干扰到演出本身的人。

费奥（Feo，2008，2010）提出的干预模式非常有趣，因为它是在两种截然不同的阶段内发挥作用的。第一，它引入了"默许地悬置他者"，在费奥看来：

它与一组策略相关，（心理剧）导演以此来鼓励人们将心理剧舞台作为最大化表达某个个体或亚团体的独特情感、动作和思考的空间来使用……在默许地悬置他者的过程中，导演必须抵抗任何反对团体信使的他者的至上权力的表达（任何试图基于他人的欲望，强加霸权于自身的表达），因为作为团体信使的他才是对场景拥有最终话语权的人。

第二，费奥提议"场景性地引入他者"：

独立自主的视角（表示自己是将上演的新版本的创作者的人）现在属于那些之前没有拥有过它的人，舞台现在是他们尽情展示心愿和欲望的场所。因此，悬置和引入他者都是与当时负责组织场景的人相关的同时发生的行动。大家（参与者）在一起，目标就是最大化地表达每个人是如何代表场景的，以及他们希望如何转化它。

既然这一切发生在这样一种具有关系性的，由导演维持民主和自由的，受保护的场所中，那么心理剧中悬置和引入他者的轮流交替，使得参与者不仅能够发展忍受差异的能力，还能产生对平等主义关系力量的信心。对几位团体成员先后创作的场景的投入和扩展，往往会揭示出团体的想象产生的意义的复杂性。

值得强调的是，虽然此种模式只是心理剧中的诸多可能性之一，但是它在描绘和触及共同意识和共同潜意识状态方面极度成功，因为它在特定的创作时刻不太会造成干扰。此外，它维系了所有参与者的想象性作品，创造了场景性的共同叙事，促进了对团体共同潜意识基质的体验。

费罗（Ferro，2005；Neri，2007）是如此谈论精神分析性共同叙事的：

分析师和病人似乎共同创作了一部剧，在剧中，所有的情节一起被言说和发展，通常由两位共同叙事者随机和无意地进行，这样其中任何一个都不会是预先设定的"事实"的维护者，通过这样的方式，共同叙事的变化就取代了解释。

在泽卡·莫雷诺看来，她丈夫莫雷诺注意到：

这些主角活动的领域对其他任何人来说都是不真实的，除了对他们自己而言，它们完全是主观性的……这些想法超越了幻想和直觉的范畴，几乎就是幻觉般的体验。因此，莫雷诺明白，除非他能够将这一附加的现实（surplus reality）与主角幻觉般的部分结合起来，否则他无法真正触及主角的精神世界。

因此，通过暖身和自发性，戏剧化可以引发意识状态的改变，其中主角（一个个体或团体）会脱离现实的时空，活在另一独特的、艺术化的、能提供新知识视角的现实之中（Knobel，2007）。

对泽卡·莫雷诺来说，附加现实是一个超越了主观和客观现实的维度。它是一种宇宙现实（Moreno，Blomkvist，& Rützel，2000），个体可以在其中寄放对无限的想象。因此，附加现实指向的是超越了形式逻辑极限的某种知识，遵循的是和梦一样的准则，但与梦不一样的是，主角是在清醒而活跃的状态下体验到它的。

其中一个特别有利于共同意识和共同潜意识状态的地方是大团体（Weinberg & Schneider，2003），尤其是在专家团体会议期间会连续好几天见面的心理剧团体。在此过程中，心理剧学家首先提议使用小的表达性的结构性情境，旨在鼓励成员之间的初次接触，减少彼此之间的疏远和猜疑。心理剧学家还邀请他们表达对共同集体事件的感觉、想法、幻想和情感。接下来的团体阶段，心理剧学家允许每个成员初步体验内省时刻，使得在内省中多种个人体验的广泛呈现成为可能。然后，成员们在部分主题上组织起来，由不同的亚团体集体编剧，增加多样性。这一系列敏感的表达最终以突出主角的集体主题而告终，这由整个团体的代表们表达的主题促进了宣泄和理解。最后有一个对整体体验进行分享、反思和阐述的阶段。

在这些过程中，当理想和局限无法被共享，团体找不到理解它们的方式时，就会出现两种不良现象：一是挫败感超出可忍受的程度，愤怒和冲动主导了团体，从而阻碍团体共同对体验进行处理；二是大团体的成员感觉大彻大悟，觉得他们能够立即无所不能地改变社会现实。

能够继续在我们日常生活困难和冲突的现实中生存、忍耐和创造，事实上就是这可能的生活对我们的要求。

新视角

本章呈现了莫雷诺于 1937 年提出的，最初应用于社会心理学范畴的共同意识和共同潜意识状态的概念，因为关系和共享潜意识的概念，即现在所说的社会潜意识，直到 20 世纪 60 年代才出现。

在霍珀（2003）看来：

社会潜意识概念指的是人们没有意识到的社会、文化和交流安排的存在与限制。没有意识到，包括这些安排没有被觉察到（"不知道"），被觉察到但不被承认（"否认"），以及虽然被承认了，但不被认为是问题并公正客观地考虑。

共同潜意识状态，被莫雷诺定义为社会潜意识，也包括本身仍未知的局限和方式，其在关系上体现为某种隐性的运行方法（modus operandi），源于婴儿与其照料者的接触。

由角色组合和协商的多元自体的心理剧方案，使我们能够理解某些未被觉察到的关系模式是如何在特定的身份领域运行的，不管是阻止还是突出某些主题、场景、情节、祖先的授权、家庭、团体，或者民族神话。

因此，由所有这些存在方式、故事、发明和幻想构成的矩阵，被一代又一代地或表达、或隐藏，但都被跨代地传递下去，成为成员身份的独立元素。

在神经科学发现的基础上，弗勒里和胡克（2008）提出共同潜意识的初步定义：

记忆和学习内隐领域（右侧大脑半球）的潜意识内容的呈现，而这种呈现是通过个体之间或团体中的互动过程而被当下的现象学体验所唤起的。

作为一种方法，心理剧提供了一系列的行动策略和技术，而这些策略和技术都是在"仿佛"的想象维度上发挥作用的，使获取内隐记忆领域的内容成为可能。这是通过暖身来实现的，这一过程创造了不受意识控制的附加现实中的人物和情节。它们的行动在现在、过去、未来的元素之间建立起意料不到的连接。如此，威胁性的故事和隐性模式就可以在更具保护性和较少破坏性的心理剧舞台环境中获得新的诠释。

当处理的是集体性问题时，心理剧就变成了社会剧，这是由莫雷诺（1934）定义的一种特殊方法，即"处理团体之间和团体内部关系及集体意识形态的一种行动方法"，能使成员对关系和团体的力量更有信心。由于许多人承担起责任并集体性地将他们的冲突和社会愿望表演出来，当下情境的创造性解决之道浮出水面，彼此共存的方式得到交流，冲突也得以表达。社会剧作为"一种团体学习过程，着重为解决人类关系问题提供实践"（Sternberg & Garcia，2000），是一种表达和理解共同潜意识团体主题的方法。

在巴西，社会剧已作为社会 - 教育干预的优先方法被应用于边缘化人群（Marra，2004），以增进其对团体身份元素的意识、理解和欣赏，而这些在边缘化人群中一般来说是比较零散和无力的。另一项与社会剧和共同潜意识相关的有趣研究是内里（Nery，2010）在巴西巴西利亚的一所大学里进行的，能够反映种族偏见，随后降低了问题的发生率。内里（2010）认为：

身份的灵活性是任何融合进程成功的关键，因为它有助于共情性对话，而这仅仅发生在目前的身份被强调之后，他们体验到的痛苦能被看见，他们可以面质，冲突可以被体验。

对内里来说，社会剧是社会和种族融合计划可选择的方法，既是作为研究工具，也是因为它在社会治疗干预中的适用性。

与共同潜意识的社会授权一起使用时，社会剧是作为一种社会治疗运行的，帮助我们理解和改变因时间流逝而过时的态度（来自其他时代和社会环境）。作为一种研究－行动方法，它能够让参与者理解并修复阻止他们融入团体生活的扭曲现象，以及在行动中将其集体性诉求传达到地方权力的不同领域，以寻找社会性解决方案。

在我们看来，共同潜意识的心理－社会剧干预模式为社区内的研究和行动开启了广泛的可能性，能够揭示隐性的问题、未觉察到的信念以及在交流和联合行动中的偏差，改变共享的社会空间。

参考文献

Almeida, W. C. (2006). *Psicoterapia aberta: o método do psicodrama, a fenomenologia e a psicanálise* [Open Psychotherapy: the Method of Psychodrama, Phenomenology and Psychoanalysis]. São Paulo: Agora.

Ancelin-Schützenberger, A. (2007). Transgerational analyses and psychodrama. In: C. Baim, J. Burmeister, & M. Maciel (Eds.), *Psychodrama—Advances in Theory and Practice* (pp. 155–174). London: Routledge.

Burmeister, J. (2008). Moreno's co-unconsciousness and the psychodramatic view of the social unconscious. Unpublished.

Decety, J., & Meyer, M. (2008). From emotion resonance to empathic understanding: a social developmental neuroscience account. *Development and Psychopathology, 20*: 1053–1080.

Feo, M. (2008). Direção socionômica multidimensional AGRUUPPA e a fé tácita no eterno retorno [AGRUUPPA Multi-dimensional socionomic direction and the faith in the eternal return]. São Paulo (personal communication).

Feo, M. (2010). A arte de não interpretar interpretando (The art of not interpreting while interpreting). In: M. M. Marra & H. J. Fleury (Eds.), *Sociodrama: um método, diferentes procedimentos* [Sociodrama: One Method, Different Procedures] (pp. 150–177). São Paulo: Ágora.

Fleury, H. J., & Hug, E. (2008). Il co-inconscio di Moreno [Moreno's co-unconscious]. *Psicodramma Classico, 10*: 7–20.

Fox, J. (1986). *Acts of Service: Spontaneity, Commitment, Tradition in the Nonscripted Theatre*. New Paltz, NY: Tusitala.

Gallese, V., Eagle, M. N., & Migone, P. (2007). Intentional attunement: mirror neurons and the neural underpinnings of interpersonal relations. *Journal of the American Psychoanalytical Association, 55*: 131–176.

Hopper, E. (2003). *The Social Unconscious*. London: Jessica Kingsley.

Hug, E. (2008). Neurônios-espelho e o espaço intersubjetivo. In: H. J. Fleury, G. S. Khouri, & E. Hug (Eds.), *Psicodrama e Neurociência* [Psychodrama and Neuroscience] (pp. 31–48). São Paulo: Agora.

Knobel, A. M. (1996). Estratégias de Direção Grupal [Strategies of group direction]. *Revista Brasileira de Psicodrama* [Brazilian Journal of Psychodrama], 4: 49–62.

Knobel, A. M. (2006). Grandes Grupos: história, teoria e práticas psicodramáticas [Large groups: history, theory and psicodramatic practices]. In: H. J. Fleury & M. M. Marra (Eds.), *Práticas Grupais Contemporâneas* [Contemporary Group Practices] (pp. 213–231). São Paulo: Agora.

Knobel, A. M. (2007). Sociometric scenarios and psychotherapy. In: C. Baim, J. Burmeister, & M. Maciel (Eds.), *Psychodrama — Advances in Theory and Practice* (pp. 215–225). London: Routledge.

Marra, M. M. (2004). *O agente social que transforma: o sociodrama na organização dos grupos* [The Social Agent Who Transforms: The Sociodrama in the Organization of the Groups]. São Paulo: Agora.

Menegazzo, C., Tomasini, M., & Zuretti, M. (1995). *Dicionário de Psicodrama e Sociodrama* [Dictionary of Psychodrama and Sociodrama]. São Paulo: Agora.

Moreno, J. L. (1923). *The Theatre of Spontaneity*. New York: Beacon House, 1973.

Moreno, J. L. (1934). *Who Shall Survive? Foundations of Sociometry, Group Psychotherapy and Sociodrama*. Beacon, NY: Beacon House, 1978.

Moreno, J. L. (1937). Interpersonal therapy and the psychopathology of interpersonal relations. *Sociometry, 1*(1/2): 9–76.

Moreno, J. L. (1961). Interpersonal therapy and co-unconscious states: a progress report in psychodramatic theory. *Group Psychotherapy, 14*: 234–241.

Moreno, J. L. (1969)[1959a]. *Psicoterapia de Grupo e Psicodrama* [Group Psychotherapy and Psychodrama] (2nd edn revised). Campinas, SP: Editorial Psy.

Moreno, J. L. (1983)[1959b]. *Fundamentos do Psicodrama* [Psychodrama, Volume 2]. São Paulo: Summus.

Moreno, J. L. (1994)[1946]. *Psychodrama & Group Psychotherapy*, Volume 1. Virginia: American Society for Group Psychotherapy & Psychodrama.

Moreno, Z. T., Blomkvist, L. D., & Rützel, T. (2000). *A realidade suplementar e a arte de curar* [Psychodrama, Surplus Reality and the Art of Healing]. São Paulo: Agora.

Morin, E. (1991). *Introdução ao pensamento complexo* [Introduction to Complex Thought]. Lisboa: Instituto Piaget.

Neri, C. (2007). La notion élargie de Champ [The expanded concept scope]. *Psychotérapies* [Psychotherapies], *27*: 19–30.

Nery, M. P. (2010). *Grupos e intervenção em conflitos* [Groups and Intervention in Conflicts]. São Paulo: Agora.

Penso, M. A., Costa, L. F., & Ribeiro, M. A. (2008). Aspectos teóricos da transmissão transgeracional e do genograma [Theoretical aspects of transgenerational transmission and genogram]. In: M. A. Penso & L. F. Costa (Eds.), *A transmissão geracional em diferentes contextos* [The Generational Transmission in Different Contexts] (pp. 9–23). São Paulo: Summus.

Rey, F. G. (1996). *Epistemologia Cualitativa y Subjetividad* [Qualitative Epistemology and Subjectivity]. São Paulo: Educ—Editora da PUC-SP, 2003.

Rodrigues, R. A. (2005). A escolha profissional na cena do Teatro de Reprise [The professional choice in scene of the Playback Theatre] In: H. F. Fleury & M. M. Marra (Eds.), *Intervenções grupais nos direitos humanos* [Group Interventions in Human Rights] (pp. 69–91). São Paulo: Agora.

Salas, J. (1993). *Improvising Real Life: Personal Story in Playback Theatre*. Dubuque, Iowa: Kendal/Hunt.

Schore, A. N. (2003). *Affect Regulation and the Repair of the Self*. Nova York: W. W. Norton.

Stern, D. N. (2007). *O momento presente na psicoterapia e na vida cotidiana* [The Present Moment in Psychotherapy and Everyday Life]. Rio de Janeiro: Record.

Sternberg, P., & Garcia, A. (2000). *Sociodrama: Who's in Your Shoes?* Westport, CT: Praeger.

Wechsler, M. F. (2007). Pesquisa e Psicodrama [Research and psychodrama]. *Revista Brasileira de Psicodrama* [Brazilian Journal of Psychodrama], *15*: 71–78.

Weinberg, H., & Schneider, S. (2003). Introduction: background, structure and dynamics of the large group. In: S. Schneider & H. Weinberg (Eds.), *The Large Group Revisited: The Herd, Primal Horde, Crowds and Masses* (pp. 13–26). London: Jessica Kingsley.

Zuretti, M. (1998). A tarefa global: compartilhando o tempo e o espaço—o co-inconsciente [Global task: sharing time and space—the co-unconscious]. In: P. Holmes, M. Karp, & M. Watson (Eds.), *O Psicodrama após Moreno* [Psychodrama since Moreno] (pp. 263–365). São Paulo: Ágora.

恩里克·皮雄－里维埃：拉丁美洲团体分析传统中的社会潜意识

胡安·图波特－奥克兰德

传统的诞生

20 世纪 30 年代后期以来，在布宜诺斯艾利斯一直存在着一个团体分析思想和实践的独立学派，该学派起源于恩里克·皮雄－里维埃的研究。后来经过几代精神分析师和团体分析师的努力，这一学派得以在各个拉丁美洲国家进一步发展，这些人都认同他创立的传统学派，包括我。

虽然一些南美同事在伦敦定居以后，这种拉美传统就开始在当地被口头传授，但至今还没有皮雄－里维埃著作的英译版。（他的作品有法译版，由勒内·克斯传入法国（Pichon-Rivière，2004a，b）。）2004 年，埃尔南德斯·德·图波特（Hernández de Tubert）和我出版了一本书，叫《操作性团体：拉美团体分析方法》，在书中，我们介绍了皮雄－里维埃的个人信息，总结了他关于团体的概念以及我们在团体分析中的理论、技术和临床方法。我们认为这本书是他最初的想法在当今的延续和发展，与福克斯学派不谋而合。

恩里克·皮雄－里维埃（1907—1977）

阿根廷精神分析师和团体分析师恩里克·皮雄－里维埃于 1907 年出生于日内瓦。他的父母是法国人，但他们不久就移民到查科省位于阿根廷东北部的热带丛林地区，他的父亲试图在那儿种植棉花，但收入微薄。年轻的恩里克从 4 岁起便生活、成长在混合民族居住地区，用他的话来说，他是"一个以原始方式生活的欧洲少数团体的见证者和参与者"（Pichon-Rivière，1971a）。（本文中所有的皮雄－里维埃著作的引用都是由我翻译成英文的。）因此，他的人格和思想是在三种文化的熔炉中锤炼而成的：他的第一语言是法语；第二语言是瓜拉尼印第安人（Guaraní Indians）的瓜拉尼语，这是他从父亲的工头那里学到的；第三是西班牙语，是他读小学的时候学的。

因此，他始终被两种世界观分裂：一个源于他的欧洲出身，非常理性，这体现于他的科学研究中；另一个则来自他与瓜拉尼文化的接触，瓜拉尼文化神奇和神秘的特点体现在他对诗歌的热爱，对超现实主义以及洛特雷阿蒙（Lautréamont）那些神秘怪诞诗歌的热情上。这就像生活在两个世界里，直到他遇见精神分析，他才能够整合这两个不同的世界。

这是典型的拉美思维，本质上是种混合物，不像传统的西欧思维。拉丁美洲是西班牙和葡萄牙殖民并与当地人混合的产物。这种混血的过程带来了一个新的民族，以及处理存在和思维的不同方式。由于当地文化是这种意外相遇、暴力冲突以及本地文化和欧洲外来入侵文化混合的结果，因此，拉美文化不可避免地是个混血儿；我们全都是混血儿，是种族和文化杂交的结果。这正是西班牙语里所说的"mestizaje"，大概可翻译成"混种"（miscegenation）或者"杂交"（interbreeding），尽管不够准确，因为就像"认同黑人文化传统"（negritude）这个概念一样，它带有文化和政治的含义，与身份和自豪相关。或许更好的翻译应该是"混血儿"（mestization）。

这种像双面神一样具有二元性的特殊表达可见于现代拉美文学中，即"魔幻现实主义"（magical realism），它混合了社会政治事件，将琐碎、机械的日常生活与魔幻、神奇的故事结合起来，以自然流淌的方式去叙述，而无矛盾或解释，似乎一切都显得很平常。这一文学流派最著名的代表作是加夫列尔·加西亚·马尔克斯（Gabriel García Márquez）的小说《百年孤独》，出版于 1967 年，但事实上这种文学运动从 20 世纪 50 年代就开始了，代表小说家有古巴的阿莱霍·卡彭铁尔（Alejo Carpentier）和墨西哥的胡安·鲁尔福（Juan Rulfo）。这种双面性在理论思想上意味着放弃普通的二元分类法，比如内在 - 外在，个体 - 团体，本能 - 环境，科学 - 艺术，反思 - 行动，分析 - 政治等，让它们共存于一种生成性紧张状态中，而不会以非此即彼的方式抹杀其矛盾性，比如形式逻辑；或者通过合成的方式去超越两者，比如黑格尔或马克思辩证法。

这种特殊的联盟，成为拉美巴洛克风格的起源（Rojas Mix，1987），也见于当今的拉美哲学，尤其是类比诠释学中，这是墨西哥哲学家毛里齐奥·伯绍（Mauricio Beuchot）提出的理论（Beuchot，1997，2003；Tubert-Oklander，2009；Tubert-Oklander & Beuchot Puente，2008）。在皮雄 - 里维埃的工作中，这使得他能够在精神病学和精神分析、精神分析和团体分析、科学和艺术、批判性思维和政治行动之间轻松地来回切换。他的论文集出版于 1971 年，标题为《从精神分析到社会心理学》，共有三卷：第一卷是他在团体分析和社会心理学领域所做的工作（Pichon-Rivière，1971a）；第二卷是他在动力性精神病学和精神病理学领域所做的工作（1971b）；第三卷（1971c）则收集了他关于创造性和艺术的各类文章，有些是与艺术家合作的成果。但是这种分类纯粹是形式上的，因为在各类主题间存在思维上的连续性，而创造性过程与治疗过程、团体过程本是一体的。

那么社会潜意识呢

皮雄 - 里维埃的著作处处渗透着社会潜意识的概念，尽管他从未使用这一术语。他不觉得需要这个术语，因为对他来说，对人类存在的潜意识维度的探究和解释必然会带来对个体和集体经验的决定性因素的发现，这是件很自然的事情。在他的团体工作中，包括治疗性和非治疗性的团体，他都认为任何成员的表达必然是他个人动机、体验和历史——他称之为垂直解释（vertical interpretation），以及团体的结构、动力、文化和更广泛的社会系统，即水平解释（horizontal interpretation）的结果。个体成员总是承担着代言人的角色，为他自己，也为团体；解释应该是两个层面上的——水平和垂直，显示他代言的是团体潜意识体验的哪一方面，以及他自己哪一部分的个人体验和历史使得他承担了团体代言者的角色。

皮雄－里维埃把重点放在了这种代言者的功能上，既在临床中——个体和团体分析中，又在他对艺术品和艺术活动、日常生活特征和日常事务以及当前社会事件的批判性分析中（Pichon-Rivière & Pampliega de Quiroga，1970）。由于有着马克思主义思想背景，他很自然地就认为人类团体和其成员是按照社会中未被认识到的、隐藏的和被否认的经济和权力结构去构想、思考、感觉、交流和行动的。这些是通过个体、团体、机构、社区的行为以及文化的集体声音来表达的。

在这种社会分析以及在传统的个体精神分析中，出发点总是症状。这可能是当今的社会习惯，一种惯用表达，对公共事件、谣言、流行歌曲、各种形式的艺术、政治发展或者危机的集体性反应。这相当于对日常生活的确定性规则和常规提出质疑，而这必然引发强烈的阻抗，因为任何将寻常和众所周知的东西变成一种带有隐藏意味的问题的企图不可避免地会带来动荡和不安。

一个典型的例子

有些个体由于天生的能力和个人成长历史，能够综合和表达整个社会的情感。皮雄－里维埃在恩里克·桑托斯·迪谢波洛（Enrique Santos Discépolo）身上做了这样一种解释的练习。恩里克·桑托斯·迪谢波洛是阿根廷著名的诗人，探戈词曲作者。他的分析揭示了迪谢波洛生前以及他的个人成长史和家庭史与阿根廷社会政治发展的衔接情况。如此复杂的心理社会调查，展示了整个民族的梦、愿望、挫折和悲剧，不禁让人想起埃里克森对高尔基、希特勒（1950）、马丁·路德（1958）和甘地（1969）生平的心理社会研究以及莱因哈德·本迪克斯（1966）引人入胜、感人至深的《父亲回忆录》，这本书是从社会学的角度来写的。

外国人是很难理解迪谢波洛的意义和情感共鸣的——阿根廷人亲切地叫他

"Discepolín"（"小迪谢波洛"）。他的探戈舞曲中那些非常痛苦且完全不抱幻想的词不仅在阿根廷，在整个拉丁美洲都很出名。然而，这些词的完整意义和错综复杂的内涵只有在这样一种人格中才能引起共鸣：这种人格是建立在孕育着我们有时称为阿根廷"民族性格"的主要客体关系和社会矩阵的早期内投射之上的。

这当然适用于迪谢波洛，假如他不是个阿根廷人，他就什么也不是了，他的天赋和个人成长背景使得他能够将整个国家在1929年世界经济危机之前和之中的痛苦情感化作文字和音乐。因此，皮雄-里维埃（1965a）把他视作"男人和世界之间不可调和的互动"（1965b）当中的典型代表。但他对迪谢波洛及其社会政治环境相互关系的分析实际上是默认读者已经了解阿根廷20世纪上半叶的历史和社会政治背景的。

因此，我将详细阐述皮雄-里维埃解读迪谢波洛及其工作的历史背景。这当然就意味着将他文中的隐意变成显意，这正是解释的工作（实际上，对我们的作者来说，分析工作的定义就是"将隐意变成显意"），其中对皮雄-里维埃参考文献进行解释，与我从自己的角度构建含义，这两者是同时进行的。

背景

当年西班牙人到达现在被称为阿根廷的这个地方时，他们没有发现已成型的、文化高度发达的复杂文明，比如秘鲁的印加文化和墨西哥的阿兹特克文化，而只发现了一些悲惨和相当原始的部落，要么已被入侵者征服，要么被屠杀。所以这个国家人口的主要来源是移民。阿根廷在1816年成为独立国家，结束血腥内战后，于1853年制定并通过了第一部宪法，开始成为一个完整的国家。阿根廷的主要设计者，胡安·包蒂斯塔·阿尔韦迪，特别关注人口增长的需要。对此，他赞同欧洲移民，提出"在美洲，要统治就需要人口"的口号。这个措施带有明显的种族主义的激励作用，因为他认为当地人不足以也不能够成为这个新的国度如此迫切需要的居民，应该由"文明化的欧洲人"来取代和胜任。但即便是后者也必须经过筛选，因为"有各种各样不同的欧洲人"，文明化的努力只需要欧洲的精华部分，而不是其糟粕：

正是在这种社会政治和意识形态环境下，从欧洲向阿根廷移民的巨大浪潮发生了。这个移民过程发生于 1850～1950 年，但其主要移民浪潮出现在1870～1930 年，绝大部分移民来自意大利和西班牙。1869 年的第一次人口普查显示，阿根廷的人口不足 200 万。到 1914 年，阿根廷 30% 的人口是在外国出生的。到 1920 年，布宜诺斯艾利斯一半的居民来自其他国家。据估计，到 20世纪 60 年代，阿根廷 2 000 万的人口中仅有 800 万不是移民（Rechinni de Lattes & Lattes，1975）。

皮雄－里维埃的分析

对于那些来到阿根廷的人，尤其是从意大利来的人，相对于贫困的欧洲来说，美洲真是个崭新的世界，欧洲已经给不了他们什么了。他们共同的幻想是"拼美洲"（doing America），也就是说，在美洲快速致富。这似乎带有剥削的意味，但对大多数人来说，这从未发生。他们明显的外来身份和种族使得他们进入不了更富裕和优雅的社会阶层。于是，仅有在经济上获得成功的极少数人才能进入，因为他们尽最大努力抛下了卑微出身的任何标志，吸收了新的关系方式：

> 这种向竞争日益激烈的社会的融入将移民群体一分为二——穷人和富人，他们之间的联结受到严重阻碍，丧失了其在起源地时具有的特征。那些成功的人、攀龙附凤者无疑已经成功去掉了原来的出身，不再遭受无助的乡愁之苦，使自我适应于环境，能够与本地群体交流，虽然他们的困难和使用的语言最终可能会被证明是改变的核心阻抗。（Pichon-Rivière，1965a）

这就是迪谢波洛的故事。迪谢波洛的父亲桑托是那不勒斯的一位音乐家，20 岁前来到布宜诺斯艾利斯，在那里结婚，生了 5 个孩子，而且很早就过世了。大儿子阿曼多（1887—1971）是个成功的剧作家和导演。父亲死的时候，他 18岁，必须得照顾他的弟弟们，包括最小的、5 岁的弟弟恩里克·桑托斯。也就是那时，阿曼多写了他的第一部剧本，开启了辉煌的职业生涯。他的戏剧忧郁而悲观，剧中人物贫穷且悲惨，往往是移民，被不公正和破坏性的社会现实所击垮。剧中人物带有种族特征，故事背景具有民间传说特点，阴森而滑稽。他被认为是"克里奥尔怪诞风格"（Creole grotesque）的创立者。但在 1934 年，他突然停止写作，并致力于"正统戏剧"（legitimate theatre），与他那个时代的所有主要演员一起导演托尔斯泰、毛姆、契诃夫、萧伯纳和莎士比亚的戏剧。直到 83 岁去世，他还在工作。

阿曼多很符合皮雄 - 里维埃对移民的成功儿子的描述，他们努力压抑、抛弃其外来和卑微出身的印记，成为"合适的人"的一部分。而恩里克·桑托斯（1901—1951）却总是忠于他贫民窟的无产阶级出身。他总是公开流露他的忧郁和孤僻：

> 我有一个悲惨的童年。我从来不喜欢玩弹珠或者小朋友玩的任何其他游戏。我显得孤立而沉默寡言。很不幸，这不是毫无来由的。我 5 岁时父亲过世，9 岁前又丧母。然后，我的胆怯就变成了恐惧、悲伤和痛苦。（Discépolo，引自 Tino Diez，2010）

在阿曼多的监护下长大，迪谢波洛开始做他戏剧的演员。但很快迪谢波洛就转向写探戈舞曲，作为其悲观、幻想破灭和忧郁的表达，他的曲子有时混杂着些许讽刺和自嘲。这些舞曲反复吟唱着典型的阿根廷性格以及那时的经济和政治环境下人们的心境，我们很快就会在下文中看到。

恩里克很清楚自己的情感和创作与民众生命和情感困境的交汇和共鸣，他说：

> 歌曲是我生命的一部分，就像一套衣服，在寻找和它相匹配的身体。与这衣服相配的身体越多，那么这首歌就越成功，因为如果所有人都在传唱它，这表明大家都活于其中，都在感受它，这首歌很适合他们。（Discépolo，引自 Tino Diez，2010）

这个想法与另一个恩里克（皮雄 - 里维埃，1965c）的代言人功能理论很像。他在对迪谢波洛两兄弟的发展和命运的解释中将个人成长史和人格（垂直解释）

与当时阿根廷盛行的焦虑和心境（水平解释）衔接了起来：

我们不知道迪谢波洛兄弟的父亲，唐·桑托·迪谢波洛，一位有一定知名度，甚至创作了一些探戈舞曲的音乐家，在阿曼多对其作品中的人物，艺术家斯特凡诺的构思上起了多大的作用。剧中的斯特凡诺带着创造"l'operafenomenale"（一件非凡作品，意大利语）的幻觉，将他的抱负和失败的负担加在整个家庭的头上。

我们只能断言阿曼多通过对父亲角色的认同，成为家庭以及广义移民体验的代言人。斯特凡诺就是这样一个原型，在经济日益不稳定的情况下，承载着他的漂泊无根、乡愁以及不安全感。

在这个家庭动力结构中，两个儿子，阿曼多和恩里克·桑托斯各自承担和实现了其父的两部分。这种真实分裂的情境表达了"拼美洲"，即近乎奇迹地获得财富和声望的幻想，正是这种幻想激活了流动到我们国家的移民潮……每个移民个体或家庭团体的命运取决于这种幻想的特征以及他们实现幻想的方式。

阿曼多承担了家庭团体代言人的角色，恩里克·桑托斯却成为社会的代言人，后者因其对阿根廷性格的强烈认同，已经融入了这个社会，被认为是国家真正的代表人物。因而，他的作品才如此具有超越性，使他变成了时代的记录者。迪谢波洛绘制了刻画国民性格的一种系统——探戈，因而获得了与救世主般的领袖一样的认同（Perón）；阿曼多认同了真正的父亲，这使得他能够去讲述那些在渴望社会上升的内在驱动下，带着"拼美洲"的幻想（受到阿根廷等国家为吸引高素质移民而做的宣传的鼓动），决定移民者的沧桑人生。（Pichon-Rivière，1965a）

当然，两兄弟之间的这种区别也可以从他们父亲过世的时候其各自的年龄上得到理解。18 岁时，阿曼多已经是个成年男人，准备开始他剧作家的职业生涯；而恩里克·桑托斯还只是个小孩，从此他将成为孤儿，感到孤独而无望，因而认同并成为大多数阿根廷人的代言人，这些人贫穷困乏，不信任政治系统和政府，对未来感到绝望。对此，我们还需要进一步了解阿根廷 20 世纪 20~50 年代的政治背景。

当时阿根廷的政治

伊波利托·伊里戈延（HipólitoYrigoyen，1852—1933）当时是国家自治主义党保守政府的激进反对派的领导者，而两次当选为总统的胡利奥·阿亨蒂诺·罗加（Julio Argentino Roca）将军通过国家自治主义党在 30 多年的时间里，牢牢地把控了阿根廷的政治。从 1890 年开始，伊里戈延的激进公民联盟曾几次试图进行革命，但在 1910 年，他的朋友罗克·萨恩斯·贝纳（Roque Sáenz Peña）当选为总统，他们约定伊里戈延将放弃武装斗争，作为交换条件来换取一部新法律的通过，这部法律要求所有成年男性进行秘密和强制性的投票，以结束过去欺骗性的选举系统。该法于 1912 年通过，使得伊里戈延在 1916 年成为由普遍而秘密的男性投票选举出的第一任总统。

伊里戈延广受欢迎，他试图进行自由主义改革，但没能控制参议院和一些政府职位。因此，他被迫对一些省进行干预、镇压或允许军队镇压罢工工人的运动，这导致了大屠杀，而政府中没有一个人愿意对此承担责任。

1922 年，他离开总统职位，因为阿根廷宪法不允许 6 年之后立即连任，总统之位落在了马塞卢·T. 德·阿尔韦阿尔（Marcelo T. de Alvear）手里，后者很快成为反人格主义（antipersonalist）激进党的领导者，反对伊里戈延的政党。1928 年，伊里戈延重新当选总统，打败了保守党和反人格主义激进党之间的联盟。然而，由于政府的无能和混乱，他的第二任总统任期完全是个失败。同时，他还得应对 1929 年的经济大萧条，然而他的措施没有任何效果。1930 年，他的政党在中期选举中被社会党击败，改革的火炬转而由后者举起。此外，他让国家石油公司 YPF 干预地区石油市场以稳定石油价格，并限制外国石油巨头。所有这些引起了何塞·费利克斯·乌里布鲁（José Félix Uriburu）将军领导的军事政变，政府被推翻了。新的军政府获得了最高法院的批准，组建了新政府，在 1 周内就获得了英国和美国的承认。伊里戈延被关押在拉普拉塔河的一个岛上，死于1933 年。他的葬礼伴随着阿根廷历史上最大规模和令人惊讶的自发性群众游行。

乌里武鲁的政府对反对派进行了法西斯般的军事控制和残酷镇压，包括将酷刑制度化。一年后，另一位将军阿古斯丁·P. 茹斯托（Agustín P. Justo）在保守派的支持下，在一场具有高度欺骗性的选举中赢得总统职位。这是阿根廷"臭名昭著的十年"（Infamous Decade）的开始，镇压和腐败盛行，政治控制系统建立起来，旨在避免激进派重返政府的任何可能性，一直持续到 1943 年。

对迪谢波洛探戈世界的分析

这就是迪谢波洛日渐长大和成年早期时所处的政治环境。那是个幻想破灭和绝望的年代，这位年轻的作家和作曲家用有力的声音响亮而清晰地传递了这种集体情感。1926 年，他创作了第一支探戈的歌词和曲子，幽默地取名为《你干什么》（*Qué va chaché*）——有点接近于"你要做什么"的俚语，当然，也就意味着什么也做不了。这是无望感，一个他即将在其他著名歌曲里进一步表现的主题的缩影。他唱道：

你没有意识到自己是多么徒劳吗？
你相信你能够拯救这个世界吗？
在这里，甚至连上帝都无法寻回失去的一切！
而你却想这么做？别开玩笑了！

（这些歌词都摘自 Discépolo（2010），由我进行了翻译。这里我没有试图重现原文的音乐性或者他对阿根廷俚语的常规使用。）

理想主义只不过是幻想和愚蠢，真正重要的只有无情的实用主义：

需要做的就是包好许多生面团，
贩卖你的灵魂，出售你的心，
挥霍你仅剩的一点尊严……
钱、钱、钱、又是钱……
这样你每天都有食物。
有朋友、房子、名字……
以及你想要的任何东西。

真正的爱淹没在汤粥中：
饱腹为王，金钱即上帝。

　　我用斜体标识的最后两句，是他对当代社会失望的一种总结。这首歌曲一开始并没有给公众留下深刻印象，只是随意哼唱而已（Pujol，2010）。但在1928年，著名的歌手阿祖切纳·迈扎尼演唱了他的第二首探戈《今夜，我喝醉了》，这首歌曲立即席卷了阿根廷和欧洲，大获成功。其主题依然是悲观和绝望，但更具个人色彩：歌手偶然邂逅以前曾疯狂爱恋的酒家女，而今她年老色衰，憔悴而堕落。再一次，什么也做不了，唯有一醉方休。
　　在这次巨大的成功之后，同一年，歌手蒂塔·梅雷洛翻唱了《你干什么》，结果大受欢迎。这是迪谢波洛辉煌职业生涯的开始。
　　这两支探戈奠定了其作品的两大主题。第一个主题来自《你干什么》，是对贪婪、腐败和无情社会的批判，这是从一个移民的失望之子的角度来看的，他感到这个世界实在可怕。表达同样主题的还有《转啊转》（*Yira, yira*），在这一作品中，他这样说道：

　　你会明白一切都是谎言，
　　你会明白没有真爱……
　　整个世界并不在乎，
　　它只是不停地转啊……转啊……
　　即使你的人生已破碎不堪，
　　甚或你已沦落到漫无边际的痛苦之中，
　　永远别指望帮助，
　　永远别指望友谊之手，
　　或者朋友的支持。

　　这首歌的歌名语带双关。"Gira，gira"可翻译成"转啊转"（round and round）或者"流传"（doing the rounds），但当他玩笑般地将"gira"改成"yira"时，它便有了额外的含义。"Yirar"是漫无目的地闲逛，也指代妓女在街上游荡，而"un yiro"在布宜诺斯艾利斯的俚语中是妓女的意思。所以"Yira, yira"不仅指世界继续不停地转动着，对人民的困境无动于衷，还有贪污和腐败的意思。

这首歌写于 1930 年，正是伊里戈延死亡的那一年。之后，这种论调出现在了《跳蚤市场》（*Cambalache*）中，这首歌写于 1934 年，正是"臭名昭著的十年"期间：

世界总是
并将永远是
一堆垃圾，
我很清楚……
……
但这个 20 世纪
是邪恶的一场无耻的表演，
这是不可否认的。
……
一切都一样！
没有例外！
……
生活一团糟，
正如跳蚤市场
聒噪混乱的场景以及
被无缝的钢刀所伤，
你会看到圣经在哭泣，
紧挨着的是破旧不堪的锅炉……

第二个在他的歌中一再呈现的主题与女人有关，她们是失去的爱，有时也是背叛者或破坏者。情人很痛苦，但他要"像个男人"一般去忍受，把眼泪吞下去，如此，他们从未流露，有时甚至急躁地否认遭受的痛苦，在被抛弃之前先抛弃对方，或者将分手合理化，认为这是为对方着想，因为"和别人在一起，她会过得更好"。他花了整整一年的时间去写那首痛苦不堪的歌——《一个》（Uno），尽管乐队指挥马里亚诺·莫雷斯极力催促，并已早早谱好了曲。在这首歌中，男人唱着对希望、信任和爱的强烈渴望，然而，他的信心被背叛击得粉碎，突然之间发现"他已失去了他的心"。他依然渴求爱和信念，但这些对他来说已不可得：

> 要是我还有一颗心……
> （我送掉的那颗心！）
> 要是我还能，正如我过去常常做的那样，
> 不带不祥预感地去爱……
> 那么或许我还能将我的吻，
> 印在你的眼睛上，
> 就是你那双深情注视我的眼睛，
> 想象它们和别的那些邪恶的
> 破坏我生活的眼睛，
> 是不一样的。

皮雄–里维埃相信这两个主题之间是有共鸣的。阿曼多·桑托斯很早便成为孤儿的经历使得他很难去爱和信任别人，但他也曾表达过对伊里戈延仁慈然而软弱无力的父亲形象的失望（这也是阿根廷人民的失望），期望乌里武鲁会是个强有力的父亲，能够整顿家园。然而幻想再次残酷地破灭了，后者不过是个残忍的暴君，所谓的新秩序甚至比原来混乱的伊里戈延政府还要腐败。照顾子女的仁慈父亲的内在形象以及恢复秩序的强壮有力的战士形象，在迪谢波洛内心里埋藏了好几年，直到1943年——他完成《一个》的那一年——上校胡安·多明戈·佩隆的出现。迪谢波洛是在智利遇见他的，这是位充满魅力的平民主义领袖，迪谢波洛在他身上寄予了自己内心深处埋藏许久的这些渴望，正如大多数阿根廷人民一样。

在生命的最后几年里，迪谢波洛是佩隆将军的坚定支持者和朋友。佩隆于

1946 年当选为总统。迪谢波洛甚至在他的广播节目中批评保守派反对党，这让他在国家的精英中树立了许多敌人。然而，即使他赞同总统佩隆的社会改革，他还是对政府的独裁主义感到厌烦，并且不赞成它强加的审查制度。但是，他已经能够"再爱了"。

实际上皮雄－里维埃曾在位于乌拉圭埃斯特角城独家海滨度假胜地、迪谢波洛拥有的一家夜总会见过他一次，当时皮雄－里维埃是以医生的身份拜访的。一年后，迪谢波洛死于心脏病发作，享年 55 岁。那时他们进行了一次长谈，其中谈到政治，迪谢波洛告诉了皮雄－里维埃他对于佩隆主义的矛盾心态。他死于 1951 年 12 月 23 日。看来，佩隆最终还是失去了他的心。

理论

在读皮雄－里维埃版本的对迪谢波洛的分析时，读者可能会有这是一个个案史的感觉。这当然是一个个案，但与大多数精神分析研究不一样的是，这个个案的历史和背景资料并非主要是关于他的家庭和儿童时期，而是一个国家 100 多年的历史。许多这样的信息是隐藏于作者的字里行间的，因为他是为阿根廷的专业团体写的，这些人被默认是共享这些经历的，甚至年轻的治疗师可能从父母或祖父母那里潜意识地接收过这些信息。

在临床环境中进行分析时也会发生同样的事情：许多社会和政治背景信息在治疗师和病人之间心照不宣地被共享着。结果便是，当我们试图去传递治疗中到底发生了什么时，我们就需要了解比单纯的治疗过程更为广泛的历史和背景信息，尤其是当听者来自另一个国家、文化或语言区域时。例如，雷纳·埃尔南德斯－图波特和我在都柏林 2008 欧洲团体分析研讨会上报告了一次协同治疗团体分析，其中分析在个体动力与我们共同的社会和政治背景之间来回摆动，而这些需要进一步向听众解释（Tubert-Oklander，2010）。

当然，这种分析（包括临床的和应用的）建立在理论的基础上，这里的理论也需要进一步明确说明。我将从皮雄－里维埃提出的概念开始，接着介绍他的门生和传人，包括我自己的理论贡献，这些人代表了他创立的拉美传统流派。

在皮雄－里维埃的理论中，个体心理和集体心理之间并不对立，因为它们是同一心理现象的两面。因此，他引述了约翰·邓恩（John Donne，1624）著名的《沉思》中的诗句："没有谁是座孤岛，能自成一体；每个人都是大陆的一部分，整体的一部分。"

这个比喻深刻而清晰：孤岛和大陆都不是真正的实体，而只是水平面上能望见的一片不规则土地的一部分。由此，个体和团体都不过是错觉，源于我们的头脑有将复杂整体分裂和分解的倾向，以便能够深入地谈论和思考它们。显然，这让我们想起福克斯的观点："每个个体的概念本身都是一种人为的抽象，尽管它看似合理。"（1948）

那么皮雄－里维埃是如何变魔术般地完全抛开"个体"和"团体"的简单二分法的呢？这需要对精神分析理论进行彻底改造，尤其是放弃本能驱力的概念，用联结（bond）的概念取代它（Pichon-Rivière，1979）。联结包括但不限于我们知道的"客体关系"："在精神分析理论中，我们习惯于使用客体关系的概念，但联结的概念更为具体。客体关系是联结的内在结构。"联结中具有两个心理领域——内在领域和外在领域。这里的"领域"不仅具有躯体的或动力学的含义，同时还带有类似足球场的意思，即团体游戏的空间。所以也就有了内在客体和外在客体，内在团体和外在团体，以及联结的内在部分和外在部分。

精神分析对内在领域更感兴趣，因为那是它能用它的方法更好地去探索的领域，但这不应意味着忽视外在领域。此外，对作者来说，正如福克斯认为的那样，"内在"意味着"内在精神的"（intrapsychic），而非"内在个人的"（intrapersonal），因为他认为团体现象是真正的精神性的。对此，福克斯和安东尼（1965）写道："对我们来说，内在精神并不只意味着……'皮肤内的'，我们不仅从外部，还会从内部看待团体的动力过程，将其看作团体互动的内在精神动力学。"

那么就存在着内在和外在永恒的辩证关系，这也是人类存在的本质。内在和外在的联结被整合在一个辩证的螺旋式上升过程中，通过这样一种过程，原先外在的东西转变成内在的，然后再转变成外在的，循环往复。这两个领域间存在流动性的互换，有助于内在和外在的分化，与此同时保持两者之间某种深层的连续性。因此，个体和社会形成了一个不可分割的单元，一个动力性的场，因为我们所有人的内部都携带着社会："将个人和社会截然分开是无法想象的。这是种我们无法接受的抽象、简化法（Pichon-Rivière，1979）。"

综上所述，我们真正研究的并非个体人格的内在动力，而是互动领域的内在动力，这才是心理研究的特定对象。从这个角度来看，精神分析研究不可避免地也是团体分析的研究，即便只有两个人在场。联结结构包含的不仅是主体与其内在客体的关系，这来自对外在客体的实际经验的内化，同时还有过去、现在和理想中的与那些同样的外在客体的互动，与他们的特性、情感、意图和主体性的互动，以及与他们所属团体、社区和文化，亦即社会、历史和政治环境的互动。

继承者

这种对人类的统一性和社会本质性的强调被皮雄－里维埃的弟子，何塞·布莱杰（José Bleger）进一步发展，后来，一些追随他的拉美学者，比如布兰卡·蒙特维基奥（Blanca Montevechio）和我，对他的观点进行了详细阐述。布莱杰（1967，1971）提出了一种深层、原始和融合层面上的经验的存在，它以模糊为特征，被理解为一种特定形式的客体关系，在这种关系中，主体和客体之间没有区别，而是所有对立面的共同存在。这种假设源自弗洛伊德（1930a）对"全能感"（oceanic feeling）的分析，与汉斯·洛瓦尔德（Hans Loewald，1980）关于原始的融合层面上的经验的概念惊人相似，然而，它的措辞源于布莱杰的克莱茵学派出身。其结果与奥格登（Ogden，1989）的自闭－毗邻位态（autistic-contiguous position）非常类似，与厄尔·霍珀对"无凝聚力（Incohesion）：聚集（Aggregation）／大众化（Massification）"或"I: A/M"（2003）的基本假设的研究也有重叠。但对各种理论的异同进行比较研究远远超出了本章的范围。

在最深的心理水平上，实际上并没有可以将不同个体分隔开来的边界或膈膜，这一事实决定了一种最基本的合胞体结构（syncytial structure）的存在，这是个体、团体、机构以及整个社会存在的基础（Bleger，1971，1974）。合胞体（syncytium）在生物学中指的是"细胞内未分化的多核原生质团"。正如合胞体中存在含有多个核的共同原生质，但在细胞质内保持着某种连续性，人类团体也是单一和连续的"质团",其中包含着与不同主体对应的个体身份认同和经验的"核"。这并非偶然发生,而是事物的一种连续状态,是个体和团体的深层心理过程,是一切的基础。

蒙特维基奥(1999,2002)在她的融合(syncretism)和模糊(ambiguity)概念中进一步发展了上述观点,即一种原始、未分化、模糊的组织中存在对立的激情的合流。这是心灵中最原始、最具活力的层面,是所有社会生命的起源,因为在其中存在着个体和周围的一切之间的原始连续性和融合。她继尼采之后通过狄俄尼索斯(Dionysus)神话描述的组织结构,连同对纳西索斯(Narcissus)和俄狄浦斯(Oedipus)神话的分析,总结了人类的状态。这三种经验组织彼此共存、相互补充。与布莱杰本质上的精神病理学的角度相比,她也强调了这些原始的经验形式中正常和健康的部分。

我在自己的论文中(Tubert-Oklander,2004a,b,2008)进一步阐述了布莱杰和蒙特维基奥的观点,增加了第四种组织,即后俄狄浦斯组织,它包含上述三种组织之间的辩证互动,从而诞生了成熟的人类主体。这一更高级的组织来自对话,包括在人际关系的外在团体以及皮雄-里维埃(1965c)所说的内在团体中的对话,这是精神生活的基础。

所以,在我看来,按照皮雄和福克斯学派理论的观点,人类体验和心理过程,与人类有机体的范围并不一致。这些体验和心理过程也是三重的,因为它们同时以三种互补的方式被体验、感知、体现、思考、感觉以及作用。存在着一种对一切事物的连续性的融合体验,也就是酒神体验(Dionysian),它允许感觉、思考和行动在人类中的连续流动。接着,在持续做梦一样的状态中,会出现一种对任何可逆关系的想象的、镜像的、幻影或符号般的体验,即纳西索斯体验(Narcissistic)。最后是分化的体验,即离散的主体和个体在共同的空间内互动,而不会丧失其个体性和亲密的主体性,这种体验包含着他们的情感、想法、幻想、记忆和冲突(俄狄浦斯体验,Oedipal)。这三种不同的体验并存,轮番执政,但每个都有各自独特的体验以及对所发生的一切的象征性表达,无论是在内在领域还是在外在领域。

同理,个体中发现的动力学也可以应用到集体心理过程中去,如团体、机构或者社会。福克斯（1964）也承认这点，他描述了团体中四种水平的功能状态：①当前水平，②移情水平，③躯体和心理图像水平（投射水平），④原始水平。前两种指的是社会系统的结构和动力功能，以及团体成员之间人际意义上成熟的客体关系，对应俄狄浦斯水平。第三种指的是团体的潜意识幻想，对应的是自恋水平。最后，第四种，亦即荣格学派说的"原型"（archetypal），代表了酒神精神水平。

　　如果这三个领域的体验都没有被压抑，或者都没有一直被压抑，它们之间的流动和对话被分析所恢复，那么人类体验的深度就将加深——个体和团体层面上均如此，后俄狄浦斯动力学将会出现并带来智慧，对复杂相互关系的认识和尊重将会加强。这是个体精神分析和团体分析的最终目标，虽然两者的重点和目的存在差异：精神分析在垂直维度上深入个人体验的连续层面，而只与社会潜意识的回声产生共鸣；团体分析则在不断扩大的波浪中水平地扩展，反映的是人类体验的全貌。因而，这两种方法各有其利弊，它们各自既有非常清晰的领域，又有盲点。所以，精神分析师得积极寻找社会潜意识的表现，这从他的出发点来看并不容易，而为了接近和理解个体的视角，团体分析师有时不得不调整他的"工具"。这就是皮雄－里维埃的双重解释法以及福克斯的个体和团体双目视野的观点，它们努力为人类体验提供更为广泛和深刻的理解，正如在团体分析情境中一样。

参考文献

Alberdi, J. B. (1914). *Bases y puntos de partida para la organización política de la República de Argentina* [Bases and Starting Points for the Political Organisation of the Argentine Republic], F. Cruz (Ed.). In *Scribd.com* (10 May 2010), available at: www.scribd.com/doc/8975894/Juan-Bautista-Alberdi-Bases-y-puntos-de-partida-para-la-organizacion-politica-de-Argentina.

Bendix, R. (1966). A memoir of my father. *Canadian Review of Sociology and Anthropology*, 2(1): 1–18.

Beuchot, M. (1997). *Tratado de hermenéutica analógica* (4th edn) [Treatise of Analogical Hermeneutics]. Mexico City: UNAM/Itaca, 2005.

Beuchot, M. (2003). *Hermenéutica analógica y del umbral* [Analogical and Threshold Hermeneutics]. Salamanca: Editorial San Esteban.

Bleger, J. (1967). *Simbiosis y ambigüedad* [Symbiosis and Ambiguity]. Buenos Aires: Paidós.

Bleger, J. (1971). El grupo como institución y el grupo en las instituciones [The group as an institution and the group in institutions]. In: *Temas de psicología (Entrevista y grupos)* [Themes in Psychology (Interview and Groups)] (pp. 87–104). Buenos Aires, Argentina: Nueva Visión.

Bleger, J. (1974). Schizophrenia, autism, and symbiosis. *Contemporary Psychoanalysis, 10*:19–25.

Diez, T. (1910). Enrique Santos Discépolo. In: *Terapiatanguera.com.ar* (15 May 2010), available at: www.terapiatanguera.com.ar/Notas%20y%20articulos/tino_discepolo.htm.

Discépolo, E. S. (2010). Letras de Enrique Santos Discépolo [Words of Enrique Santos Discépolo]. In: *Todotango.com* (15 May 2010), available at: www.todotango.com/spanish/biblioteca/letras/letras_autor.asp?idc=41

Donne, J. (1624). Meditation XVII. In: *The Literature Network* (30 May 2010), available at: www.online-literature.com/donne/409.

Erikson, E. H. (1950). *Childood and Society*. London: Paladin, 1987.

Erikson, E. H. (1958). *Young Man Luther*. New York: Norton, 1993.

Erikson, E. H. (1969). *Gandhi's Truth*. New York: Norton, 1993.

Foulkes, S. H. (1948). *Introduction to Group-Analytic Psychotherapy*. London: Maresfield, 1984.

Foulkes, S. H. (1964). *Therapeutic Group Analysis*. London: Maresfield, 1984.

Foulkes, S. H., & Anthony, E. J. (1965). *Group Psychotherapy: The Psychoanalytic Approach* (2nd edn). London: Maresfield, 1984.

Freud, S. (1930a). *Civilization and Its Discontents. S.E., 21*: 64–145. London: Hogarth.

Hopper, E. (2003). *Traumatic Experience in the Unconscious Life of Groups*. London: Jessica Kingsley.

Loewald, H. (1980). *Papers on Psychoanalysis*. New Haven, CT: Yale University Press.

Montevechio, B. (1999). *Las nuevas fronteras del psicoanálisis. Dionisio, Narciso, Edipo* [The New Frontiers of Psychoanalysis: Dionysus, Narcissus, Oedipus]. Buenos Aires: Lumen.

Montevechio, B. (2002). *Más allá de Narciso. La problemática de las identidades* [Beyond Narcissus: The Problematic of Identities]. Buenos Aires: Lumen.

Ogden, T. H. (1989). On the concept of an autistic–contiguous position. *International Journal of Psychoanalysis, 70*: 127–140.

Pichon-Rivière, E. (1965a). Discépolo: un cronista de su tiempo [Discépolo: a chronicler of his time]. In: *El proceso grupal. Del psicoanálisis a la psicología social (1)* (1971a) [The Group Process: From Psychoanalysis to Social Psychology (I)] (pp. 161–168). Buenos Aires: Nueva Visión.

Pichon-Rivière, E. (1965b). Implacable interjuego del hombre y del mundo [Implacable interplay of man and world]. In: *El proceso grupal. Del psicoanálisis a la psicología social (1)* (1971a) [The Group Process: From Psychoanalysis to Social Psychology (I)] (pp. 169–172). Buenos Aires: Nueva Visión.

Pichon-Rivière, E. (1965c). Grupos operativos y enfermedad única [Operative groups and the single disease]. In: *El proceso grupal. Del psicoanálisis a la psicología social (1)* (1971a) [The Group Process: From Psychoanalysis to Social Psychology (I)] (pp. 121–139). Buenos Aires: Nueva Visión.

Pichon-Rivière, E. (1971a). *El proceso grupal. Del psicoanálisis a la psicología social (1)* [The Group Process: From Psychoanalysis to Social Psychology (I)]. Buenos Aires: Nueva Visión.

Pichon-Rivière, E. (1971b). *La psiquiatría, una nueva problemática. Del psicoanálisis a la psicología social (II)* [A New Problematic for Psychiatry: From Psychoanalysis to Social Psychology (II)]. Buenos Aires: Nueva Visión.

Pichon-Rivière, E. (1971c). *El proceso creador. Del psicoanálisis a la psicología social (III)* [The Creative Process: From Psychoanalysis to Social Psychology (III)]. Buenos Aires: Nueva Visión.

Pichon-Rivière, E. (1979). *Teoría del vínculo* [Theory of the Bond]. Buenos Aires: Nueva Visión.

Pichon-Rivière, E. (2004a). *Le processus groupal*. Paris: Érès [French translation of Pichon-Rivière (1971a)].

Pichon-Rivière, E. (2004b). *Théorie du lien* suivi de *Le processus de création*. Paris: Érès [French translation of Pichon-Rivière (1979) and (1971c)].

Pichon-Rivière, E., & Pampliega de Quiroga, A. (1970). *Psicología de la vida cotidiana* [*Psychology of Everyday Life*] (2nd edn). Buenos Aires: Nueva Visión, 1985.

Pujol, S. (2010). Enrique Santos Discépolo. In: *Todotango.com* (15 May 2010), available at: www.todotango.com/english/creadores/sdiscepolo.html

Rechinni de Lattes, Z., & Lattes, A. E. (Eds.) (1975). *La población de Argentina* [The Argentine Population]. Buenos Aires: CICRED.

Rojas Mix, M. (1987). The angel with the arquebus—Baroque art in Latin America. *UNESCO Courier*, Sept. 1987. Accessed at: *FindArticles.com* (11 May 2010), http://findarticles.com/p/articles/mi_m1310/is_n1_v21/ai_6134023/

Tubert-Oklander, J. (2004a). Dionisio y Narciso. La contribución de Blanca Montevechio al estudio del sincretismo. [Dionysus and narcissus: the contribution of Blanca Montevechio to the study of syncretism]. Paper presented to the 43rd International Congress of Psychoanalysis, New Orleans, March.

Tubert-Oklander, J. (2004b). Mitología, desarrollo y proceso psicoanalítico [Mythology, development, and the psychoanalytic process]. Lecture delivered to the 44th National Congress of Psychoanalysis, Mexican Psychoanalytic Association, Oaxaca, Oax, November.

Tubert-Oklander, J. (2008). An inquiry into the alpha function. *Canadian Journal of Psychoanalysis—Revue canadienne de psychanalyse, 16*(2) : 224–245.

Tubert-Oklander, J. (2009). *Hermenéutica analógica y condición humana* [Analogical Hermeneutics and the Human Condition]. Special Number 24 of *Analogía filosófica*. Mexico City, 2009.

Tubert-Oklander, J. (2010). The matrix of despair: from despair to desire through dialogue. *Group Analysis, 43*(2): 127–140.

Tubert-Oklander, J., & Beuchot Puente, M. (2008). *Ciencia mestiza. Psicoanálisis y hermenéutica analógica* [Hybrid science: Psychoanalysis and Analogical Hermeneutics]. Mexico City: Torres.

Tubert-Oklander, J., & Hernández de Tubert, R. (2004). *Operative Groups: The Latin-American Approach to Group Analysis*. London: Jessica Kingsley.

第二部分

有机体和神经生物学视角

导　读

马尔科姆·派因斯

　　20 世纪 70 年代，修正派精神分析师乔治·克莱茵（George Klein）强调说精神分析理论并没有为霍珀（2003）后来提出的人类的"社会性"寻找到合适的位置。克莱茵指出在本我、自我和超我的结构理论中，没有诸如"us-ness"（宾格我们）或者"we-ness"主格我们）的位置和词语，以作为"自我"，甚至"本我"或"它"（it）的补充。我们需要类似"我们意识"（we-go）的概念，尽管这并不是个很准确的词。如今，在欧洲传统教育的基础上，团体分析师和科学哲学家汤姆·欧尔毛伊在其《镜像神经元、社会性和人类》一书中，提供了缺失的这个词："我们"（nos）。

　　欧尔毛伊并没有想要抛弃弗洛伊德结构理论的伟大成就，弗洛伊德用它取代了原先的驱力理论，将人类社会的巨大影响力考虑在内。在《群体心理学和自我的分析》（1921c）一书中，弗洛伊德写道，从一开始，个体心理学同时也是社会心理学：所有内在精神的客体关系也可被视为社会现象。然而，他无法接受美国精神分析师特里甘特·伯罗（Trigant Burrow）的建议，将精神分析理论对伯罗所说的"团体分析"开放，"团体分析"是伯罗对小团体动力探索的结果。后来，福克斯回忆起他曾读过这些文章，以及弗洛姆、霍尼、阿德勒等对此有同样兴趣作者的相关著作。

欧尔毛伊很有说服力的观点是，我们只要往精神分析的结构理论中添加一种在遗传生物学基础上发展起来的真正的社会功能，那么它就完整了。这种生物学基础一直是灵长类社会生活研究的主题，能够确认和证实合作的生物基础。显然，复杂的社会只有通过成员的相互合作和复杂的社会结构才能发展。有人断言，要在一个大团体里生活，需要一个足够大的大脑，而大脑的发展源于团体成员身份。事实上，意识是"我们"（nos）的产物，是由我们共同创造并发展起来的。正如帕特里克·德·梅尔（Patrick de Maré）的提醒："意识"（consciousness）一词来自"con"（共同、联合）与"scio"（知道），即共知。

欧尔毛伊说，当我们看待一个人时，根据我们的视角，我们看到的是属于私人的个人自体以及建立在"我们"（nos）基础上的作为社会成员的社会自体。自体的社会形象来自个人在各种社会环境下对自己的认识，正如其在众多镜子中看到的那样。没有自体（self）就没有他我（alter），没有他我就没有自体（ego）。此观点与福克斯的看法类似，福克斯认为我们人类首先是社会性的，镜映和共鸣的现象是我们社会生活的重要组成部分。从一开始，婴儿就置身于关系网之中，以与作为主要照料者的母亲的关系为主。我确信福克斯那时必然对欧尔毛伊的"我们"（nos）概念做出了积极回应。

这些关系推动了社会世界和人类社会的形成，其依赖的是相互性这一基础。相互性是一种相互的"猜想"，是社会的第一次行动。相互性的基础是另一个人在原则上能够像我回应他一般地回应我。社会的基础是互动——共同、相互和互补的互动。我们会预测他人的反应，亦即他人用以回应我们的行动。与此同时，他人也在经历同样的过程。因而，行动和互动并非源自一方，而是双方共同作用的结果，这就是欧尔毛伊创造的术语——"我们"（nos）的基础，通过它，我们看待人类生活的视角得以阐明。这是一个非常具有团体分析性的概念。

但在团体分析理论的影响下，受场论（filed theory）和团体动力研究启发，伊芳·阿葛扎恩和苏珊·甘特在其精彩的章节——"通过功能亚团体发展团体心智：将以系统为中心的训练和人际神经生物学连接起来"中，展示了以系统为中心的训练和神经生物学是如何促进团体心智的发展的，将团体心智的发展定义为"……一种调节能量和信息流动的具体化的和关系的过程……"，它"……是人类系统的特征"（Siegel，1999）。他们的团体心理概念是建立在阿葛扎恩人类系统（living human systems，LHS）和系统中心疗法（system-centered therapy，SCT）的基础上的。通过系统中心疗法实现团体心智的发展，在逻辑上遵循功能亚团体的实践。

甘特和阿葛扎恩为我们清楚地阐述了由系统中心训练和人际神经生物学提供的概念性工具。1977年，阿葛扎恩开始推广系统中心训练，后来还有各种合作者出现。在这种模式中，团体领导者是真正的"指挥"。指挥的任务有3个：①建立起安全的关系环境，其中适度水平的情感得到体验和表达；②通过功能亚团体教授解决冲突的方式，在功能亚团体中，差异得到区别和整合；③通过"探究的氛围"来激活探索性动力，使得先前封闭的心智变得更加开放，从而发展团体心智。团体成员的任务有4个：①接受指挥的模式，形成功能亚团体；②通过亚团体学习来训练参与、探索以及确认差异的能力；③识别共鸣，发展注意、交流和精细社会学习的能力；④通过意图集中注意力。这种导向过程的目的就是促进团体心智的成长：当差异被识别、包容，并通过导向性功能亚团体过程得到修通时，作为整体的团体感将会增强，从而促进成长。

作者勾画了左右大脑半球的特征：左半球负责语言，创造有意义的叙述，而右半球是"整体的"。事实上，本文就是这种模式的一种有意义的叙述，其中团体领导者的左侧大脑半球行动占据主导地位，这解释了团体成员是如何被鼓励去探索其异同之处的。我尤其欣赏对焦虑是否源于未知的边缘的探索。比昂让我们注意到了济慈（Keats）"负性能力"的概念，然而阿葛扎恩和甘特却暗示了"正性能力"的力量，主要是应用左侧大脑半球的能力。

团体分析模式更多地涉及团体指挥的某种"积极的被动性"，即让心智对右侧大脑半球的反思和冥想体验开放，以叙事的方式传递给团体成员：我们正在做什么，我们正要去哪里，权衡在团体分析师的觉察中体验到的各种力量。处于未知的边缘以及保持对正在浮现的真实体验的敏感性需要处于"有特权的倾听者"（privileged listener）的位置。福克斯将团体分析描述为"通过团体，为了团体包括指挥，做出的分析"。当然，从精神分析背景的角度来看，团体分析的目的是为成员提供治疗，但福克斯还允许将"行动中的自我训练"作为团体工作的部分成果。镜映、共鸣以及作为整体的团队的概念都是福克斯学派视角的基础。基于其作为精神科医师与库尔特·戈尔茨坦——这位第一次世界大战后最伟大的脑损伤病人研究者共事的经历，福克斯建立了一种类神经动力模型：每个人都是关系情境中的一个节点。后来，福克斯与詹姆斯·安东尼一起使用矩阵（matrix）的概念，识别交流的模式，帮助团体通过敏感地倾听和给予关注理解他们何时何地被需要。在这种模式中，团体指挥的任务是缓慢地让团体放弃把指挥放在领导者位置的愿望。作为 1933 年从德国逃亡来的难民，福克斯不愿使用"领导者"一词，因为它意味着领导者和追随者之间的差别，并且与追随者被其领导者心理奴役相关。

作为团体分析师，我们都知道并且重视镜映和共鸣在面对面的团体情境中的价值，但甘特和阿葛扎恩强调理解婴儿早期的神经生理过程以及这些过程对婴儿大脑情感调节发展所起的作用的重要性。随着大脑的发育，照料者的外在调节（主要通过额叶起作用）逐渐地为有机体的自我调节能力所取代。有趣的是，这些变化为福克斯所重视，他提到在团体的早期阶段，指挥的权威性逐渐减弱时，这些变化对于维持团体的边界和降低最初的焦虑水平是很有必要的。然而，随着团体获得自体调节的权威和能力，其集体自体的组织的增强必然意味着指挥权威性的降低。

我们理解社会潜意识的方式或许本身也是社会潜意识的结果。我认为在现今社会左侧大脑半球借助它密切观察的能力，看见局部而非整体以及通过经验获取知识的活动得到了高度重视，但是"智慧"是在这一有限的关注范围之外的（McGilchrist，2009）。系统中心疗法和团体分析在那些利用团体动力的治疗中占据了不同的地位。系统中心疗法源于勒温的场论以及组织和系统理论；团体分析则来自精神分析、格式塔心理学、社会学和神经动力学。我们也许可以将这些治疗看作沿着左右大脑半球活动的维度展开的，旨在恢复失去的平衡，探索并整合慢慢累积的智慧。

参考文献

Freud, S. (1921c). *Group Psychology and the Analysis of the Ego. S.E., 18*: 67–143. London: Hogarth.

Hopper, E. (2003). *The Social Unconscious: Selected Papers.* London: Jessica Kingsley.

McGilchrist, I. (2009). *The Master and His Emissary: The Divided Brain and the Making of the Modern World.* New Haven, CT: Yale University Press.

第 4 章

镜像神经元、社会性和智人这个物种

A. P. 汤姆·欧尔毛伊

对本能理论的需要

近年来，人类基因组已被"解码"。遗传学家们设法识别构成我们遗传密码的 30 亿个碱基对。但我们还不知道什么是什么，也不知道多数成分是做什么用的，仍有大量的工作要做。还有一点同样重要的是，从基因密码到人类关系的路线一定也是漫长而复杂的：一端是我们与生俱来的化学物质，另一端则是我们的关系和情感，这中间有许多步骤，但是突然之间我们需要沿着这一路线追踪了。根据常识，我们总觉得人类的性格是由基因和环境决定的。20 世纪，我们学了许多关于环境因素的知识，但基因方面还停留在猜测的阶段。我们可以说 20 世纪是环境心理学的世纪，而 21 世纪，我们也许能够重新恢复环境和基因之间的平衡。我预测有些人甚至会走极端，突然觉得一切都是生物学的——让我们拭目以待。当然，去推测我们遗传了什么本身也没什么错。只有当超前于我们的证据去思考时，我们才能提出有意义的问题。开放的头脑是件好事，空洞的头脑则相反。

过去，人们以不同的方式谈论本能、驱力或动机。弗洛伊德认为在精神分析中纳入本能理论是非常重要的，因为他想要一种系统地阐述与身体的关系的心理学。这里的系统指的是，对弗洛伊德来说，身体并非事后的想法，而是人类图画中的重要部分，具有反射和进化的能力。用现代化的表达来说，在精神分析中，本能就是身体和心智之间的"接口"（interface）。当然，他们意识到了困难。几个世纪以来，哲学家一直在探讨关于身体-心智的问题，然而实际上一直没有答案。精神分析师并不打算给出最终的答案，他们只是在寻找一种工具。不可能等到所有问题都解决了才着手进行治疗，每天都有病人来访，我们必须在现有条件下尽力去把工作做好。基本概念不明确的问题并不独属于精神分析。众所周知，当爱因斯坦问弗洛伊德是否认为本能是个神秘的概念时，弗洛伊德回应他说，或许在物理学中也有类似的概念。

如果从实际角度去看待这一问题，我们可以这样问：如果没有本能理论，我们如何去理解与世界上的身体或存在相关的任何问题？我们也许会试图借助符号（symbol）来做出解答，但这样我们就需要理解符号是如何工作的。要回答这个问题，我们需要引入某些从精神和身体角度来说类似能量的东西。我们需要弄明白当我们有了一个想法或一种感觉，身体的某一部分被这个想法或感觉推动时，整个过程中到底发生了什么。那些不用本能理论做精神分析的人还是会想用一些如"力比多"（libido）、"感受"（feeling）或"情感"（affect）之类的词来表达某种驱动力（driving force）。

近来遗传学的发展也重申了遗传因素对于人格的重要性。弗洛伊德提出的"系统发生"（phylogenetic）并没有消失；相反，它在温尼科特（1964）所说的"人类潜能"和环境的关系这一长久以来的问题中日益显示出其重要性。

当我们谈论心智和身体时，有些人试图克服人类的二元论观点，正如我在上文中提到的。有些人辩称机器，比如计算机，会思考；大脑是个计算机，所以大脑会思考。但是我认为这种简化论不过是种文字上的把戏，其中用来描述心理过程的术语被简单地应用到了一个物理对象上。这样，我们也可以说计算机会感受。我们也许赞成二元论，也许不赞成，但无论如何，这种简化论已经远离了精神分析。

弗洛伊德的结构理论

弗洛伊德说，本我所做的一切都是为了寻求快乐。它不关心道德，也不理会在外部现实世界中的生存。任何愉快的幻想都能让它行动，并把它推向毁灭。与本我相反，自我从现实和自我中心的角度去考虑行动的后果："如果我这样那样做，我有什么好处？"这意味着自我是个与道德无关的代理人。它并非不道德，也不违反道德，只是从不同的角度去思考。它在空间－时间中看待现实，其功能是确保我们在任何时候都能在世界上找到一个位置。自我遵循的不是道德原则，而是个体的生存原则。它也会寻找获得快乐的方式，通过行动获取最大的收益，或者至少将对个体的损害降到最低，在这一点上，自我与本我是相关的。换句话说，自我会尽其所能地逃脱处罚。

在道德的层面上，我们有超我：当婴儿"迈出摇篮"时，他发现自己处在复杂的社会世界中，需要与外界相处的指导。他不知道杯子的用途，不懂得如何说话，便盆是完全陌生的东西。他需要有人告诉他，耐心地教他技术。然后他会将父母和监护人吸收进来，内化，将他们的表征（representation）放在内心某个特殊的地方。这些内射体共同组成了超我，持续存在，并给出指示。孩子如果表现得"好"，它就会给予爱，而如果出现"坏行为"，就会被惩罚。用弗洛伊德的术语来说，良心是自我和超我的关系，而内疚感意味着害怕惩罚。自我竭力地逃离惩罚，超我则规定了界限。

"我们"，真实的社会功能

在人格结构中增加一项真实的社会功能，会产生根本性的不同。有关两种基本本能的观点出现于 20 世纪 60 年代：老的本能引发自我中心的行动，而新的本能让我们有归属感。前者归功于达尔文，让我们从个人的角度去体验现实，随着我们的成长，自我就从这种体验中发展了出来。而在近来发现的社会本能的帮助下，通过加入一种在生物遗传基础上发展起来的真实社会功能，我们可以完善精神分析的心智结构理论。它使我们能够从社会角度去体验现实，比如分享，一起做事，属于各种不同的团体。我们可以将这样一种真实的社会功能称为"我们"（nos）。自我和我们（nos）在我们出生后就开始发展了。婴儿观察者（Stern，1973）发现我们从生下来起就已经显示出社会反应了。新的人格结构包含本我、自我和我们（nos）。超我保留为自我的一部分，是通往我们（nos）的桥梁，因为父母教我们文明、社会的内容，但其基本的专制角色被真实的社会功能削弱了。现在我们可以清晰地阐述弗洛伊德（1923b）没能清晰阐述的，即自我的发展只有在社会功能，即我们（nos），同时发展的情况下才有可能实现，后者为自我的发展提供了人类环境。

当精神分析被客体关系理论丰富时，它开始朝着发现我们（nos）的方向前进了。许多贡献者保留了本能理论，但同时将重点转移到关系领域。如今，我们理解了处于与母亲的关系中的婴儿。温尼科特有句众所周知的名言："没有婴儿，只有母–婴单元。"但关于客体关系理论，有个冲突：一方面，看起来婴儿建立关系以满足自私的本能，另一方面，关系本身也成了一种目的。假如仅仅知道一种自我中心的本能以及在此基础上发展起来的自我，我们如何解决这个冲突？当我们试图理解拉克尔（Racker，1968）说的"一致性反移情"时，我们直接遇到了这个困难。他试图将共情解释为一种自我功能。重要的是，在共情中，我们分享了某人的精神状态，但是自我并不分享，相互性（mutuality）不可能是种自我功能。自我只是弄清楚什么是我的，什么是你的。它对不同个体进行区分。斯特恩（1973）的"情感共鸣"也遇到了同样的问题。莫尼–克尔（Money-Kyrle，1956）谈及"正常化移情"，表示快速的内投射和投射过程会来回摆动，某种程度上会让自我体验到分享的感觉。但在我听起来这像是个巧妙的把戏。无疑，我们相当一部分的心智会与他人共享，但那是怎么回事呢？显然，它是无法用自体中心的本能以及在本能基础上发展起来的自我来解释的。有些客体关系学派的人试图通过抛弃本能理论来回避这一问题，但那样的话他们的思维就变得不连贯了，因为缺乏弗洛伊德认为必要的基础：能确保我们描绘的人类图画中包含躯体及其进化根源的本能理论。例如，费尔贝恩（Fairbairn，1952）就冒险这么做过。

福克斯（1975）写道：

在一本我已计划写作的关于理论的书中，我希望讨论的是所谓内在客体理论（inner-object theory）的局限，而不是我提出的互动过程和互动潜意识交流理论的局限。

福克斯一直没能完成这本关于理论的书，但到了 1975 年，社会本能被生物科学论证了。早在此之前，福克斯（Foulkes & Anthony，1957）就已推测过社会本能的存在：

人类主要是一种社会存在，是团体中的一份子。对他来说，作为孤立的"个体"生活显然可能是之后更为复杂的发展的结果。个体内在的"社会本能"的假设可被视为弗洛伊德关于本能"保守"性质的例子，也就是说，本能的"目的"是恢复事物以前的状态。

目前，在我们与生俱来的东西（主要在大脑中）的基础上，我们正开始对生物过程进行更多的了解，显然这一过程在精神活动中扮演着重要角色。工程是浩大的。人类大脑由超过 1 000 亿⊖个神经元构成，每个神经元又与几百到几万个其他神经元存在突触连接。所有这些复杂的结构被压缩进了一个比足球还小的区域。如此，电子侵入而不造成伤害甚至死亡，是很困难的。

神经生物学和我们

大脑并非计算机，但两者有一些相似之处。大量的电子脉冲在计算机内循环，大量的神经元脉冲也在脑内循环。我们可以用计算机进行计算，大脑也可以计算。我们用大脑计算得出二加二等于四。

当我们在监视器上制作一张图片时，计算机在成千上万的脉冲中选择它需要的那部分进行输出。人类大脑也能做到类似的事情，从海量的感知数据中进行筛选，并在以秒计的时间内，在我们意识的"监视器"上呈现我们需要的东西。我们很高兴我们的意识是无限的，拥有无穷的能力。事实上，意识更像是黑暗中的探照灯。现在已被清楚证明的是，意识的带宽小于每秒 40 比特，这与

⊖　原文如此。——译者注

感知数据以每秒大约 11 000 000 比特的速度传递到大脑形成了鲜明对比。意识虽处于无限的运动中，四处飞奔，将注意力转向我们感知的不同方面，然而，它不能在任何既定时间内覆盖太广的范围。我们的大多数精神活动一直处于潜意识的状态。

在《梦的解析》中，弗洛伊德（1900a）将潜意识描述为：

真实的精神现实；对我们来说，其最深处的本质，如同外部现实世界一般未知，而它通过意识数据不完整地呈现给我们的，如同通过感官的交流呈现给我们的外部世界一般。

有些人试图简化弗洛伊德的观点，称弗洛伊德所说的潜意识是我们的心智被压抑的部分。在上面的引述中，弗洛伊德写的是未知的现实，因为我们尚无法意识到它，并不仅仅是因为它被压抑了。

据我所知，斯宾诺莎（Spinoza）是第一位将世界大部分是潜意识的这一观点呈现给我们的哲学家。他说真实的世界拥有无数的特性，但我们人类只能够觉察到其中的两个。（他认为这两个是心智和广延。）如果这是真的，那么原则上，大部分的事情对我们来说将永远是潜意识的。康德后来也说过类似的话。

如今，大多数认知科学家坚持认为意识只在我们的精神生活中起到一小部分作用：精神生活的大部分是潜意识的（Bargh & Chartrand，1999）。这是精神分析方向的重要转变。脑损伤的病人帮助我们得出了这样的结论：尽管我们不能用人类进行实验，但当大脑受损部分的功能停止时，我们能观察到随后其导致的精神输出的变化。

巴奇（Bargh）和沙特朗（Chartrand）也观察到我们 95% 的行为是由潜意识的精神活动决定的，而我们只负责另外的 5%。于是，发现负责意识的那部分大脑就非常重要了。意识是我们（nos）的产物；我们一起创造了它，并且继续共同推动它的发展。社会则提供了这部分工作的方法，比如语言、文学、科学和媒体。而在躯体层面上，先天的生物潜能决定了意识的形态。

现代生物学对意识的"状态"和"内容"做了区分。比如，关于精神状态与记忆缺失，研究发现，我们可能在不同程度上有意识或者清醒。我们发现在各种梦样状态中也是如此。那些脑干受损的人意识会丧失。脑干是大脑的一小部分，位于头颅后部，与脊髓相连。现已发现，来自脑干的非特异性刺激，会从内部影响我们的意识状态。在释梦时，我们通过公开它，将其带入共同的我们（nos）中，来发现梦的含义。大脑的脑干部分也与腹部相关。精神状态是激活的脑干系统作用的结果，而这部分系统也负责身体的内在状态。在它的帮助下，我们持续获知自己的感觉，即"我"的情感状态。另外，达马西奥（Damasio，1999a）认为意识"内容"是由后皮质通道决定的，这些通道受外部世界的控制。所以，意识内容是由社会世界决定的，我们都生活于其中，并在这里安排着我们的社会关系，即我们（nos）的世界。

　　达马西奥（1999b）得出结论说控制外部和内部世界的意识的两个组成部分也将两者联系起来，即外部客体和自体，外在时刻和内在时刻。意识的瞬时时间单位很有可能是由大脑每分钟 40 赫兹的节奏振荡激发的。有事情正在发生的感觉就是这样产生的，因为我们的脉冲是根据时间发出的。在我们的意识中，感受，即对周围正在发生的一切的评估，被投射出去了。内部世界被投射到外部世界中。投射在人的精神分析的描述中的重要性众所周知。我们也许注意到了外部和内部世界区别的生物学证明。我们把这两种世界称为外部和内部，尽管有对上述这种区分持批评态度者，但是生物学证实了这种区分的现实性。

　　这里讨论的这种意识被达马西奥（1999a）称为核心意识。他写道，"我想我们可以这样说，弗洛伊德对意识本质的观察，与我们时代最先进的神经学观点是一致的"。

　　核心意识，也被称为简单的或原始的意识，构成了意识的第一个水平，即我们意识到了，但是不反思。还有一种反思性的次级意识，即意识的意识，此时我们不仅仅知道自己所感受到或知道的，同时还反思性地知道自己感受到或知道了。对理解进行思考就属于这种情况，在思考的过程中应用意象也是。次级意识是由皮质，即新脑决定的，主要是通过联络皮质、左侧大脑半球的语言区域以及前额叶（这是人体最发达的部分）来完成的。语言，社会生活的产物，也属于这里，因此反思性意识就是我们（nos），而很大一部分生物过程是潜意识的。这是我们根据社会规范来赋予外部世界的内部表征以意义的地方，不仅仅是我们当下生活于之的地方，也是我们审视过去并判断未来可能之所在。反思性意识被弗洛伊德称为自恋性意识，因为在这种意识中我们与自己打交道。只要反思性意识有助于我们的客体关系，那么它就是健康的，但如果太多能量被投注于其中，损害了客体关系，那么我们称之为病理性自恋。神经学专家分析研究联络皮质和原始意识之间的量化关系，或许会有些用处。

镜像神经元

近几十年来发现的镜像神经元（Iacoboni，2008）对于我们理解人格的社会性尤为重要。它们为团体分析的镜映功能提供了生物基础。纳瓦（Nava，2007）引述了戴西迪和杰克逊（Decety & Jackson，2004）的观点，称共情是一种与生俱来的能力，换句话说，共情是由社会本能决定的；由于共情必须在团体中发展，它也是一种交流的技术。他们的出发点与我的我们（nos）概念是一致的。他们认为人类的共情有以下三个要素。

（1）感知－行动联络（perception-action liasion）。在团体分析中，我们谈论的是建立在共享感知基础上的自体和他人之间的情感共享。

（2）良知（conscience）。在团体分析中，我们称其为自体和他人之间的归属感。

（3）心理弹性（mental flexibility）。在团体分析中，我们称它为矩阵，它使自体能从他人的角度去感受。

克诺布利希和弗拉什（Knoblich & Flash，2003）观察到，对他人建立关系的方式的感知会自动在自体内激活这种建立关系方式的表征。

对猴子进行的研究也表明了镜像神经元的存在：当与另一个体建立关系，或当其他个体建立关系时，镜像神经元会以同样的方式放电（Rizzolatti，Fadiga，Fogassi，& Gallese，1999）。人类的功能神经影像研究也发现，与另一个体建立关系时的神经回路，与那些感知到同样的建立关系的模式时被激活的神经回路是重叠的（Black-more & Decety，2001）。此种神经网络是复杂的，它涉及前运动区、顶叶、辅助运动区和小脑。在镜像神经元的帮助下，我们体验到环境反射的自己。在温尼科特的母 – 婴单元中，婴儿会看到反射在母亲眼睛中的自己。一直到 19 世纪，我们都被动物包围着。我们在马背上旅行，车是靠牛拉的，等等。在这样一种环境中，我们体验到的是这些动物反射回来的我们自身的动物性。在那个时代的艺术中，我们可以找到这些动物性的证据，激情和强烈的情感提供了创作的动力。而如今，我们被机器包围着，结果我们逐渐地将自己看成了机器。对人类的科学描绘和现代艺术便是明证。并且，很有趣的是，早在镜像神经元被发现之前，柏拉图就曾在其作品《阿尔喀比亚德前篇》和《阿尔喀比亚德后篇》中写道，一个人最好的镜子是另一个人。当我们行动时，镜像神经元通过放电执行其反射功能；当我们观察或体验与我们类似的行为时，镜像神经元也会放电。类似的行为并非相同的行为，"类似"意味着同一类型。当我执行某个助人行为时，镜像神经元会放电；当我观察或体验助人行为时，镜像神经元会再次放电，因为它会识别出这是同一类型的行为。这意味着镜像神经元是在社会层面上工作的，在社会层面，我们基于社会类型对行为进行分类，比如好的行为、可怕的行为、滑稽的行为等。

新的结构理论

鉴于上文提到的原因，许多人坚持说我们确实需要本能理论；然而，若我们坚守旧的本能理论和本我 – 自我 – 超我的结构理论，便无法理解人类的社会性。关系，其本身也是一种目的，无法用这些概念来解释。我们只能重复弗洛伊德说过的本我和自我之间的联系，并且我们仅仅是出于自我中心的原因才去建立关系。如果我们认可社会本能的概念，这一矛盾就解决了，随之而来的是人格社会功能的发展。这样，我们也不会让自我超负荷，塞给它一些原本不属于它的工作。比如，克莱茵学派所说的内疚感并非害怕惩罚，而是当婴儿发现他一直在伤害给予他爱的乳房时，他感受到的痛苦。这样的内疚感只能用共同感来解释。这里只有我们（nos）才能提供解释，因为参与感和共同感都是社会情感。我发现，很有趣的一点是，克莱茵学派强调了婴儿在这种共同现实中的责任：是婴儿创造了好的或者坏的乳房；温尼科特（1964）则把责任指向母亲，说是她创造了好的或者坏的情境。在我们（nos）的帮助下，我们可以看到，是母亲和婴儿共同创造了他们参与的现实，因为在我们（nos）中，我们体验到的关系是一个完整的整体。当我们将婴儿看作一个真实的社会存在时，很明显，嫉妒的我所损害的不仅仅是我的现实，也是我们的现实，每个参与的人都包括在这种现实之内。同样地，当我感激时，我所丰富的不仅仅是我的内在世界，还有我们共享的这个世界。

错觉是幻想和现实的结合体，而我们（nos）正是在这样的世界中发展起来的，正如婴儿会慢慢明白，他是作为社会现实的一部分，作为某个更大整体的一部分而存在的。

在学习成为社会一部分的那些年里，儿童需要超我的指导；当他不理解时，他需要有人解释给他听。但当他长大以后，人格的社会性开始发展时，超我就要退居次位了。社会化的过程伴随着一种放弃感，这会带来焦虑，因为我们失去了超我带给我们的安全感，超我曾是告诉我们事物是怎样的，在各种情况下该如何做的独裁者。经典精神分析在移情中用温和的超我来取代严酷的独裁者，但这对成长而言是不够的。正如费伦齐（Ferenczi，1933）说的：

> 父母和成年人，正如我们精神分析师，应该学会时刻留意在孩子的顺从，甚至崇拜背后，正如病人和学生爱的移情背后，同样隐藏着一种强烈的愿望，希望摆脱这种压迫性的爱。

成年人是他自己的主人，他会说，"我会自己决定想要做什么"。要达到这种发展程度，我们需要我们（nos），因为它能够让我们理解各种不同的社会关系，比如我们的工作场所、家里或任何团体中的社会关系。一旦我们克服了由超我作用的消退引发的焦虑，我们就会体验到无比的放松，因为超我也带来了许多问题。当我们内化父母和监护人时，我们也吸收了他们的人格、心理问题以及社会误解，这些是许多神经症的来源。如果我们用心发展我们的我们（nos），那么我们会比我们的父母更好地处理我们的社会生活。在意识到我们（nos）后，我们明白团体中的合作和自己的存在对所有人都是有益的，这样的认识会让我们充满解放的喜悦。缺乏合作则会让我们感到空虚和疏离，换句话说，我们会产生社会内疚感。这充盈的喜悦或者我们（nos）的内疚感，不同于个体的满足或对自我（ego）惩罚的恐惧。归属于家庭和各种社会团体会在我们（nos）中给我们一种正性的体验。它告诉我们，我们都是一体的：当然，并不是空间－时间意义上的一体，而是社会意义上的。超我"压迫性的爱"被我们（nos）解放性的爱所取代了。

需要注意的是，超我永远不会消失，因为没人能够彻底地长大，既然某种程度上我们还是小孩，我们就会保有儿童的人格结构，但是精神发展的方向是由我们（nos）的社会功能决定的。

父母是我们孩童时代爱的来源。随着我们不断地长大，我们必然会逐渐远离他们。客体关系理论认为，我们必须内化父母，从而把这种爱的来源引入我们的内在。事实上，自我能够进行多种内化，但它在维系爱上只能起到部分作用。如果我们只在内化的爱的客体中寻找自己的爱，我们就会让自我超载，制造出一种自恋性文化。我们拥有的许多爱是由我们自己提供的，因为我们彼此相爱，不是在内化的世界中，而是在真实的社会世界中。佛陀曾说："相亲相爱吧，因为你不再有父母来爱你。"

弗洛伊德试图理解人类的关系，并用自我来解释。他不得不说："当我与任何客体建立关系时，我和它的内在表征建立了关系。我投注内在表征，用另一个表征来取代原先的表征，等等。"如果我们试图通过建立在自我基础上的理论来理解我们是如何建立关系的，便无法理解我们是怎样从内在表征进入社会世界的。一方面，假若我们只有自我，便永远也无法走出来。日后这个问题会随着客体关系理论的发展而凸显出来，因为该理论更加重视关系，但只有"自我"，它被困在了内在客体中。另一方面，如果我们只关注外部的社会世界，我们便永远无法进入内在，这就是社会治疗的问题。如果我们想要一个能够解释人类关系的更加完整的结构理论，那么自我和我们（nos）都必不可少。

社会潜意识和我们

当我们试图理解关系时，我们需要对各种语言的使用方法进行分类，比如我们如何谈论物质世界、精神世界和社会世界。

正如在弗洛伊德心理学中，我们说超我是部分意识的和部分潜意识的；通过使用我们（nos）也可以为社会意识和社会潜意识找到一席之地。我们（nos）与我们所说的生活的社会方面是相同的，在新理论的框架下，社会变成了精神分析结构理论的一个组成部分，这是建立在本能理论的基础之上的。社会学关注社会意识，如今社会潜意识也日渐受重视。福克斯和安东尼（1957）使用了这一术语，其中派因斯（1983）、霍珀（1997，2001）和达拉尔（1998）曾就这一主题写过文章。有意思的是，我们注意到很早以前费伦齐（1913）是通过思考团体的潜意识成分来对团体心智进行思考的：

我们对个体心智方面的知识的一个重要补充与未被触及的团体心智的表现分不开。弗洛伊德和他的学生很快将这些大众心智的产物置于神话和童话故事之上，作为其研究对象，并且清楚地说明在其讽喻和象征般的表现中，受压抑的人类本能得以呈现，如同癔症患者的症状及健康人的梦所呈现的一般。

费伦齐在上面的一段话中谈到了某些成分，而霍珀（2001）强调的是，社会潜意识不仅包括压抑，还包括构成我们社会关系的其他一切。团体分析性心理治疗对我们（nos）的发展特别有用，正如福克斯（1964）所指出的一样，社会关系的完整矩阵能在团体分析治疗中得到显现。

让我们再次回到弗洛伊德的本能理论。他说本能有三个要素：来源、客体和目的。本能的来源总是某些生物性需要，比如，饥饿会释放出一些能量。客体指个体为了满足需要而建立关系的对象，比如食物和母亲。目的则是本能具有前瞻性的部分，它指向客体，包含我为了满足需要而必须去做的事情。目的有两个层次，在一般层次上，本能的目的是满足；但总有另一种特殊的目的，必须由个人在某些情景下实现，比如饿了就要吃，等等。本能能够做到这一切，难怪哈特曼（Hartman，1964）会说本能并不是不理性。但我还要加一句：本能有它们自己的逻辑。这句话模仿了帕斯卡尔（Pascal），他曾说，心有它自己存在的理由。我发现，社会学家也会从来源、客体和目的的角度研究社会，只不过他们并没有明确这么说，也压根没提及弗洛伊德的本能理论。

当我们分析社会结构的各种机构，不管是家庭、警察，还是工业、教育时，我们会发现每个机构都有某种社会功能，满足了一些社会需要。这样的需要便是来源。客体则是特定的、由机构创造的或者在其他方面与机构相关的。它们可能是物理的客体，比如工业就有许多物理的客体，也可能是抽象的客体，比如教育的各种客体。目的也是特定的，根据每种功能而定，但在这些目的背后，存在着一种更为普遍的目的，很难定义，它指向比社会更大的力量。具有如此普遍性的力量常常包含神秘的成分。一些社会学家，如涂尔干（Durkheim，1912）或马克斯·韦伯（Max Weber，1920），把宗教视为社会的总体目的。马克思（Marx）认为在人力之上，还有种可为人类所知的自然力量。但即便如此，他仍认为在这一切的背后，这种力量的"神秘"深度有其历史必然性；当然，他不会用"神秘的"这一形容词来描述。看起来，哪怕是指向最抽象精神目的的社会追求，也源自生物本能。社会学和生物学之间联系的表现形式十分多样。斯宾塞（Spencer，1876）发现了许多相似性，在其社会观中应用了进化的逻辑。之后，这些相似性变得更加复杂：对列维－施特劳斯（Lévi-Strauss）来说，它们在形式上是结构化的，这意味着社会在结构上可能与人体类似，但这种相似性只是形式上的，因为这两者并不相同。他们一致认为各种社会力量和过程只部分为人类所意识，所以存在着一种社会场，我们于其中互动，不管我们是否知道，不管我们是否想要，因为我们全都是人类社会的一部分。此种现实是由我们（nos）构成的，在这样的现实中，人们过着自己的生活。由个体与生俱来的本能发展而来的我们（nos）把不同个体联结起来。迄今为止，我们能谈论我的我们（nos），你的我们（nos），等等。但是那些个体表现形成了一个我们（nos），我们在这个我们（nos）中相互联系，这就是参与。自我是做不到这些的，它甚至无法理解，因为这不是它的职责；相反，自我把我们分开，确保我们每个都是团体中的一个人。

我们可以同时从这两方面来看待一个人，由于角度不同，所见自然也不同。从自我的角度，我们将人看成个人自体，它是不公开的。经典精神分析为我们提供的就是这样一种观点。而如果我们从我们（nos）的角度出发，就像我们在这里讨论的一样，我们看到的是社会自体，是团体中的一员。当个人在各种社会结构中认识自己时，就如同站在众多镜子面前，自体的社会形象就产生了。随着时间的流逝，个体依稀地意识到他属于各种不同的团体：家庭、部族、人类、生物及宇宙等。最终，这一点会越来越明显：他是个需要集体生活，需要知道如何建立关系的社会存在。我们（nos）意识的早期形式或许不为我们时代的人所意识。让我们记住，我们能意识到的是我们生活的这个时代的想法，神话也是意识的一种形式，因为古典时代的人是基于认识经验，用神话来讨论社会事实和力量的。

社会生活的意识层面逐渐在我们的日常生活中展现出来，但大多数社会生活是潜意识的。我并不认为社会潜意识是盘旋在我们上空的巨大幽灵。我们在社会和各种团体中是一体的。这种统一体并不是一个实体，但它是真实的，只是我们不知道而已，它是在潜意识层面发生的。埃勒什（Erös，1993），匈牙利的一位社会学家，在社会心理学家莫斯科维奇（Muscovici）工作的基础上，应用社会表征（social representation）的概念解释了类似的东西：

它建立在日常生活的个人交流中产生的想法、表达和解释的基础上，人们相互学习这些东西。事实上，我或许不记得匈牙利的任何历史事件，但如果我拥有这样的社会表征，比如"匈牙利人民总是英勇地为自由而战斗"或者"外国侵略者应该对一切坏的事情负责"，那么我就能参与各种讨论，哪怕我并没有生活在这些社会表征涉及的那些年代。严格来说，是那些社会表征使得我能够加入各种社会结构和进程。

弗洛伊德谈到了不同种类的潜意识。我们知道的绝大多数东西任何时候都是潜意识的，如果我们希望，总有一种潜意识可以随时被唤入意识。有时候，弗洛伊德说的前意识就指这种潜意识。然而，他又说压抑力量本身（负责将心智被压抑的部分维持在潜意识之中的力量）也在前意识中，尽管我们不太容易使其意识化。被压抑的部分常常被称为真正的潜意识，或者精神分析中的潜意识。但是我们也看到，有时候弗洛伊德会用潜意识这个词来指代我们不知道的真实世界。社会潜意识属于一个特殊的种类。我们（nos）是我们生活于之的社会现实。我们通过在社会生活中贡献自己的点点滴滴而创建了它。这一现实不在物质层面，但同样真实、有效。我是家庭的成员，我的兄弟也是同一家庭的一员，父母也是如此。我们共同组成了家庭，没有我们，家庭将不复存在。我说这个家庭是我的家庭，我的兄弟说这是他的家庭，同时，它是我们的家庭。这就是我们（nos）和参与。看看部分是如何形成整体的，我们就会找到这样的关系。维特根斯坦（Wittgenstein，1967）通常称之为"家庭关系"。从自我的角度来说，这看起来是相互矛盾的，我说家庭是我的，我的兄弟说家庭是他的，同时，家庭也是我们的，还是我们的父母的。自我很难理解这一点。但是我们在家庭中长大，所以我们知道这里不存在矛盾：它是种归属感。我的我们（nos）同时是我兄弟的我们（nos），也是我们的我们（nos）。自我会抗议，因为它的工作就是在我们之间做区分，它要证明这是我的东西，而不是你的，反之亦然。我想这两者我们都需要，这样才能理解人类现实。我的自我只是我的，但我的我们（nos）也是你的我们（nos）。社会结构的各种机构全是形式各样的我们（nos），为所有参与其中的人提供了丰富的社会镜子。各种社会意识交织在一起，因为同一个体分属众多不同的社会机构。因而，同一个人会在各种社会镜子中出现许多次。美国实用主义者和社会科学家米德（Mead，1956）说，一个人有许多社会自体。我的观点稍显不同，我会说一个人有许多社会自体形象。

福克斯（1964）说我们不能将团体中个人的联想或者梦看成纯粹的个体表现。团体中发生的一切是由个体实现的，但同样的行为也是团体的一种表达。沿着他的想法，我们可以说，当我们研究人们的个体行为和社会行为时，我们观察到的并非两种独立的事件。建立关系总有两面，一方面，关系是个体的；另一方面，同一关系又是社会的。我买了一块肉，因为我饿了，这是发生在自我角度的一件事。但同时，是我买肉，而素食者不会买肉；我买它当午餐，因为在我们的社会里我们吃午餐；我是用钱买的，而不是打猎得来的，因为在我们的社会中存在劳动分配，这决定了我实施这一行为。所有这些事发生在我们（nos）的层面上。我喜欢那样吃午餐，因为其他人也这么做，我感觉自己参与到社会活动中了，我需要那种感觉。从自我的角度，我自豪地做出了一个选择，但这通常发生在一个典型的社交情境中，后者决定了我的个人自由。如果我总是不得不表现得和其他人不一样，那我会疯掉的。的确有一些人试图这么做，他们的确疯了，比如精神分裂症患者。他们无法归属于某个团体。他们的自我脆弱而破碎，因而无法保护他们的身份；结果，他们的我们（nos）如此用力将他们拉入团体中，因为他们害怕湮灭。然后，他们拼命地做一些古怪的行为，试图展示其身份。

为什么社会学家没有使用本能理论呢？可能是因为一直到 20 世纪 60 年代，生物学提供给我们的只有"自私的"本能，从这样的观点来看，社会顶多是一种不可避免之恶。这样的本能理论并没有帮到社会学家。而那些谈论本能活动的人只停留在推测的阶段，因为他们并没有科学依据。为本能或驱力的使用提供证明是生物学的任务。20 世纪 60 年代，社会本能被生物学证实了。从那时起，共同生活在社会中是人类的一种生物需要这一点变得尤为明显。换句话说，我们的生物结构注定了我们会创造文明、社会结构和文化，而且每个个体在这共同的结构中都有自己的位置。随着自我和我们（nos）的结合，人类不会退缩到精神分析孤立的自我中，而会在社会学中成为有血有肉的生物。

自我理想

弗洛伊德在《群体心理学和自我的分析》（1921c）一书中的论述，对于那个时代对团体的理解贡献巨大，也为团体在精神分析系统中谋求了一席之地，表明了自我的发展也需要人类的关系网络。弗洛伊德写道，个体在进入团体时丧失了身份，在团体中消融了，但在自我理想的帮助下，个体会获得更加社会化的身份。

弗洛伊德的这个观点在那时提供了对团体的新认识。在他看来，个体在团体中发现或者重新发现了身份。我想指出，弗洛伊德的"自我"（das Ich）有双重含义，正如贝特尔海姆（Bettelheim，1980）讨论过的一样。有时候，它指的是弗洛伊德后来定义的自我（ego）；有的时候，它似乎指的是自体（self）。在《弗洛伊德文集（标准版）》中，斯特雷奇（Strachey）和合作者对这些词实行了一致性用法。把"das Ich"全都翻译成"自我"使得他们的译注比原版更为清楚。实际上，弗洛伊德只在 1921 年左右把自我定义为创造现实体验、携带现实意象，并在现实中提供防御的功能。因此，那之后的著作中的"das Ich"可统一翻译成"自我"。但他更早的论著中的"das Ich"到底指的是什么，我们还不清楚。当他写到某人发现或重新发现自己时，这里的含义显然是"自体"。如果"das Ich"被一致地翻译为"自我"，原版的这种模棱两可性就消失了。

自我理想为我们提供了一些可以共享和共同为之努力的东西，我们能团结在它们的周围，在生活中有了目的。但是弗洛伊德无法将自我理想放入某些结构中。自我理想是一种"比生活还大"的类型，这意味着它并非某一个体，它是一种能被许多个体共享的类型。因此，它不可能存在于某个人的自我中，它必然在自我之外的某个地方，这个地方许多自我能够触及。如今，随着我们（nos）的发现，我们有了适合社会类型的动因。这样的共享形象需要一种可以"发现"它们的共享的功能。这只是一个例子，因为社会类型不是客体，也不是某个自我的内在客体。它们是我们（nos）中的客体，我们可以称之为我们（nos）的社会客体，以区别于自我的内在客体。它们通常是前瞻性的，能展示给我们一些令人渴望的东西，一些如果我们聚在一起就可能取得的东西。

在我们（nos）的帮助下，我们对历史的理解也随之改变了。我们已经指出，通过引入社会因素，个体的精神分析工作倾向于向团体分析转变，正如霍珀（1995，2001）所讨论的。与此同时，我们可以将精神分析概念应用到对历史进程的理解，只要我们不是机械地这么做，而是每次都重新考虑其应用。哈尔马塔和欧尔毛伊（Harmatta & Ormay，2000）曾这样解释历史退行：

> 突然的历史变化会在社会层面上引发焦虑。我们（nos）通过一种特有的退行来防御这种焦虑，这与自我的防御机制类似，能把我们带回过去存在同样问题的社会固着点。

我们（nos）的这种防御被称为社会退行。起初试图往前走，如果社会没有准备好，就会导致退行。回归运动在两个不同的时间轴上进行：一方面，退回到过去；另一方面，更加原始的精神层面的撤退。历史提供给我们的是前者的例子，后者则如比昂（1970）用他的基本假设描述的情况：依赖、战斗－逃跑和配对。霍珀（1997）增加了第四种基本假设：大众化－聚集（massificationaggregation）。

　　该过程中应用的思维方法不是缺陷理论或冲突理论，而是成长理论。它以历史中的某种目的论，即从简单到复杂的某种发展为先决条件。因此，我们提供了一种重要的思想：历史中不仅仅有生存，还有朝向某种好或坏的社会理想的系统运动，它们部分是意识的，部分是潜意识的。自然地，在这样的过程中，我们会碰到缺陷和冲突。在创伤性的年代，我们无法前进，反而会回过头寻找过去的自我理想，那时我们的确取得了一些成就，的确有一些值得我们骄傲的东西。

　　20世纪的历史为我们提供了许多突然的历史变化的例子，比如奥匈帝国的崩溃，英法帝国的没落，以及德国皇帝领导下的德意志帝国的兴起，每种情况都没有任何一劳永逸的解决之道。在每种情况下，我们都能观察到对引起创伤的历史变化的否认。它将整个民族的思维都带回了帝国过去的黄金时代。在纳粹德国，一种巨大的历史退行使人们回归了日耳曼民族的价值观。从心理学上来说，他们陷入了依赖的基本假设，寻求理想化和全能的领导者。纳粹德国的历史表明，自我理想既可以是有用的，也可以是危险的。日耳曼军阀成为人们分裂和歧视的自我理想，准备杀死任何不符合其计划的人。

　　问题来了，什么决定着我们拥有积极的还是消极的自我理想呢？一个简单的答案是，健康的社会多多少少会有积极的自我理想，病态的社会则具有消极的自我理想。现在我们必须通过观察它们的自我理想，判断什么是健康的社会，什么是病态的社会，否则不过是在兜圈子。我想，作为发展中的共同动因的我们（nos）或许可以带我们找到答案。

参考文献

Bargh, J. A., & Chartrand, T. L. (1999). The unbearable automaticity of being. *American Psychologist*, 54: 462–479.

Bettelheim, B. (1980). *Some Comments on Privacy in: Surviving and Other Essays*. New York: Vintage Books.

Bion, W. R. (1970). *Experiences in Groups*. London: Tavistock.

Blackmore, S. J., & Decety, J. (2001). From the perception of action to the understanding of intention. *Nature Reviews Neuroscience, 2*: 561–567.

Dalal, F. (1998). *Taking the Group Seriously*. London: Jessica Kingsley.

Damasio, A. (1999a). Commentary on Panksepp. *Neuro-Psychoanalysis, 1*: 38–39.

Damasio, A. (1999b). *The Feeling of What Happens*. London: Heinemann.

Decety, J., & Jackson, P. (2004). The functional architechture of human empathy. *Behavioural and Functional Neurosciences Reviews, 3*(2): 71–100.

Durkheim, E. (1912). *Les Formes Élementaires de la Vie Religieuse*. Paris: Alcan.

Erös, F. (1993). *A válság szociálpszichológiája*. Budapest: T-Twins Kiadó.

Fairbairn, W. R. (1952). *Psychoanalytic Studies of the Personality*. London: Routledge and Kegan Paul.

Ferenczi, S. (1913). Stages in the development of the sense of reality. In: *First Contributions to Psycho-Analysis*. London: Maresfield Reprints, 1980.

Ferenczi, S. (1933). Confusion of tongues between adults and children. In: *Final Contributions*. London: Maresfield Reprints, 1980.

Foulkes, S. H. (1964). *Theraputic Group-Analysis*. London: G. Allen and Unwin.

Foulkes, S. H. (1975). *Group Analytic Psychotherapy*. London: Gordon and Breach.

Foulkes, S. H., & Anthony, E. J. (1957). *Group Psychotherapy, The Psychoanalytic Approach*. Harmondsworth: Penguin.

Freud, S. (1900a). *The Interpretation of Dreams*. S.E., 4–5. London: Hogarth.

Freud, S. (1921c). *Group Psychology and the Analysis of the Ego. S.E., 18*: 67–143. London: Hogarth.

Freud, S. (1923b). *The Ego and the Id. S.E., 19*: 3–66. London: Hogarth.

Harmatta, J., & Ormay, T. (2000). A történelmi regresszió. *Pszichoterápia, IX*: 85–92.

Hartman, H. (1964). *Essays on Ego Psychology*. New York: International Universities Press.

Hopper, E. (1995). The social unconscious in clinical work. *Group, 1955*: 216–241.

Hopper, E. (1997). Traumatic experience in the unconscious life of the group. The fourth basic assumption. *Group Analysis, 30*: 439–470.

Hopper, E. (2001). The social unconscious: theoretical considerations. *Group Analysis, 34*: 9–28.

Iacoboni, M. (2008). *Mirroring People*. New York: Farrar Strauss and Giroux.

Knoblich, G., & Flash, R. (2003). Action identity. evidence from self recognition, perception and coordination. *Consciousness and Cognition*, *12*: 620–632.

Mead, G. H. (1956). *The Social Psychology of George Herbert Mead*. Chicago, IL: Anselm Strauss.

Money-Kyrle, R. E. (1956). Normal countertransference and some of its derivations. *International Journal of Psychoanalysis*, *37*: 360–366.

Nava, A. S. (2007). Empathy in group analysis: an integrative approach. *Group Analysis, March*: 13–28.

Pines, M. (1983). The group analytic view of culture and civilization. *Group Analysis*, *XVI*(2): 145–151.

Plato (1997). *Collected Works*. Indianapolis, IN: Hackett.

Rizzolatti, G., Fadiga, L., Fogassi, L., & Gallese, V. (1999). Resonance, behaviours and mirror neurons. *Archives Italiennes de Biologie*, *137*: 88–99.

Racker, H. (1968). *Transference and Countertransference*. London: Karnac.

Spencer, H. (1876). *Principles of Sociology*. London: Allen and Unwin.

Stern, D. N. (1973). *The Interpersonal World of the Infant*. New York: Basic Books.

Weber, M. (1920). *A protestáns etika és a kapitalizmus szelleme*. Budapest: Gondolat, 1982.

Winnicott, D. W. (1964). *The Child, the Family, and the Outside World*. Harmondsworth: Penguin.

Wittgenstein, L. (1967). *Philosophical Investigations*. Oxford: Basil Blackwell.

第 5 章

团体心智、以系统为中心的功能亚团体和人际神经生物学[⊖]

苏珊·P. 甘特

伊芳·M. 阿葛扎恩

在本章中，我们将在人际神经生物学的新见解和以系统为中心的功能亚团体的团体方法这两者之间建立起联结，作为一种发展"团体心智"的工具。我们使用的团体心智的定义，不同于勒邦（Le Bon，1896），他强调的是群众心理学；不同于麦独孤（McDougall，1920），他侧重的是共同思考的个体；也不同于涂尔干（Durkheim，1966），他强调的是社会作为一个有机体的集体性。相反，我们对"团体心智"的定义是建立在人际神经生物学（interpersonal neurobiology，IPNB），以及以系统为中心的理论（systems-centred theory，SCT）和实践的基础上的。虽然此种新定义在强调依赖于社会和文化生活这点上与团体分析是一致的，但是它通过将神经生物学的发现与以系统为中心的功能亚团体联结起来，而有了很重要的不同。

⊖ 本章原文发表在《国际团体心理治疗杂志》（2010，60（4））上，得到允许后重新翻印在这里。非常感谢 Rich Armington、Marianne Bentzen 和 Paul Cox 的仔细阅读和有益建议，感谢 Bonnie Badenoch 最棒的编辑和建议，以及 Roll Fellows 的阅读和对本文的支持。这里的一些观点首次发表于 2007 年美国得克萨斯奥斯汀美国团体心理治疗协会的年会上。

人际神经生物学

过去几十年以来，我们不断地更新对大脑的理解，尤其是对经验－依赖性的神经可塑性（experience-dependent neuroplasticity）的理解（Badenoch，2008）。大脑的某些遗传潜力现在被认为是经验－依赖激活的（Kandel，2006）。越来越多研究表明，突触反复的神经元放电能够增加神经回路的密度，并形成新的神经回路，这验证了赫布（Hebb，1949）的想法，即一个神经元反复放电，随后另一个神经元放电，将会增强这种神经联系。例如，沉思的个体，大脑中央前额皮质和右侧岛叶区域的神经会变粗、增多，这是与注意、内感受和感觉处理相关的区域（Lazar et al.，2005）；伦敦出租车司机的海马体积较大，这是与空间映射相关的大脑区域（Terrazas & McNaughton，2000）；音乐家大脑皮层的听觉区较厚（Menning，Roberts，& Pantev，2000）；新奇的体验和训练都会刺激海马形成新的干细胞（神经发生）(Song，Stevens，& Gage，2002）。

神经可塑性研究的快速发展促进了学者对大脑、心智和人际关系之间关系的关注。尤其是西格尔（1999，2006，2007）、科佐林诺（Cozolino，2002，2006）、绍尔（Schore，2003a，b）和巴德诺赫（Badenoch，2008），他们将大脑功能和人际经验联系起来，形成了一个新的受关注的领域，现在被称为人际神经生物学（IPNB）。

西格尔（1999）建议把心智定义为一种调节能量和信息流动的具体化关系过程，它"发展于神经生理过程和人际关系的交汇处"（Siegel，1999），"横跨整个生命周期，因为神经系统成熟的遗传程序是由持续进行的经验塑造的"（Siegel，2006）。这些观点强调了人际关系在大脑发育及其在大脑持续的可塑性中所起的作用。西格尔（1999，2007）强调中央前额皮质（包括前扣带回、眶额回以及前额皮质的内侧和腹侧区）在整合来自身体、边缘区域和皮质信息中的作用。他强调，这个整合过程在人际关系和依恋模式中非常重要。集中注意会激活神经元放电，而反复的神经元放电将建立起新的、持续性的神经元激活模式。西格尔将这一研究应用到心理治疗中，引入了刺激神经激活和生长（stimulating neural activation and growth，SNAG），或是"snagging 大脑"，作为心理治疗师重要的概念和技术工具。比如，用感官知觉练习激活右脑可能对那些回避依恋的病人有帮助，它能刺激其大脑左右半球之间的神经联系（Siegel & Hartzell，2003）。最后，西格尔（2007）根据神经整合的区域进行了研究，比如皮质到皮质下（垂直整合）、右到左（水平整合）以及对心理健康重要的其他区域，他认为有效的心理治疗能够增强这些神经整合的过程。

科佐林诺（2002，2006）也广泛地回顾了大脑研究的文献，找出了最大化神经整合的心理治疗因素：①治疗关系让大脑的依恋回路更容易改变；②适度的情感唤起创造了新的体验，促进了神经可塑性的发展；③神经激活使认知和情感加工之间得到重新调节，包括发展指导新行为的叙事。

绍尔（2003a，b）聚焦于治疗关系改变与情感调节相关的神经生物过程的机制，在理解情感调节模式最初是如何在早期依恋关系中得以发展的方面进行了开创性的工作。在他对大脑情感调节结构早期发展的神经生物学理解的基础上，他将神经生物学的研究与心理治疗中情感调节结构的修复联系起来了，强调了治疗师和病人之间微秒级的右脑到右脑交流的重要性。

这种人际神经生物视角利用大脑研究去理解心理治疗师是如何帮助病人改变大脑功能和结构，以达到更好的神经整合、情感调节以及更安全的依恋的（Badenoch，2008）。IPNB 应用神经科学研究去分析如何有意识地增强心理治疗过程对神经可塑性和神经整合的影响。

大脑模型

虽然总结人际神经生物学的研究基础超出了本章的范围，但是描述一些与我们的讨论相关的脑功能基本模型还是有用的。一种由来已久的模型将大脑分为三个区域：脑干、边缘系统和皮质。就系统发生学而言，大脑最古老的部位是脑干，它管理着人体的生理状态，比如心率、呼吸、唤醒等。下一个就是边缘系统，大脑的情感－动机中心，其中包括杏仁核、海马和下丘脑。在新的情境中，杏仁核会对安全做出快速判断。这个判断会促发行动——如果安全，会待在此处并参与；如果有危险，则会防卫或逃跑。杏仁核将这些经验编码为隐性记忆。在生命最初的 12～18 个月中，这是唯一可用的记忆。隐性记忆被编码为行为冲动、躯体感觉、情感、感知，有时则是碎片化的图像。当被激活时，我们当下把这些隐性记忆体验为"就是这样的"（Badenoch，2009），而非把它记成过去的经验。这些隐性记忆编码构成了我们那些"理所当然"的假设、感知、关于自己的信念、我们的关系以及我们对这个世界的信赖感的基础。在团体治疗中，理解这一点特别重要，因为隐性关系假设总会在成员没有意识到的情况下影响到他们的关系。大约 12～18 个月时，海马发育成熟了，显性记忆逐渐发展。海马将隐性记忆整合进具有时间框架的连贯记忆中。这时，我就能知道"昨天我吓坏了"，而不是缺乏具体情境的恐惧。下丘脑和垂体控制神经内分泌系统，为我们的身体做好准备，对安全感或缺乏安全感做出回应。如果安全，则维持联系；如果不安全，则战斗、逃跑或僵住。边缘区域毗邻中央前额皮质，这两者整合在一起，提供了情感和关系的调节。皮质（枕叶、顶叶和颞叶），大脑的外层区域，接收感觉信息，并将其与来自身体和边缘区域的信息进行整合，变成一种完全成形的经验。

另一种视角强调的是大脑左右半球。两个半球都被视为一种专业处理系统，左半球侧重语言处理，右半球则偏向情感和躯体体验（Cozolino，2006）。右半球控制着早期发展（前两年），积极参与刺激评估、整体与情感理解以及躯体觉察映射。右半球与边缘系统有更强的联系，更加内向关注，更倾向于退缩。左半球则更具线性、逻辑性，更以字面意义和语言为主导（Siegel & Hartzell，2003），更加向外关注世界，具有某种方法导向性。

其他研究已经发展出描述整合神经网络的模型。IPNB 侧重于"社会大脑"（Cozolino，2006），包括边缘系统（杏仁核、海马和下丘脑）和中央前额皮质，大多数是在右侧大脑半球（Badenoch，2008），这两者共同处理和整合内在的情感和躯体体验，以及社会信息。IPNB 范式也强调了对创造有意义叙事的语言左半球和来自整体右半球的信息进行整合的重要性。共鸣环路包括镜像神经元系统（Iacoboni，2007）、岛叶、颞上回、杏仁核以及中央前额皮质。西格尔（2006，2007）综合了中央前额皮质区域的相关研究，确定了当这些环路与边缘系统整合时会出现的 9 种功能：躯体调节、协调交流、情感调节、反应灵活性、

共情、领悟、恐惧消退、直觉以及道德。重要的是，他已确认这些功能中的前 7
种与安全依恋的结局是相对应的。这使得西格尔更加重视在依恋问题的心理治
疗工作中促进中央前额皮质和边缘区域的整合。

人类系统理论和以系统为中心的治疗

　　"团体心智"的概念来自将团体视为人类系统的观点。人类系统理论（theory
of living human systems，TLHS）及以系统为中心的治疗（systems-centred therapy，
SCT）由阿贾扎里安（Agazarian，1997）创立。TLHS 定义了具有能量组织、目标
导向和系统矫正功能的同构系统的等级。

　　人类系统被界定为三个等级的系统，每一种系统都存在于上一级系统的环
境中，同时又是下一级系统的环境。人类系统总存在于某种环境之中，从不孤
立存在。这种相互依赖的等级系统组织着能量和信息的流动，目的是生存、发
展以及转变。比如，心理治疗团体也可被概念化为同样的三种系统，就像三个
同心圆一般。最里面的圆是个人系统，这个等级结构的能量来源；中间的圆是
成员系统，来自个人系统，形成了暂时的亚团体系统；相应地，最外圈的圆则
是作为整体的团体，来自能量和信息的亚团体组织。每一系统中的能量和信息
组织都会影响到等级结构里的其他系统，同时对上下级系统的发展也有影响，
当然，反过来它也会受到其他系统的影响。

　　一个确定的等级结构中的系统是同构的（即在结构和功能上类似）。结构被
定义为向能量和信息流动开放或关闭的边界。人类系统的功能是辨别和整合信
息，为生存、发展和转变服务。因此，理解三个等级的一个系统中能量和信息
的流动，有助于理解其他系统的模式。比如，在心理治疗团体中，理解了其中
的亚团体是如何辨别和整合信息的，我们也就知道了团体中的人、成员以及作
为整体的团体的运作方式。

定义团体心智

　　心智被定义为调节能量和信息流动的具体化的关系过程，是每个人类系统

都具备的特征。建立在同构的基础上，这一过程将在等级结构中的所有系统中运行。因此，我们将团体心智定义为个人、成员、亚团体以及作为整体的团体之中和之间的相互依赖的过程，它调节着心理治疗团体系统中能量和信息的流动。

我们提出的团体心智在人际神经生物学和团体治疗之间建立了联系。在这种模式中，团体心理治疗的功能是发展一种能够为能量和信息流动的调节提供体验性环境的团体心智，在此过程中，团体成员的心智和大脑均能得到发展。随着成员心智的发展（通过辨别和整合信息，以增强神经整合），越来越多有助于团体心智发展的潜在能量和信息被释放出来。相应地，当人们贡献更多的能量和信息时，这会为团体心智的发展增添更多的资源；当团体心智得以进一步发展时，它会再次改变团体成员的大脑和心智。这种循环的过程支持着每个心理治疗团体主要目标的实现。

在提出这个观点时，我们并没有排除团体心智变得麻木和封闭，而不是发展的可能性。比如，"团体思维"（Janis，1972）、社会性从众（Asch，1951）以及顺从（Burger，2009；Haney，Banks，& Zimbardo，1973；Milgram，1963）的研究全都表明了团体规范是如何控制个体的。伯恩斯（Berns，2005）等人应用大脑的功能性磁共振成像重复了阿施（Asch）的研究，确定来自社会压力的"歪曲"会激活顶叶和枕叶区域，这表明社会环境事实上会影响神经生理过程。

显然，团体治疗师必须明确地推动团体心智的发展，不仅是为了提高问题解决的能力，同时也让团体成员的心智和大脑获得了发展的经验。从 IPNB 的角度来说，这意味着我们必须考虑到我们的团体是如何创造，或者如何没有创造增强神经整合潜力的环境的。最大化神经弹性要求我们创造能够提供安全关系背景的一种体验性团体环境，在这种环境中，适度水平的情感能被包容，并进行调节和整合。这将促进人类经验的认知和情感成分的整合和再整合，而这相应地会增加人们触及的经验的范围，强化调节自身和他人自体经验的能力。

功能亚团体

应用 IPNB 的框架，我们设想的是以系统为中心的功能亚团体有助于发展有着能够增强神经整合的经验的团体心智：功能亚团体包容情感唤起，促进能量和信息流动中的情感调节，创造安全的关系环境，培养具有更强整合能力的能够加强大脑功能整合系统的团体心智。

功能亚团体是一种冲突解决方法，其应用的理论观点是，人体系统通过辨别和整合差异的过程得以生存、发展和转变，这些差异包括明显类似中的差异，以及明显差异中的类似（Agazarian，1997）。信息是人体系统的能量。然而，作为人类，我们对那些与我们已知的事物差别太大的信息的反应是：我们处于危险之中（"恐惧"系统的激活和交感神经系统的唤起）。在这种情况下，我们往往会对这些差别视而不见。通过组织交流，对这些能量和信息差异的反应就能够被调节和包容，功能亚团体使差异能够被用于为团体的发展服务。

比如，功能亚团体打断了典型的团体阶段交流模式，这种模式通过回避差异（逃跑阶段）或者攻击差异（战斗阶段）固化了团体的发展（Agazarian & Gantt，2003）。在逃跑阶段，成员往往试图建议或帮助他人，经常创造出"被识别的病人"和"帮助者"的角色，比如当某一个成员感到焦虑时，其他团体成员会开口安慰，或表示同情，或询问他焦虑的事情。在这种交流模式中，能量和信息流动的方向是从"帮助者"到"被识别的病人"，而包含在"帮助者"和"被识别的病人"亚系统中的信息均未得到进一步探索。在战斗阶段，团体成员的典型表现是用"是的，但是"来反驳这些信息的差异，并选择一个替罪羊来包容这些团体还未探索的差异（Agazarian，1997；Horwitz，1983）。功能亚团体通过改变交流模式来打断这些典型的团体阶段模式。比如，在逃跑阶段中，"帮助者"亚团体一起探索他们"想要帮助别人"的冲动，而那些"想要被帮助"的成员则在另一个单独的亚团体，探索他们想要被帮助的冲动。

功能亚团体通过引入另一种交流模式打断了原先僵化的团体模式。当团体成员讲完自己想说的话后，治疗师训练团体成员会询问："其他人呢？"比如，多丽丝说："我很焦虑。其他人呢？""其他人呢"可以让别人知道多丽丝已经说完了，并且想有人加入她。唐娜加入了，说她也很焦虑，并且继续说道："我非常焦躁不安，不知道到底是怎么回事。其他人呢？"团体成员被训练通过他们的相似性和共鸣加入和建立团体。这样，当成员加入并一起探索时，功能亚团体就建立起了共鸣亚系统。在这些相对相似的亚系统中，边界更加开放，小的差异更易被容纳。因而，这里没有了对差异的交感神经反应，从而不会激发以发展为代价的生存焦虑，能量和信息就更容易得到辨别和整合，从而促进神经整合。

当每个亚团体依次开始工作时，在令人舒服的具有相似性的亚团体环境中，成员们开始注意并接受明显相似的事物中"明显的差异"。当某个成员引入某种与工作亚团体"太"不同的差异时，带领者会确认这种差异的重要性，并让成员在工作亚团体结束探索后，开始建立新的亚团体。这使得探索能够在亚团体相似和共鸣的环境中进行。比如，正如之前提到的，在逃跑阶段工作的治疗团体往往会让一个亚团体探索帮助和"把事情处理好"的动力，另一个亚团体则探索想要被帮助和"被照顾"的动力。这些亚团体包容和探索的是焦虑和依赖的人类体验，这些体验在早期团体活动中是必然发生的。同样的过程也可用于探索任何其他的人类体验。

当亚团体工作暂停，团体对差异已做好准备时，一个与这种差异产生共鸣的成员组成的"不同的"亚团体就形成了。在上面的例子中，一旦"焦虑"亚团体停止工作，"兴奋"亚团体就开始探索了。再一次地，在"兴奋"亚团体中，成员在共鸣中进行工作，能够对在其相似的体验中发现的彼此"刚刚能注意到的差异"持开放性的态度。在他们共享的与激活的镜像神经元和共鸣神经回路的共鸣中，亚团体的氛围支持着神经整合。随着时间的推移，团体成员会在原先两个不同的亚团体中发现相似之处（在这一例子中，两个亚团体都获得了宽慰），而整合就在这作为整体的团体中发生了。

在能量和信息的流动中包容情感唤起和促进情感调节

波格斯（Porges，1995，1998，2007）确定了三种水平的自主神经系统回路，它们遵循一定的等级结构运行。这些回路依据对情境中安全或危险水平的不同"神经感知"而分别被激活。有髓腹侧迷走神经分支被安全的神经感知激活，它是最高等级的，也是三种回路中唯一的哺乳动物水平的回路。此种回路将心脏与面部的横纹肌相连接，并抑制心脏的交感神经的激活。波格斯称这种腹侧迷走神经回路为社会参与系统（social engagement system），其中它的激活体现在面部表情、发声和倾听上，对人际关系进行调节，使个体体验到平静、放松和开放。中间水平的自主神经激活涉及交感神经分支，在感受到威胁时被激活。交感神经兴奋让我们为战斗或逃跑做好准备，会减少社会参与。最低等级的系统——无髓背侧迷走神经，在面对严重的威胁时占主导，启动拟死（death-feigning）、解离性僵住反应。

要创建促进人际神经整合的团体，就必须建立起"足够安全"的团体环境，以激活支持"脑对脑"神经调节的社会参与回路。复杂性理论（complexity theory）引入了接近或远离平衡（near-to or far-from equilibrium）的概念来描述"系统功能"。在某种程度上，当系统功能接近平衡时，它近似一个封闭的系统，接近于熵；当系统功能远离平衡时，它接近于混沌（Kossmann & Bullrich，1997）。

功能亚团体创造了一种"中间平衡"（mid-from-equilibrium）的条件（Gantt & Agazarian，2004），激活了大脑的社会参与系统。"中间平衡"创造了一种对于系统包容来说足够稳定的环境，与此同时，通过辨别和整合系统发展持续过程中的差异引进了系统改变的条件。

右脑处理的信息更加侧重于躯体和情感体验，偏向负性或回避性情绪，例如，在焦虑障碍中，有一种右脑偏倚（right-brain bias）(Canli, Desmond, Zhao, Glover & Gabrieli，1998）。左脑则偏向正性或接近性情绪（Cozolino，2006）。

按照这些观点，"焦虑"亚团体是更典型的右脑处理，面对危险神经感知，交感神经会激活（通常被称为逃跑–战斗）。左脑旨在赋予右脑的信息输入以意义。焦虑被左脑的分析所"解释"（"这团体对我没用，不适合我"）。这种解释本身会制造额外的焦虑。

SCT 将"解释"与"探索"区别开来。"解释"与西格尔（2007）所说的"自上而下"的思维相似，旨在保持一种"通常"的观点。"解释"会使你产生一种熟悉感，对新的或当前的体验有种先入为主的感觉。相反，功能亚团体支持的是对新事物的探索，而联结共鸣和相似性会激活社会参与系统。此外，功能亚团体的形成强调去看、去谈，并与亚团体的成员进行眼神接触。在之前的例子中，当"焦虑"亚团体一起工作，成员发现其他人也感到焦虑时，他们会感到宽慰。因此，社会参与系统在亚团体工作过程中被激活，降低对每一新团体中不可避免的新"威胁"，或者如 SCT 所说的"未知"的交感神经活动反应。安全的神经感知激活了社会参与系统，而后者会解除对威胁的交感神经动员（Porges，2007）。

关于焦虑和大脑"恐惧系统"的很多研究也是重要的（LeDoux，1996）。与焦虑和恐惧最相关的大脑亚系统是杏仁核、眶前额皮质和丘脑。杏仁核位于参与情绪处理的大脑中部的边缘系统。杏仁核通过神经通路与迷走神经和交感神经系统紧密相连，并且与前额皮质具有潜在的很紧密的联系。在许多方面，我们的大脑总对威胁保持着警觉（Cozolino，2006）。感觉"警报"通过感觉丘脑传递，丘脑发送信号到杏仁核和皮质。杏仁核作为快速通道警报系统处理感觉输入（Goleman，1995）。皮质也会接收到来自丘脑的信号，它是一个较慢但更精确的反应系统，能够辨别刺激的细节，对危险做出更准确的评估，并据此调节杏仁核的反应（LeDoux，1996）。勒杜举了个在树林中见到一卷曲物体的例子。杏仁核的反应是逃离这条"蛇"，皮质"收集"更多的信息，识别出这不过是盘绕的藤蔓，然后发送信号给杏仁核，让它放松下来。杏仁核对即刻恐惧反应的激活可能会也可能不会被更慢的皮质评估所抑制，不过这取决于在那一刻前额皮质和边缘系统的整合。对创伤后应激障碍（post traumatic stress disorder，PTSD）患者的研究（Shin et al.，2004，2005）表明了在低功能的眶内侧前额叶皮质和过度放电的杏仁核之间恐惧回路的相互作用。当"快速通道"的杏仁核被之前的恐惧体验高度致敏，没有足够的皮质调节时，结果便是 PTSD 和广泛性焦虑障碍患者表现出的那种慢性焦虑和恐惧。此外，带着恐惧联想（包括缺乏觉察的内隐记忆）的杏仁核会向上传送警报信号，左侧大脑半球将这些信号组织为恐惧的叙述，会使得皮质无法收集信息去调节杏仁核的唤起。

在团体中，"太"不同的差异往往会被体验为威胁。通过教会成员有意地连接到相似性，成员学会将其注意力从"快速通道"反应转移到差异上。因此，功能亚团体不仅激活社会参与系统，同时还支持皮质的评估和调节。一旦功能亚团体建立了，"焦虑"亚团体的任务就是去核对此时此地恐惧的现实性。以系统为中心的团体的下一个任务便是让亚团体成员一起讨论，识别其焦虑来源："找出你的焦虑是来自一个想法、感觉，还是未知的边缘？"（Agazarian，1997）这类问题会刺激大脑的皮质活动，从而使团体成员学会将其注意力从边缘－杏仁核放电（中脑）转移开去，这会进一步调节他们的焦虑。学会转移注意力使得习惯性恐惧启动水平逐步降低。

在团体的早期发展中，成员们往往会认为他们的焦虑来自某个想法，尤其是对未来的负性预测。正如萨莉所说，"这个团体可能对我没好处"，这是新团体中常见的一个负性预测。在确定了让每个人焦虑的特定想法之后，亚团体成员被要求"开动（turn on）他们内心的研究者"，来确认他们是否相信自己能够预测未来。这会进一步涉及皮质过程，继续恢复恐惧系统中的神经平衡。在亚团体环境中做这样的工作能够维持社会参与系统的激活状态，有助于产生情感持续相互调节的可能性。通常，亚团体成员回答"不"时会感觉平静些，SCT把这视为恢复现实检验的过程。下一步是询问每个人对于自己被困在导致焦虑的想法中感觉如何。答案往往是"同情"或"难过"。将情感体验与认知工作联结起来，是一种重要的神经整合，能激活高度整合的中央前额皮质。因此，亚团体中的安全性及其对社会参与系统的激活，降低了对威胁的动员水平，解除了快速通道的杏仁核对差异的反应，促进了垂直整合，激活了前额皮质以检验现实性，调节了杏仁核。

一种安全的关系环境

功能亚团体的核心是学会在相似性和共鸣的基础上发展团体。这在亚团体内创造出一种协调交流的环境，与此同时，建立起一种作为整体的团体，能够在共鸣的亚系统中对呈现的差异进行有效组织。这使所有成员能够增加与他人的协调，并能适应自身更广泛的不同体验。西格尔（1999）把这种共鸣性协调称为与"心理状态"一致的"权变性交流"（contingent communication）。在亚团体内，每个人的体验塑造着他人的体验，并且自身的体验也被他人的体验所塑造，正如成员感觉被彼此感觉。亚团体是新生的，在这种新生的系统中，当成员们建立起共鸣时，新的体验就会呈现，增强亚团体包容这些情感的能力。事实上，亚团体成员发现，在亚团体形成的过程中，每个人都会探索一些他们自己不可能单独去探索的东西。

基于共鸣的相似性的结合是一种情感交流，一种情感能量和信息的交换。亚团体提供了一种安全的情感和关系环境。成员们学会抱持他们的差异，并将其引向另一个亚团体。这将在亚团体中发展出一种基于相似性而结盟的环境，及在作为整体的团体中发展出能够包容所有差异的环境。特罗尼克（Cohn & Tronick，1989；Tronick，2006）表明在成人和婴儿的互动中，从与婴儿匹配的情感状态切换到不匹配的情感状态会让婴儿产生应激，而应激"通过将情感修复到匹配状态而得到解决"（Tronick，2007）。实际上，功能亚团体强调，在相似性的基础上的结合会缓解由较大差异引发的痛苦的不匹配感。我们没有理由去设想这种痛苦在成人与成人的互动中会有所减少，因为在团体中，对差异的反应往往会促发充满指责和攻击的"战斗"交流模式。

功能亚团体建立起一种安全的环境，在这种环境中，人类对差异的典型反应受在亚团体系统中建立的被理解感和安全感的调节。麦克拉斯基（McCluskey，2002）表示功能亚团体提高了协调的潜力，创造出一种环境，在这种环境中早期的依恋失败能被探索和修复，内在模式会在直觉、非言语和感觉的水平上得到调节。在麦克拉斯基工作的基础上，SCT认为亚团体系统足够安全的环境为探索性驱力的激活提供了空间，这种探索性驱力对人类的发展至关重要（Heard & Lake，1986，1997）。正是这种探索性驱力，或者SCT所说的"好奇心"，能够促进辨别和整合差异的必要过程，推动发展。事实上，功能亚团体类似于此时此地足够安全的依恋系统，能够影响关于事物的隐性记忆。

在功能亚团体中，"结合"和"感觉被理解"会产生一种正性的情感状态。随着亚团体的形成，成员们会发现其体验中的一些小差异（这些小的差异会导致轻度的交感兴奋）。在亚团体相似和共鸣的环境中，这些小的差异更易被接受，而不会引发痛苦或恐惧。如此，亚团体的发展创造出一种安全的系统，能够包容结盟的和稍微不同的交流，匹配的以及越来越可以忍受的不匹配的部分。这样，对于作为整体的团体来说，功能亚团体就能拓宽"耐受窗"（window of tolerance），在一种整合模式中平衡自主神经系统的兴奋（Siegel，1999），不管是在亚团体内，还是在亚团体之间。实际上，绍尔（1994）将安全的依恋描述为交感神经和副交感神经兴奋之间的平衡。

在功能亚团体中，我们强调眼神的接触，这也会促进镜像神经元放电。观察他人的情感，尤其是那些情感引发的面部表情，会激活镜像神经元放电，就好像我们自己在做同样的表情。亚科博尼（Iacoboni，2008）详细说明了在回应他人面部表情时镜像神经元放电的自动过程：当镜像神经元放电时，它们发送信号，经由脑岛到边缘系统，尤其是杏仁核，然后继续向上到前额皮质。这个过程让我们能"感觉到"他人的情感，体验到他人的意图。

当团体发展时，亚团体的出现反映了团体发展中每一阶段的冲突，以及与这些人类冲突相关的成员的挑战（Agazarian & Gantt，2003）。在团体早期的逃跑和战斗阶段，主要的挑战体现在亚团体形成过程中，往往与焦虑、恐惧激活或者情感唤起相关。之前描述的"逃跑"亚团体听起来不同于探索"战斗"能量的亚团体："热，且充满能量……大……像头愤怒的公牛……想猛撞……我也是，想乱抓猛冲，或用鼻子发出哼声……我们工作时更加自由……更加强壮。"

依恋的问题也反映在早期的团体中，体现在迅速或缓慢地加入亚团体的倾向上。比如，回避型依恋的人倾向于认为每个亚团体"太"不同，不愿加入，而矛盾型依恋的人会在"亚团体跳跃"中失去自身的体验。对依恋问题的深度探索只有在团体发展到亲密阶段时才是可持续的。在亲密阶段，功能亚团体集中对依恋的作用进行探索，它会影响成员如何形成亚团体，如何在共鸣性交流中与他人结合，而这往往与内隐记忆相联系。我们得以在具备"足够好"依恋的功能亚团体的安全环境中对早期依恋问题进行探索。事实上，一旦成员学会了功能亚团体的基本原理，他们就掌握了更加细致的形成亚团体的过程：第一步是协调地回应最后一个说话的人，然后自己也加入情感的共鸣，或者以协调一致的方式转述其说话内容。这不禁让人想起了"模仿"一词，亚科博尼（2008）认为模仿在镜像神经元功能的发展中是非常重要的。第二步是分开，重新加入自己的自体，接着通过将自己的"构建"加入团体中，进行个体化，这会引入一些差异。第三步是环视作为整体的团体，问："其他人呢？"以此进一步推动个体化，促进与更大团体之间的协调。绍尔（2003a，b）的工作表明，出现在这样一种安全环境中的微调会直接将早期的隐性依恋模式重新加以组合，从而获取更高的安全性。由于内隐记忆不易通过平常的回忆过程获取，而会以自动、意识之外的关系模式呈现，所以通过联结和被理解的体验而重塑的可能，是团体过程的一个重要方面。

发展作为整体的团体和神经整合

以前，SCT 强调应用功能亚团体来整合每个阶段固有的冲突，从而促进团体的发展（Agazarian，1997）。IPNB 为发展团体心智提供了功能亚团体的的视角。从团体心智的角度看，功能亚团体是一种分化的新生的亚系统，通过调节成员、亚团体以及作为整体的团体之间的能量和信息流动，来影响团体的功能和成熟。在团体内，对于发展为复杂适应系统的整体团体而言，功能亚团体拥有分化的功能。当亚团体通过辨别和整合信息在功能上得以发展时，作为整体的团体就会出现整合，而动力性亚团体自然也就解散了。因而，功能亚团体能够适应性地包容人类经验中任意数量的分裂——这些分裂体现了当前个人和成员水平的神经整合状况，促进作为整体的团体的心智整合。

通过恐惧－激活系统，我们可以很好地阐明皮质和皮质下结构的整合。正如上面提到的，右脑通过杏仁核在恐惧激活中起的作用受到眶前额皮层的调节。这种情况并不少见，比如，当一个"战斗"亚团体在探索时，一个"焦虑"亚团体出现在团体中。从团体动力学的角度来看，两个亚团体呈现的是团体战斗和逃跑发展阶段的两极特征。而从 IPNB 角度来看，两个亚团体反映的都是交感神经动员。功能亚团体通过激活调节交感神经动员的腹侧迷走神经回路来包容每种体验，这能够促发皮质的参与，从而增强垂直整合，促进皮质和边缘系统反应之间的神经平衡的恢复。

此外，在每个亚团体中，探索增加了，差异和新奇（novelty）就会浮现。新奇是神经发生的一个条件（Badenoch，2008）。它对于"记忆"或情感反应来说尤为重要，这些记忆或情感反应最初出现在应激或创伤的情况下，被编码于杏仁核内（内隐记忆），但没有被海马整合进外显记忆。这些内隐的"应激"反应经常会被此时此地的团体事件所激发。事实上，在面对愤怒时，恐惧相关的内隐记忆常被激发，团体成员被吓坏了，却不知道为什么。功能亚团体提供了包容和即时的交流，在这种环境中，这些内隐的反应能够被探索，新的联结和更高水平的皮质信息处理建立起联系。

"右脑亚团体的形成"促进了多体验通道的水平整合。功能亚团体强调的是探索，而非解释，创造了"右脑丰富"（right-brain rich）的环境，促进成员对图像、右脑到右脑的交流、多义理解、类比性交流能力的发展，增强对感觉和躯体体验的意识。有着"像公牛一般"体验的"战斗"亚团体，展现了功能亚团体对探索躯体体验和类比性认识的支持。在亚团体的安全环境下，成员们在探索人类体验上会更加开放。

将注意力放到"探索"体验中的"岔路口"上，而不是去"解释"它（Agazarian，1997），能够通过有目的地集中注意的方式来发展形成亚团体的能力。研究（Lazar et al.，2005）表明，有意识地集中精神（比如在冥想中）能够增加皮质的厚度，加强中央前额皮质和边缘区域之间的神经联系。有意地去关注来自躯体的能量和信息，将增强垂直整合——将躯体、边缘和皮质合在一起。识别和描述肢体和面部肌肉的体验会改变躯体感觉皮质，而关注身体内脏的变化会让眶额皮层和前扣带回放电，主要在右侧（Siegel，1999）。与观察着类似体验的亚团体成员协调地探索这些躯体体验，会建立起神经对身体感觉进行连续体验的能力。亚团体形成过程中的协调性共鸣能够让成员在探索躯体体验的过程中感受"被感受"，以及去感受他人。

"左脑亚团体的形成"提供了探索可能与右脑输入不协调或不相适应的左侧大脑半球结构和言语交流的环境。这个过程支持成员去察觉和评估以前看不见和习惯了的"自上而下"的影响，如负性预测，这些有时根源于内隐记忆。比如，功能亚团体可被用于探索交流中的模糊、矛盾以及冗长之处（Shannon & Weaver，1964；Simon & Agazarian，2000），它们体现了左脑对右脑功能失调的适应。亚团体的探索遵循以下模式：首先，识别引发担忧的想法；其次，互相大声说出这些想法的细节；最后，对这些想法进行检验，把它们和实际可观察到的外部现实进行比较（Agazarian，1997）。所有这些都发生在亚团体中与具有类似想法的其他人的共鸣协调中。

在团体中，一个亚团体进行左脑探索，另一个亚团体进行右脑体验探索，这种情况并不少见。比如，一个亚团体可以表达和探索愤怒的右脑体验，其中涉及躯体感觉体验、图像和隐喻，从而增强亚团体触及右脑信息处理的能力。第二亚团体被另一亚团体的愤怒所激活，表达和探索与恐惧相关的左脑担忧，这些恐惧是由过去的经验或者对未来的揣测引发的。这些想法把对愤怒做出回应的右脑恐惧唤起引起的焦虑，转化为想法或解释，反过来，这些想法或解释会引发并维持恐惧唤起。团体的挑战是包容这两种人类习性，提供足够的安全感以调节这些对差异的反应。当有足够强的包容性时，对愤怒和焦虑的探索就可以在足以将两者整合的左右脑的信息处理的帮助下进行。一种新的神经整合就能在左右脑处理系统之间建立起来。功能亚团体继而能通过刺激垂直整合（中央前额皮质更好地调节边缘回路）和水平整合（左侧大脑半球在此时此地现实的基础上提供一种新的叙述）来发展团体心理。

把自己的体验向亚团体的每个成员描述也会促进左右侧大脑半球的水平整合。将情感言语化和进行描述能够让左右侧大脑半球的激活水平更为平衡，从而增强情感调节（Badenoch，2008）。

功能亚团体能够包容未整合的分裂，这些未整合的分裂反映的是分化的亚系统中神经整合的缺乏。在相似性的包容环境中对双方进行探索，能够充分调动大脑信息处理过程的各个元素，发展团体心理，整合分化的系统和处理模式。当每一亚团体通过辨别那些最初相似的体验中的差异而获得发展时，它们也就开始注意那些最初的不同体验中的相似性了（Agazarian，1997）。这将促进作为整体的团体中的分裂的整合以及团体成员中的分裂的整合。分裂是一个系统在所有系统水平上缺乏整合的证明。功能亚团体能够以某种方式整理这些分裂，促进神经整合。

结论

我们已经讨论了当成员对其他成员分享的体验产生共鸣时，功能亚团体如何带来"被感受的感觉"。这会创造一种安全的环境，强化我们的社会参与回路，从而能够体会到更深的自我觉察。功能亚团体尤其适用于当团体存在太过明显的冲突或差异而难以整合的情况。冲突总会导致某种神经生理唤起，若没有得到调节，会引发个人和人际的痛苦，无法进行神经整合，而功能亚团体则能包容这种神经生理唤起，降低其反应性。因此，应用功能亚团体来解决团体冲突、整合差异，就是将适度的唤起和与亚团体亲密与理解的体验结合起来，这和提高神经弹性的环境是类似的（Badenoch，2008；Cozolino，2006；Siegel，1999）。

在以系统为中心的团体中，功能亚团体常聚焦于当下的体验。关注当下会刺激此时此地感觉输入的神经放电，因而能使人们从已被既往重复体验所编码的"已知的解释"或者"不变的皮质表征"中转移开来（Hawkins & Blakeslee，2004）。这会提高探索人们体验中"未知"部分的能力。在探索体验中与他人一起成长，创造出一种对亚团体的包容和协调的强烈的意识。在功能亚团体的体验过程中，每个人的心智都会顺着躯体和情感调节的方向被他人塑造，同时也塑造着他人。这极大地提高了创造新的神经激活模式的潜力，从而支持对"新奇"（未知）进行探索，而没有抑制恐惧。新奇，也就是差异，对于人类系统的发展和转变是极为重要的。

本文提供了一种将功能亚团体和神经生物研究联系起来的假设。我们的假设是，首先，功能亚团体会发展团体心智；其次，团体心智调节着信息和能量的流动。事实上，功能亚团体在团体系统的所有水平上调节着情感：亚团体内（通过协调交流），亚团体包含的成员内，以及作为整体的团体内。调节的过程符合西格尔对心智的定义：一种调节能量和信息流动的具体化的关系过程。此外，或许与 IPNB 模式的联结将使作为团体治疗师的我们更充分地实现德·玛勒的想法（de Maré，Piper，& Thompson，1991）：心智是在不同大脑之间的，而非大脑内的，团体心智就是文化，一个有生命的对话系统需要将个体与团体心智联系起来。

参考文献

Agazarian, Y. M. (1997). *Systems-centered Therapy for Groups*. New York: Guilford Press (reprinted in paperback, 2004, London: Karnac).

Agazarian, Y. M., & Gantt, S. P. (2003). Phases of group development: systems-centered hypotheses and their implications for research and practice. *Group Dynamics: Theory, Research and Practice*, 7(3): 238–252.

Asch, S. E. (1951). Effects of group pressure upon the modification and distortion of judgments. In: H. S. Guetzkow (Ed.), *Groups, Leadership and Men: Research in Human Relations* (pp. 177–190). Pittsburgh, PA: Carnegie Press.

Badenoch, B. (2008). *Being a Brain-Wise Therapist: A Practical Guide to Interpersonal Neurobiology.* New York: W. W. Norton.

Badenoch, B. (2009). Personal communication.

Berns, G. S., Chappelow, J., Zink, C. F., Pagnoni, G., Martin-Skurski, M. E., & Richards, J. (2005). Neurobiological correlates of social conformity and independence during mental rotation. *Biological Psychiatry, 58*(3): 245–253.

Burger, J. M. (2009). Replicating Milgram: would people still obey today? *American Psychologist, 64*(1): 1–11.

Canli, T., Desmond, J. E., Zhao, Z., Glover, G., & Gabrieli, J. D. E. (1998). Hemispheric asymmetry for emotional stimuli detected with fMRI. *NeuroReport, 9*: 3233–3239.

Cohn, J. F., & Tronick, E. (1989). Specificity of infants' response to mothers' affective behavior. *Journal of the American Academy of Child & Adolescent Psychiatry, 28*(2): 242–248.

Cozolino, L. (2002). *The Neuroscience of Psychotherapy: Building and Rebuilding the Human Brain.* New York: W. W. Norton & Co.

Cozolino, L. (2006). *The Neuroscience of Human Relationships: Attachment and the Developing Social Brain.* New York: W. W. Norton.

de Maré, P. B., Piper, R., & Thompson, S. (Eds.) (1991). *Koinonia: From Hate Through Dialogue to Culture in the Larger Group.* London: Karnac.

Durkheim, E. (1966). *Suicide,* J. A. Spaulding & G. Simpson (Trans.). New York: Free Press.

Gantt, S. P., & Agazarian, Y. M. (2004). Systems-centered emotional intelligence: beyond individual systems to organizational systems. *Organizational Analysis, 12*(2): 147–169.

Goleman, D. (1995). *Emotional Intelligence.* New York: Bantam.

Haney, C., Banks, W. C., & Zimbardo, P. G. (1973). Study of prisoners and guards in a simulated prison. *Naval Research Reviews, 9*: 1–17. Washington, DC: Office of Naval Research.

Hawkins, J., & Blakeslee, S. (2004). *On Intelligence: How a New Understanding of the Brain Will Lead to the Creation of Truly Intelligent Machines.* New York: Times Books.

Heard, D., & Lake, B. (1986). The attachment dynamics in adult life. *British Journal of Psychiatry, 149*: 430–439.

Heard, D., & Lake, B. (1997). *The Challenge of Attachment for Caregiving.* London: Routledge, Chapman & Hall.

Hebb, D. O. (1949). *The Organization of Behavior.* New York: Wiley.

Hopper, E. (2009). Building bridges between psychoanalysis and group analysis in theory and clinical practice. *Group Analysis, 42*(4): 406–425.

Horwitz, L. (1983). Projective identification in dyads and groups. *International Journal of Group Psychotherapy, 33*(3): 259–279.

Iacoboni, M. (2007). Face to face: the neural basis of social mirroring and empathy. *Psychiatric Annals, 37*(4): 236–241.

Iacoboni, M. (2008). *Mirroring People: The New Science of How We Connect With Others.* New York: Farrar, Straus & Giroux.

Janis, I. L. (1972). *Victims of Groupthink: A Psychological Study of Foreign-policy Decisions and Fiascoes.* Boston: Houghton Mifflin Co.

Kandel, E. R. (2006). *In Search of Memory: The Emergence of a New Science of Mind.* New York: W. W. Norton & Co.

Kossmann, M. R., & Bullrich, S. (1997). Systematic chaos: self-organizing systems and the process of change. In: F. Masterpasqua & P. A. Perna (Eds.), *The Psychological Meaning of Chaos* (pp. 199–224). Washington, DC: American Psychological Association.

Lazar, S. W., Kerr, C., Wasserman, R. H., Gray, J. R., Greve, D., Treadway, M. T., McGarvey, M., Quinn, B. T., Dusek, J. A., Benson, H., Rauch, S. L., Moore, C. I., & Fischl, B. (2005). Meditation experience is associated with increased cortical thickness. *NeuroReport, 16*: 1893–1897.

Le Bon, G. (1896). *The Crowd: A Study of the Popular Mind.* London: T. Fisher Unwin.

LeDoux, J. (1996). *The Emotional Brain.* New York: Simon & Schuster.

McCluskey, U. (2002). The dynamics of attachment and systems-centered group psychotherapy. *Group Dynamics: Theory, Research, and Practice, 6*(2): 131–142.

McDougall, W. (1920). *The Group Mind: A Sketch of the Principles of Collective Psychology With Some Attempt to Apply Them to the Interpretation of National Life and Character* (2nd edn, revised). New York: G. P. Putnam's Sons.

Menning, H., Roberts, L. E., & Pantev, C. (2000). Plastic changes in the auditory cortex induced by intensive frequency discrimination training. *NeuroReport: Auditory and Vestibular Systems, 11*(4): 817–822.

Milgram, S. (1963). Behavioral study of obedience. *Journal of Abnormal and Social Psychology, 67*(4): 371–378.

Porges, S. W. (1995). Orienting in a defensive world: mammalian modifications of our evolutionary heritage: a polyvagal theory. *Psychophysiology, 32*(4): 301–318.

Porges, S. W. (1998). Love: an emergent property of the mammalian autonomic nervous system. *Psychoneuroendocrinology, 23*(8): 837–861.

Porges, S. W. (2007). The polyvagal perspective. *Biological Psychology, 74*(2): 116–143.

Schore, A. N. (1994). *Affect Regulation and the Origin of the Self: The Neurobiology of Emotional Development.* Hillsdale, NJ: Lawrence Erlbaum Associates.

Schore, A. N. (2003a). *Affect Dysregulation and Disorders of the Self.* New York: W. W. Norton.

Schore, A. N. (2003b). *Affect Regulation and the Repair of the Self.* New York: W. W. Norton.

Shannon, C. E., & Weaver, W. (1964). *The Mathematical Theory of Communication.* Urbana, IL: University of Illinois Press.

Shin, L. M., Orr, S. P., Carson, M. A., Rauch, S. L., Macklin, M. L., Lasko, N. B., & Pitman, R. K. (2004). Regional cerebral blood flow in amygdala and medial prefrontal cortex during traumatic imagery in male and female Vietnam veterans with PTSD. *Archives of General Psychiatry, 61*(2): 168–176.

Shin, L. M., Wright, C. I., Cannistraro, P. A., Wedig, M. M., McMullin, K., Martis, B., & Rauch, S. L. (2005). A functional magnetic resonance imaging study of amygdala and medial prefrontal cortex responses to overtly presented fearful faces in posttraumatic stress disorder. *Archives of General Psychiatry, 62*(3): 273–281.

Siegel, D. J. (1999). *The Developing Mind: Toward a Neurobiology of Interpersonal Experience.* New York: Guilford Press.

Siegel, D. J. (2006). An interpersonal neurobiology approach to psychotherapy: awareness, mirror neurons, and neural plasticity in the development of well-being. *Psychiatric Annals, 36*(4): 247–258.

Siegel, D. J. (2007). *The Mindful Brain.* New York: W. W. Norton.

Siegel, D. J., & Hartzell, M. (2003). *Parenting From the Inside Out: How a Deeper Self-Understanding Can Help You Raise Children Who Thrive.* New York: Tarcher/Putnam.

Simon, A., & Agazarian, Y. M. (2000). The system for analyzing verbal interaction. In: A. Beck & C. Lewis (Eds.), *The Process of Group Psychotherapy: Systems for Analyzing Change.* Washington, DC: American Psychological Association.

Song, H., Stevens, C. E., & Gage, F. H. (2002). Neural stem cells from adult hippocampus develop essential properties of functional CNS neurons. *Nature Neuroscience, 5*(5): 438–445.

Terrazas, A., & McNaughton, B. L. (2000). Brain growth and the cognitive map. *Proceedings of the National Academy of Sciences, 97*(9): 4414–4416.

Tronick, E. (2006). The stress of normal development and interaction leads to the development of resilience and variation. In: B. Lester, A. Masten, & B. McEwen (Eds.), *Annals of the New York Academy of Sciences*, Vol. 1094, *Resilience in Children* (pp. 83–104). New York: Wiley.

Tronick, E. (2007). *The Neurobehavioral and Social-Emotional Development of Infants and Children*. New York: W. W. Norton.

第三部分

关系和人际视角

导读

罗比·弗里德曼

　　接受自己是受个人潜意识影响的，这已经很难，承认自己受社会潜意识限制，就是一个更大的挑战了，但正是这样的观点将团体分析与其他治疗区分开来。事实上，对社会潜意识的理解，可能对我们行业的未来具有关键作用。同时，对主体间性的理解可以帮助我们重新思考这些概念。韦格曼指出，我们对主体间性的理解的发展，是自体心理学和关系视角的成果。拉维描绘了社会学家诺伯特·埃利亚斯对团体分析师福克斯提出的观点的思考，及其产生的影响。

　　在对现象学进行一般性讨论的背景下，在研究人类关系的过程中，胡塞尔（Husserl，1931）肯定了同情心和同理心的价值，提出了他的主体间性概念。这能够让一个人的经验对另一个人的经验进行更完整的概念化，而另一个人既是这种经验的主体，又是这种经验的客体。同时，从这个视角出发，一个个体如何体验他自己，由他人如何体验这个人来定义，也由内在的关系世界决定，这些关系基本是被关系中的双方所共享的。

　　承认了主体间性的观点，一个新的心理学范式就被建立起来了，在这个范式中，个体被定义为"关系中的人"（Hopper，2003）。虽然，根据那句名言

"……根本就没有婴儿这样一种存在……"（Winnicott，1958）来看，在生命的开始阶段，新生命完全依赖他的母亲而存在，但这一观点已经成为母亲和孩子在他们整个生命过程中社会－心理上的相互依存和相互联系的隐喻，至少是在婴儿期和童年阶段的一个隐喻。在新的范式下，婴儿不只是被动地存在着，被他获得的遗传基因、本能甚至他的经验所控制，而是"有能力的新生命"（Friedman & Vietze，1972）。这个主动的婴儿也参与创造了他所在的人类环境，与另一个客体通过单向与双向的相互反应彼此依赖。主体间性的这两个方面反映了一个关于人类存在核心的矛盾观点：一方面，个体对社会的依赖和个人心智的可渗透性是不可抗拒的；另一方面，个体拥有的对他人的影响力以及与他人合作创造关系情境的能力，可能成为个体的一种负担。

总体上说，情感是根植于关系的历史中的，相互（尽管不对等，但至少在初始阶段是这样的）的镜映和对话，支配着交流的发展。个体不仅与母亲的关系是这样的，和所有他人的关系都是如此，当然其中也包括与父亲的关系。主体间性的原则是，关系中的双方都通过渗透另一个人的意识和潜意识生活来相互影响。然而，我们通常不可能在自己的个人意识中或者在与他人共享的空间里辨识出另一个人的心智给我们带来的潜意识的影响。然而，这样潜意识的人际影响正是人类处境中的核心要素，也是社会文化"约束"的本质之关键所在（Hopper，1981）。

马丁·韦格曼强调，从主体间性的观点来看，健康和不健康的心理发展，本质上都是关系性的。许多精神分析学家都为这一观点的形成做出了贡献，特别是那些强调人类关系中投射和内投射过程之重要性的精神分析学家，例如费伦齐、克莱茵、费尔贝恩、温尼科特以及巴林特，还有那些距离我们更近的自体心理学家，例如史托罗楼、阿特伍德以及奥林奇（2002）。由于在定义这个关系框架作为参考的工作中比昂做出了贡献，将比昂纳入这个精神分析学家名单也是非常重要和理所当然的，他帮助定义了这一关系参考框架，特别是提出了容器－被包容的模型（Bion，1963）。这个模型被描述为一种相互思考、交换和阐述的过程。

然而，社会文化系统建立的基础，是现代心理剧学家和社会剧学家所说的

"共同意识"和"共同潜意识"(Weinberg，2007)。在"共同意识"和"共同潜意识"关系中的人们，共同创造出一个共享的"第三空间"(Ogden，1994)。在这"第三空间"的范畴内，也正是通过这个"第三空间"，人们建立起"社会事实"，其中包括社会、文化和更加广泛的社会系统等。团体分析学家依据他们称之为"动力性的"和"基础性的"矩阵来概念化这样的社会系统。拉维将之描述为主体间性的概念。它们基于这样一种观点：社会系统不只是各个部分的总和，也不只是所有参与者的总和。社会系统中的社会文化交流结构都是从这些共同建构的关系现象中建立起来的，从家庭到组织，再到国家，都是如此。当然，随着时间的推移，这些过程变成循环的：共同意识过程和共同潜意识过程，只能在动力性和基础性的矩阵背景下被理解。

"主体间性"这个表达预设了经典治疗二元关系是不可分割的——我们再不能说病人或者治疗师是一个"个体"，就好像他们并不总是彼此联系。这同样适用于以心理治疗为目的的团体中的多个人(multi-personal)的关系。团体治疗是在情感"区域"里成员之间进行紧密接触的过程。这种紧密接触在意识和潜意识层面被拉扯和推动，个人特征和人际交互特征"……正如这样的假设，将会由相互联系着的客体通过各自内在的主体性来共同创造、维持和修通"(Billow，2003)。

在诺伯特·埃利亚斯的影响下，通过追踪福克斯(1973)作品中隐含的相互关联的人的概念，约书亚·拉维强调，总的来说，在从将人类当作封闭的个体来考虑，到将他们当作具有开放性的相互关联的人来考虑的观点变化的过程中，福克斯和团体分析做出了显著的贡献。事实上，团体分析通过加入以下的观点而创造了一个新的治疗范式，这些观点包括治疗师不是一个孤立的治疗因素以及团体中所有相互关联的人都是互相疗愈的，尽管"……心理过程的概念……（如同）……多个人的，看起来是难以被接受的"(Foulkes，1964)。正是将这些潜意识情感行为概念化为"超越个人的"，促使团体分析成为主体间性思想的一部分来源：

对我所做的事情最准确的描述是，我是根据每个个体的利益做分析的，然而是在团体的背景下来进行分析的。为了达到这个目的，我不仅使用那些触及我也触及其他每个人的过程，即在团体背景下发生的所有过程。公正地面对现实来说，这一心理活动领域不仅包括个人，更是超越个人的，我曾经用"超个人的过程"这一术语来描述它。这些过程会"经过"个人，尽管每个个体都会运用他自己的方式来阐述它们，为之做出贡献或者对其进行修改。它们必定会"经过"每一个个体，就好像 X 射线穿过人体一样。（Foulkes，1973）

拉维已经在呼吁，要从团体分析的视角，重新整合心理因素和社会因素的各个方面。韦格曼相信，主体间性对于团体分析的理解，会使治疗性团体的带领者需要去发展一种"特殊的敏感"，这也提示了带领者技术的新方向。他强调福克斯提出的建议，我们应该"让事情悬而未决、未完成（没有结束）"。同时他也强调在主体间性的临床工作背景下，带领者所处的复杂的位置。

关系性的视角也为潜意识结构带来了新的社会意义和洞见，这些潜意识结构包括做梦、梦境、做梦者。它影响了人们对述梦（dream-telling）关于人类关系的转化性影响以及社会潜意识交流的作用的理解（Friedman，2008）。理解梦和述梦中的关系性影响因素，也推动我们理解了心理病理的核心也是关系性的。由于人们甚至会为了另一个人而做梦，梦的过程不仅有助于在主体间性视角下洞察个人身份和社会身份的主体间性的本质，还能对之做出改变。做梦既是心智和社会的共同创造，也是它们共同的创造者。那么潜意识交流的情况呢？在主体间性的视角下，对于我们共享的超越个人的创造物来说，述梦可能是一种运作机制。进一步看，社会性做梦（Lawrence，2007）可能是在作为一个整体的团体中主体间性最完美的体现了。作为定义文化常识的方式，我们也可以认为这条路是在寻找梦中表现出的"社会现实"。

参考文献

Billow, R. M. (2003). Relational variations of the "container–contained".
　　Contemporary Psychoanalysis, 39: 27–50.

Bion, W. R. (1963). *Elements of Psycho-Analysis*. London: William Heinemann [reprinted London: Karnac].

Foulkes, S. H. (1964). *Therapeutic Group Analysis*. London: Allen and Unwin.

Foulkes, S. H. (1973). The group as matrix of the individual's mental life. In: E. Foulkes (Ed.), *S. H. Foulkes Selected Papers* (pp. 223–233). London: Karnac, 1990.

Friedman, M., & Vietze, P. (1972). The competent infant. *Peabody Journal of Education, 49*(4): 314–322.

Friedman, R. (2008). Dream telling as a request for containment – three uses of dreams in group therapy. *International Journal of Group Psychotherapy, 58*(3): 327–344.

Hopper, E. (1981). *Social Mobility: A Study of Social Control and Insatiability*. Oxford: Blackwell.

Hopper, E. (2003). *The Social Unconscious: Selected Papers*. London: Jessica Kingsley.

Husserl, E. (1931). *Cartesian Meditations, an Introduction to Phenomenology*, D. Cairns (Trans.). Dordrecht: Kluwer, 1960.

Lawrence, W. G. (2007). *Infinite Possibilities of Social Dreaming*. London: Karnac.

Ogden, T. (1994). The analytical third: working with intersubjective clinical facts. *International Journal of Psychoanalysis, 75*(1): 3–20.

Stolorow, R. D., Atwood, G. E., & Orange, D. M. (2002). *Worlds of Experience: Interweaving Philosophical and Clinical Dimensions in Psychoanalysis*. New York: Basic Books.

Weinberg, H. (2007). So what is this social unconscious anyway? *Group Analysis, 40*(3): 307–322.

Winnicott, D. W. (1958). Anxiety associated with insecurity. In: *Through Paediatrics to Psycho-Analysis* (pp. 97–100). London: Tavistock.

第 6 章

主体间性地工作：这对于理论和治疗来说意味着什么[⊖]

马丁·韦格曼

弗洛伊德最喜欢的一句名言来自诗人海因里希·海涅（Heinrich Heine），海涅这样嘲笑哲学家：

戴着睡帽，裹着破旧的睡袍，端着睡前饮料，他修补着宇宙结构的缝隙。（Freud，1933a）

传统的哲学家们倾向于相信他们可以通过完全控制自己的设想，达到某种确定的状态，或者分辨出某种最简原则。柏拉图将这一原则拟人化描述为"哲学王"。笛卡尔在对知识的定义中是这样描述这一原则的：就如同一栋房屋需要安全的地基一样，这是毫无疑问的。这种全能思想部分产生于这样的观点：相信一个人确实可以理解一个解释原则或总体，这就是一种没有缝隙、浑然一体的"状态"。弗洛伊德知道这是一种幻觉，因此他拒绝尝试将其视为科学的精神分析转换成一个新型的宇宙观或世界观。事实上，弗洛伊德相信精神分析可以

⊖　本章原文发表在《团体分析》（2001，34（4））上，经作者同意，有一定改动。

在早就存在的"科学世界观"中找到它自己的位置。然而，可以说弗洛伊德掉入了另外一个不同但又相关的陷阱，他认为自己已经揭示了精神生活的最简原则，即"潜意识""压抑"和"婴儿力比多愿望"的终极结构原则。也就是说，分析师凭借自己所受的训练，在咨询中处于优势位置，通过运用他所做的解释来修补病人心智结构中的缝隙。换句话说，他定义了一种孤立的心智，名为"一个身体心理学"，以及一个受到这一医学领域新分支的指导后拥有了安全感的分析师。

本章运用来自罗伯特·史托罗楼的主体间性理论以及团体分析的当代分析性观点，想传递的是，坚决地摆脱"孤立心智的神话"和一个身体心理学可能意味着什么。现代精神分析理论的一些领域表现出了明显的"关系性"倾向：自体心理学（自体-客体矩阵）、依恋理论、实证精神分析（Stern et al.，1998，以及其他的婴儿研究）、关系视角（Aron，1996；Mitchell，1988；Orange，1995）等。可以说，他们与福克斯的很多观点是一致的：情境主义、人物与背景动力学、团体中"心智的相遇"，以及关于定位的动力学概念（Behr & Hearst，2007）。福克斯（2003）还提出，作为自我封闭实体的"心智"或者自体的神话，渴望着某个时刻思想能够"超越精神分析的形而上学"。尽管理论上存在着矛盾，但福克斯风格的团体分析是一种具有相对更高的交流性并受到关系约束的潜意识（Stacey，2001）。这样看，"主体间性"是精神分析和团体分析的新型范式下的一个概念，它同时强调了构思复杂的关系领域和组织原则。在这些领域和原则中，心理过程汇聚在一起，经验不断被塑造、重塑。人们已经不再假定动力性的潜意识是潜意识精神生活的唯一形式，也不再对特定的冲突做公式化的或普遍性的解释。现在我们离开这些传统的动力性理论来看：发育过程和病理过程被看作嵌在大量主体间性背景中，彼此具有绝对相关性。我们同意史托罗楼的观点（Stolorow & Atwood，1979），精神分析观点也受到创造者个人世界、主观世界的深刻影响；治疗只能被构想为一个包含互动与互相影响原则的"主体间性的领域"，治疗是两个拥有不同组织结构的主体之间的交汇，即分析师和病人的交汇。他主张："不只是病人为了得到自体客体经验而求助于分析师，分析师也为获得这样的经验而求助于病人。"（Stolorow & Atwood，1992）

我认为，这一宽泛的观点不仅能帮助我们从一种新的路径来理解精神分析，还能帮助我们理解弗洛伊德的"发现"的历史背景：事实上，我认为将精神分析看作既是一种讨论又是一种发现，是非常重要的。弗洛伊德对他自己提出的观点所持的一些态度及其与自己观点的关系，多少能从他对自己兴起的运动的立场，以及他对包容这个新学说的早期精神分析师圈子和组织的态度中得到反映。

我主张，主体间性理论既阐述了团体的过程又阐述了个体的进程，无论是对历史上的团体，比如弗洛伊德的分析师圈子、国际精神分析协会（IPA），还是对一些因为想要达成治疗目标和个人改变目标而聚集起来的治疗性团体（见舒尔特（Schulte，2000）的文章，文中涉及了部分相关领域，主要聚焦在临床方面），都是如此。我将以对经典精神分析取向的简短描述开始阐释我的观点。

经典理论

在 19 世纪 90 年代，弗洛伊德的"发现"的许多基石都已经建立起来了：弗洛伊德不再对催眠和宣泄技术感兴趣，转向鼓励"自由联想"和倾听。通过他对治疗癔症的研究（根据当时的定义，所有精神分析的早期病人都是癔症病人和女性），一种新方法——"幻想"，出现了，这常常被视为与弗洛伊德在 1897 年左右放弃"诱惑假说"紧密相关。在这些变化中，精神分析新的领地形成了，精神分析的"第一位病人"安娜·O 将它命名为"谈话疗法"（Weegmann，1982）。为了达到我们的目的，在对精神分析的简短挖掘中，我们将讲述弗洛伊德对心智的地形学理解、考古学的隐喻、阻抗和移情的概念，以及由此引申出来的分析师采取的立场。

考古学的隐喻

弗洛伊德经常用一个考古学的隐喻来描述精神生活：精神分析的深度的特点是后期发展覆盖前期发展，如同考古学家在近代文明之下挖掘早期文明的痕迹一样。在弗洛伊德的理论中，历史是由内部动力支配的，治疗的目标是解决深层的"婴儿期神经症"，从而修复病人并且"填补记忆的缝隙"。在这个考古学的隐喻中，精神分析制造出来的现实是"被发现"或者"被揭示"出来的。沃尔培格（Wolberg，1976）曾经将经典的治疗观点比喻成采矿作业，其目标只是达到心理的核心或潜在的内容。这里有两点需要强调。首先，弗洛伊德在自体封闭的主体概念基础上提出"自体"，它是围绕着内在心理结构组织的，并受到本能驱使的。其次，由分析师由上至下来主导治疗、引导病人，可以说这是一个纵向垂直视角的观点。

史托罗楼和他的同事提出："经典精神分析只局限于从病人内在的心理过程和机制来看待病理现象，主体间性的概念是对于这种不幸的倾向做出回应的一部分声音。"（Stolorow，Brandchaft & Atwood，1987）

阻抗中的病人

"我在一个小时的分析的一开始就向他解释了'阻抗'的概念。"（Freud，1909d）

阻抗的概念在精神分析形成初期就出现了，并且在理解治疗和治疗的阻碍中渐渐变得不可或缺；克服阻抗是一条"治疗准则"，克服阻抗失败可能"最终使治疗中止"（Freud，1905e）。重要的是，这个因素有助于阐明弗洛伊德自己的主体性，阻抗不仅指治疗中进入潜意识的阻抗，而且指精神分析的批评者对精神分析的阻抗，那些包围他的"处境艰难的科学"的批评者。这与弗洛伊德自己的个人英雄主义的神话相互关联着。

移情的概念和阻抗的概念是捆绑在一起的。弗洛伊德写道："这种移情，无论是正性的还是负性的，都是被阻抗使用的工具；然而，在治疗师手中，移情成了最有力的治疗工具。"（1923a）

在朵拉的案例中，弗洛伊德多次提到这个案例的"不完整性"，这部分未被分析，是一种疏漏。在他为这个案例写的后记中，我们了解了一个可以解释这里的不完整性的主要疏漏，这就是移情的概念。我们可以用弗洛伊德在多拉的案例中写的一句话来揭示很多弗洛伊德个人的欲望和立场："我没能成功地、适时地掌控好移情。"（1905e）自那之后，曾被视为精神分析治疗的最大阻碍的事物（布鲁尔称其为"不受欢迎"的因素（Breuer & Freud，1895a））看起来就变成了"最有力的同盟"，只要分析师能够充分地掌握它。移情是从过去被"延续"到现在的，它被治疗激活，而不是被治疗制造。它是在与力比多理论的联系中，在冲突矛盾的观点下被理解的，分析师成为转移力比多愿望的对象、转移的焦点，以及内部的"战场"。

1919 年，弗洛伊德区分了"宝贵的分析"和"廉价的直接建议"，认为将精神分析和其他心理治疗方式区分开的是解释具有的地位，以及越来越重要的对于阻抗和移情的解释。纵向垂直的观点通过分析师（因为他是掌控者）由上至下清晰地传递给病人（他是阻抗者）。斯特雷奇的一个知名的观点是，只有移情解释具有这种促成变化的力量。赫斯特曾对斯特雷奇论文中的"语言的阵地战"做出评论：她将当时的观点总结为"分析师的目标就是一步一步穿越由被分析者的阻抗组成的雷区，到达神经症的源头。分析师的武器就是正确的、适时的移情解释"（2000）。

相形之下，在主体间性的理论里，分析情境被看作相互性的情境，病人被认为要协同构建他个人的治疗，当然也要像分析师解释他一样去"解释"分析师。

> 移情作为一个移置（或者退行、投射）的概念，延续了这样一个观点，即认为病人对分析性的关系的体验仅仅是病人的过去和精神病理的产物，而不是由分析师的活动（或者无活动）所决定的。（Stolorow, Brandchaft & Atwood, 1987）

现在我们可以这样认为，早期的分析师使用的一些概念以及他们促成的治疗氛围，帮助制造出了一些他们声称是他们发现的阻抗。同时，分析师难以保持中立，其立场需要一个超前观点或者一种认识论来作为假设，事实上这一假设渗透到了很多早期分析师的文化和风格中。受到后现代观念的影响的人都对精神分析中的这种沉默和元叙事的事实和力量做出过评论（Foucault，1978）。

外科手术的隐喻

"我建议我的同事们在精神分析治疗中不要急着以外科医生为榜样,他们把所有的感受都放在了一边……"(Freud,1912e)

与他的地形学模型和考古学立场一致,弗洛伊德相信分析师需要一定的外部表现形式(坐在长沙发的后面可以被视为这种外在形式一种表现),"节制地"进行治疗(这个观念是建立在本能理论模型的基础上的)。他建议分析师"对病人来说应该是不透明的,同时就好像一面镜子那样,除了病人在镜子里看到的,什么都不要显示给他们"。经典精神分析中有一个外科手术般隔离的主题,这与弗洛伊德对科学家的认同和完全客观的治疗观念完全吻合。

由于这一模型和纵向垂直的观点,分析师的权威性被奉若神明。尽管我们对弗洛伊德在实践中究竟如何工作很难有直接的感受体验(他当然没有提倡要冷淡),但在他的个案研究中,写作和解释的基调看起来常常是"解释""呈现"和"证明"。福克斯对"解释"(Deutung)进行了评论,他认为,弗洛伊德式概念中的解释者拥有"一种特定的知识……不向所有人开放,仅仅对少数被选中的人开放,这些人有着一种相当奇特的能力"(1975)。至少有一点是毋庸置疑的:一个好的分析师与他的病人处在一种越来越真实的关系中。后来我们知道,一些分析师,例如费伦齐,开始质疑这一观点,并且发现他们的观点造成了与"忠诚"的分析师之间更大的麻烦。

也许外科手术的隐喻与医生的权威是联系在一起的(最早一代的分析师都是医生,弗洛伊德会交替地使用这两个术语)。这一切产生的历史背景是很重要的:当时的文化崇尚严格的等级制度,并且认为医生对病人拥有绝对权威。

关于历史以及精神分析运动

"这不是精神分析。"(Freud,引自 Eisold,1997)

精神分析运动的历史在很多学生看来是非常有趣的。我已经对精神分析的一些理论、概念、隐喻(例如考古学和外科手术),以及弗洛伊德个人在其发起和领导的运动中所处的立场之间的区别做了归纳。在所有的运动中，我们都能见到一种被创造出的"基础"神话，其传奇性的各个方面与卷入其中的个人及观点相互联系着。也许，在弗洛伊德个人偏爱的神话中，他与他的发现之间有着隔离和阻抗，他几乎把自己等同于他儿时的偶像汉尼拔，那个战胜统治者并征服了罗马的汉尼拔。

在弗洛伊德寓所创立的"周三晚间聚会"上，早期精神分析的思潮在这一过程中的某些方面有所体现。例如，坎泽（Kanzer）观察到"弗洛伊德总是主持聚会，从而建立起了他和他的追随者之间的距离"，在成员报告案例的过程中，"只有他一个人拥有随意干预的特权"（1983）。

弗洛伊德和后来的精神分析运动以及与他设计的组织架构之间，有着非常复杂的关系，我们也知道，在很多方面弗洛伊德是个难以相处的领导者。随着 1910年国际精神分析协会的创立，弗洛伊德与那些他极力维护和继续着精神分析事业的人之间保持着复杂的合作关系。艾索尔德（Eisold，1997）在他迷人的研究中指出，弗洛伊德是被吸引成为这个样子的，用比昂（1961）的话来说，弗洛伊德想成为一个"战斗领袖"，他自己和他维也纳的追随者们都需要一种忠诚的文化（这些成员仍旧依靠着弗洛伊德，并且需要推动成员的专业抱负）。艾索尔德（1997）称，一种"潜意识约定"导致"他们在运动内部寻找到并且根除了'敌人'……这些人质疑他提出的关于儿童力比多愿望的基本概念，并且可能会为精神分析'外部'的敌人提供支持"。这就是所谓的从外部到内部对精神分析的阻抗。

所谓"正统"的概念，对于理解团体的行为是非常重要的。谁拥有认可什么是正统的权利，什么样的准则可以用来区分这一运动的支持者和反对者？同时，如果使用自体心理学和主体间性的观点来看，我们应如何理解这一运动和新兴正统的成员的自体－客体需要呢？从很多方面看，一个刚刚起步的或者还很脆弱的运动所反映的就是一个脆弱的自体。例如，弗洛伊德对于自己发现的概念感到焦虑，他的同事依赖他提供的支持，为了获得认同和尊重，也为了在这第一代精神分析师中巩固新的"分析性身份"，他自己也依赖着友好的同盟者，依赖着许多其他自恋性的需要（见 Bergmann，1997，他对正统的历史根源做了一个珍贵的记述）。

治疗

主体间性理论及其内涵在很多方面受到哲学理论的影响，与 19 世纪末期和 20 世纪的哲学发展有很多关联，例如尼采、胡塞尔、海德格尔的思想（Group Analysis，1996；Orange，Atwood，& Stolorow，1997）。后现代思潮同样与之相关（如 Goldberg，2000）。泽迪斯（Zeddies，2000a）观察到：

传统的精神分析概念，例如中立、解释、自由联想以及潜意识，都在过去的几十年中被重塑了。这种"重塑"引发了一场危机，很多精神分析师竞相在他们作为分析师的角色中，艰难地寻找一个稳定的落脚点。

于是，看起来很清楚的是，我们需要对分析师或作为各种团体一员的指挥作用，以及他们被假设和赋予的权威概念化，包括特定的训练传统和不同的文化定位。

不断变化的对解释的看法

随着福克斯对于团体精神分析治疗的倡导，不只是分析师和团体的关系发生了变化，其观点与经典精神分析立场间的巨大差异也在日渐显现。众所周知，福克斯也倡导指挥除了解释以外，还可以运用各种可能的干预，例如面质、澄清和接受病人的贡献等（Foulkes，1990a）。同时，我们不再只将团体分析师看作"一个捕捉潜意识意义的猎人"（1990a），交流互动的力量随之被发现，而且这个交流"矩阵"始终在拓宽和加深之中。一个横向水平的观点，与一个更加传统的个体精神分析的纵向垂直的观点，结合在了一起。

尽管有了这么多的进展，但当回到对一个病人个人的病理性理解上时，福克斯依然和弗洛伊德一样，将性心理阶段作为普遍的精神内容，并为其保留了重要的位置。在近来的争论中，这一事实被称作"正统的福克斯"，与"激进的福克斯"相对应（Dalal，1998）。由于被力比多发展和压抑的概念所束缚，一些精神分析师在对儿童发展进行自然和详细的经验性理解方面适应得很慢。只举一个例子，丹尼尔·斯特恩（Stern et al., 1998）从一个更加实用、人际关系导向和主体间的视角出发，在治疗中探索了一种"非解释机制"。当然，这种探索有其先前的背景，回应了英国精神分析独立学派的相关观点（见 Stewart, 1990，他对解释和其他可能带来心理变化的动因做了一次出色的讨论）。斯特恩讨论了在治疗中及治疗后病人时常会回想起来的解释"之外"的概念，不只"关键解释"可能会影响心理的变化，特殊的"相遇的时刻"也会影响心理变化。"相遇的时刻"包含他们所说的"内隐关系察知"和复杂的"情感协调"，这是两个根植于当代婴儿观察研究的观点。依据主体间性的理论，从一个纵向垂直的视角来看，一个好的解释（或者一个糟糕的解释）是一种关系过程，而不是对病人脱离实体的观察。在传统的精神分析认识论里，"言语"（一种声音，一种解释）被看作与"行为"有所区别：言语被认为是提供信息的，而不是表述行为的（见 Aron, 1996; Pines, 1996，他借鉴了巴赫京的观点，对解释做了澄清，视之为一种治疗师和病人的暴露行为，是没有打开的对话的一部分）。这样的观点将我们带离弗洛伊德式的关于发展的狭隘观点。雪恩（Schain, 1989）尝试呈现这些关于儿童发展的观点对于团体治疗师而言具有怎样的内在含义，特别是关于回应性和相互性的概念。科胡特式的共情概念也有一些明显的相似之处，非常重要的是，"从内部"来理解病人和团体是解释立场的核心组成部分。这一观点对假定的分析师超然和准确的客观性提出了挑战。

从分析师到指挥[⊖]

让我们花一点时间来考虑一下采用经典的立场可能会对一个团体产生怎样的影响。我们选择塔维斯托克诊所在 20 世纪 50 年代的一些临床工作作为例子。埃兹里尔和萨瑟兰（Sutherland）等人的一些工作灵感来自比昂的观点，这些观点是在训练团体中被发展起来，并被应用于团体治疗中的。

　　⊖　团体心理分析创始人福克斯有意地不使用"带领者"（leader），而使用"指挥"（conductor），目的是强调团体分析师的"去领导化"，团体分析师更像是一个乐队的指挥。——译者注

埃兹里尔（1950）描述了其使用"严谨的移情解释技术"，将"严格的精神分析技术"运用于治疗性团体的努力。在斯特雷奇和里克曼建立的传统之上，埃兹里尔指出，在团体治疗中，对"此时此地"进行移情解释具有压倒一切的重要性。治疗的任务被埃兹里尔普遍化为解决婴儿化的俄狄浦斯冲突，于是大家都从这个角度来看待相关资料。用埃兹里尔的话来说，所有的材料"都可以被看作一个习语，在这一次治疗中，病人用这个习语来表达他需要的这段和治疗师之间的关系"。（1952）

福克斯学派的方式与此非常不同，然而在这里，我们想将埃兹里尔的方法中关于分析师–指挥的角色的一些关键的方面独立出来看。

分析师最终将团体的互动交流聚焦在他自己身上，并进一步扩展到分析师的整体框架中。埃兹里尔甚至认为团体中的其他成员可以简化为共同呈现的"刺激"，他们的存在可以吸引内部防御向外投射。

对此，可能会有争议存在，正如布朗（Brown，1979）所提出的，这种以分析师为中心的模式培育了另一种"'基本'假设依赖"，并且婴儿化了病人。它也降低了成员的理解和参与的重要性，而理解和参与本身就是目的。

依据弗洛伊德关于节制和中立的观点，分析师自己的组织原则（包括他的理论和训练）被排除在对等的关系之外。例如，从主体间性的观点来看，依据未解决的婴儿期冲突等视角对所有材料进行架构，本就是由分析师结构化和组织化（因此也是约束性的）的观点，这与"中立"观点相去甚远。在马兰（Malan，1976）对塔维斯托克团体进行的重要的经验性评估中，他指出病人们对过度客观的精神分析心理分析，以及对只强调冲突的客体关系感到不满。他提出了一种令人吃惊的温和的建议："看起来治疗师不应该太受他们从经典精神分析训练中学到的东西的束缚。"（1976）我在此也要补充，利用自体心理学对团体的理解，我们可以把有些不满看作对强加某种"技术"的抗议，以及在某些情况下，因为治疗师只关注自体的一部分而感到完整的自体被损害的反应。也许一些病人感到他们的观点和他们的人际关系应该有其重要性，但没有得到充分的肯定。普通人和病人都需要知道自己对他人是有影响的。

移情：主体间性的观点

经典理论中，关于移情和移情在治疗中的作用的观点，存在着一些缺陷。其中的一个困难在于，早期的精神分析师（以及之后的很多分析师）在面对病人时，倾向于认为自己代表着一种客观、真实的立场，认为自己对精神生活和冲突的看法总是正确的。这就导致了一些极端的现象，之后的学者对它们进行了批判。例如，费伦齐挑战了当时盛行的认知论，他不赞成分析师具有绝对正确性，并且将病人提出的批评视作有价值的。这样的观点使他与他的同侪和弗洛伊德本人之间出现了严重的问题（Eisold，1997）。还有一种极端情况是分析师没有认识到病人是多么依赖分析师对病人的接纳，通过这种接纳，病人通过组织分析师观察和解释的基本概念来看待"现实"的依赖。我们知道费伦齐的学生巴林特（Balint，1968）对"过度坚持的解释"和"强人所难的分析师"的危险性发出过警告，并讨论了这一主题。史托罗楼（Stolorow & Atwood，1992）用以下的方式来表达这一进退两难的困境："为了维持与分析师之间的联系，作为代价，病人时常感觉被迫服从，这是必然的。"

如果我们认真对待物理学中的不确定性原理，那么现代的精神分析（无论是在团体中还是在个体咨询中）必须充分吸收这样的观点：分析师作为一个主体，拥有自己的权利，并且懂得观察者和被观察者之间存在着关键的不可分割性。有趣的是，和术语"解释"具有不同的内涵，"理解"这个词可能可以更清晰地传递这种不可分割性：如同奥林奇（Orange，1995）所描述的，"理解"这个词既是对人而言，也是对进程而言的，既指自体，也指关系。也许可以这样说，对于团体治疗，根据定义它是一个多个体的情境，更容易传递围绕理解和解释的多重性、相互性，以及彻底开放的态度，也许会使主体间性的概念更易被理解。福克斯著名的分析性概念"通过团体，为了包括指挥在内的团体"绝妙地表达了指挥完全被包含在改变的过程之中。（1986）

我们感谢科胡特尝试系统地界定不同类型的移情，并且对移情概念进行了拓宽，他放弃了弗洛伊德和克莱茵只强调内心冲突的观点（以及狭隘地以性和攻击的概念来构想内心冲突）。通过他和自恋性病人的工作，科胡特发现了"自

体客体"（self-object）移情。在这种移情中，个体尝试寻找一种东西，来帮助他
获得或者保持一种基本的凝聚力和幸福感（Kohut，1977）。这些移情源于需求
未得到满足的领域，尤其围绕着自体的形成和凝聚。所以，除了一个人可能持
有的期待和被压抑的欲望之外，还有一个问题是这个病人需要什么，即"发展
性缺陷"的领域。正如史托罗楼和拉赫曼（1981）所说："在移情中帮病人理
解其理应需要但错过了或过早地失去了体验，就是为了给病人受到阻滞的心理
发展提供支持。"科胡特假设了各种各样的基本自恋需求，以及一种将分析师当
作"自体客体"的与分析师的关系。后者与将分析师当作本能冲突的客体是不
同的。症状和恐惧感被更加宽泛，可能也更加确定地理解为"成长性和恢复性
的需要"，而不只是如弗洛伊德所认为的，是在内心冲突基础上进行妥协的产物
（Lachmann，1986）。在一个团体中，其他成员也持续地唤起并回应这些自体客
体的需要，创造出一种新的矩阵，如果一切顺利的话，在这种新的矩阵中，新
的发展得以进行。团体创造了一个复杂的时间和空间的现实，在这个现实中，
重复的、恢复的、新生的和新鲜的经验，都得以展开。

　　根据持续变化的人物－背景关系，我们得以有效架构自体客体与移情
的其他方面之间的关系，不同的时期会有不同的情意丛。有人可能认为，例
如，一个人在通过自体客体经验使他的自体获得足够的支持且具有足够的连
贯性之前，他将不可能通过一种安全的方式来解决心理冲突。此外，自体客
体需求并不局限于明显"自恋"的病人，也适用于个体所有有自恋需求的
领域。

　　团体有着非常丰富的内涵，尽管这个领域的理论才刚刚开始发展（Harwood
& Pines，1998）。团体的指挥面临着非常复杂的任务，需要在不同的层面做出
共情性的回应，不仅要在团体内对不同成员进行共情性回应，而且要在不同时
间点对同一个体给予共情性的回应（甚至是在同一次治疗里）。巴卡尔（Bacal，
1998）提出用"最佳回应"来描述治疗师的这种灵活的能力，以此来替代传统
的中立概念。这个概念有时会让很少做出回应的分析师错误地理解为尽量不做
反应。在任何时候，团体治疗师都会帮助培养潜意识地和前意识地发生的、成
员之间的自发的反应性和回应性。

治疗师最基本的主体性

1919 年，弗洛伊德在努力区分精神分析和其他形式的心理治疗和建议的过程中，将"纯金般宝贵的分析"和"铜一般廉价的直接建议"做了区分。与此相关联的是"中立的分析师"的概念，以及培育病人的"移情性神经症"的观点。然而，正如吉尔（Gill，1982）认为的，当分析师进行干预或者没有进行干预的时候，"病人可能觉得分析师的建议指出了一个可以去追求的方向"。

奥林奇、阿特伍德和史托罗楼（1997）曾经对所谓"中立的神话"提出质疑。他们声称，"每一次分析师向病人提供一个超出病人意识觉察的解释的时候，即使再轻微，也是分析师在邀请病人从分析师个人的理论视角看待事情"。相比之下，在主体间性的模型下，分析师不具备能让他触及病人的"客观的立场"，关键的是分析师以一种对指导他的价值观和理论框架保持觉察的方式进行反思的能力。这么看，"理论"不仅可以被理解为思维模式，还可以被理解为一种内在自体客体，也可以说是在帮助分析师在他的工作中感到安全和有连贯性。主体间性的治疗师批判了中立能够帮助创造出"不被污染的移情"的观点，聚焦在治疗师具有的不可避免的组织原则上，包括提出移情可以被理解为一个"组织"，分析师和病人共同为其出现做出贡献（Fosshage，1994）。也许与之相似的是，阿伦（Aron，1996）坚持认为，治疗是被共同建构起来的，虽然共同建构者是不对等的。

指挥或者分析师所做的贡献是什么呢？奥林奇（1995）提出，术语"反移情"需要被"共同移情"替代。在她看来，共同移情是治疗师对于"正在发生什么"所持的观点，也是一种治疗师和病人共享的印象，也就是说，互动中的每一部分都是独立的，要弄清楚与病人呈现的信息"相反"的是什么，基本是不可能做到的（McLaughlin，1981）。与这些观点相关的是，戈尔德伯格（Goldberg，2007）提出了一个切中要害的问题："谁拥有反移情？"尽管他已经详细描述了将案例体验写透彻的具体困境，但是，当"心智"不再被看作个体皮肤包裹下独立的存在，我们就可以认为这是在表达一个更加宽泛的哲学问题。

不仅如此，分析性的二元关系和治疗团体，也都不是脱离更广泛的组织性和社会性的背景而孤立地存在的，这种广泛的组织性和社会性的背景滋养并影响着关系（Zeddies & Richardson，1999）。因此，奥林奇（1995）拒绝在分析师具有的孤独的权威性上建立绝对的客观性。一个团体分析性观点，当然也是社会学的观点，可能意味着分析师（包括个体和团体的分析师）的权威性仅仅是关系中特定历史脉络的产物。

除了分析师或者指挥可能持有的某个特定理论（思索为什么不同的治疗师会倾向于他们偏爱的模型是很有趣的），更加广泛的（或者更加深刻的）价值观，也会影响他们的执行和思考。所有临床交流都涉及病人和治疗师之间某种程度的价值交流，这种交流通过言语的和非语言的途径得到表达。利希滕贝格（Lichtenberg，1983）做出了很有价值的贡献，他提出关键不是分析师能够变得价值中立（或者理论中立），而是他能够变得更具价值敏感性。在团体分析的情境中，"社会潜意识"的概念具有非常重要的位置。如泽迪斯（2002）巧妙地指出的那样，"社会潜意识"反映了"一种复杂的、历史织就的道德伦理价值、信念和假设的'挂毯'"。从经验性的视角来看，在一个大型或中型的团体中，感受到自己是其中的一员，可以显著地帮助成员在造就他们的、更大的文化矩阵中定位自己。

潜意识生活的隐喻和模型

史托罗楼和阿特伍德（1922）用一栋建筑或者房屋的隐喻来概述他们提出的"潜意识的三个领域"（动力性的潜意识、前反思性潜意识以及未经验证的潜意识）。他们吸收了弗洛伊德的动力性潜意识（与被压抑的、无法忍受的冲动、愿望等有关），这一概念相当于一栋建筑或者房屋的地下室。相比之下，在史托罗楼和阿特伍德的隐喻中，前反思性潜意识并没有这样一个物理学上的空间，它相当于指导建筑施工建造的"建筑师的设计方案"。如同组织原则一般，前反思性潜意识提供了建筑的结构和建筑不同部分之间的关系，于是，尽管不直接被"看见"，但它们的影响确实是无处不在的。这样看来，史托罗楼的隐喻是对弗洛伊德的发展，房子不再只是一劳永逸的结构，而是包含着一个持续的过程（设计、建造、改进等）。未经验证的潜意识，代表着留在一边的"砖块、木材和其他未使用的材料"，这些材料并未成为建筑物的一部分，但依然具有这样的可能性（Stolorow & Atwood，1992）。在心理学中，后者还没有被明确地表达或整合入主流的精神生活，但在未来的某个阶段可能会：它们代表的是潜力和可能性。

然而，考虑到关系性精神分析和现代团体分析的深刻见解，这个建筑物或者房屋的比喻是否太过静态了？代表心智的房屋是一个独立的住宅形象，终究是与社区分开的。取代独立的房屋对应的是取代笛卡尔的主体，即独立的、"精准的"自体（Taylor，1989）。同样，福克斯（1990b）声称，心智不仅是"作为一个个体的人的内在"的特质。通过在理论上阐明"多 – 个人的"维度，福克斯认为，根本就不可能有"内在和外在之间传统而鲜明的区分……内在的东西也是外在的，外在的东西也是内在的"。于是，一种解决的方式就是对隐喻进行发展，将住宅变成一条街道上、一个社区中的联排房屋，等等。

福克斯（1990b）提出了一个关于精神和社会生活的交通的类比，与那个房屋的隐喻不同，他将网络、地区、活动等也包含在内。通过强调相互联系及超个人过程的概念，福克斯指出"交通（即超个人过程）不是一个孤立的事实或者一个封闭的系统"，同时存在的还有其他的小镇、其他的道路使用者、很多的路线和不同的进出路径。

团体分析关于"社会潜意识"的概念可以穿越被压抑的潜意识、前反思性潜意识以及未经验证的潜意识，只要它们可以被完全地分开；它们构成了超越个人的"交通"，丰富多彩的影响因素做成的"挂毯"，通过这些影响，个体性得以形成、保持和转化。

结论

"我不认为我们总是要去理解……在这方面，我倾向于保持事物悬而未决的状态，'没有结束'。"（Foulkes，1964）

我尝试论证了一些来自经典精神分析传统的障碍和防御，不管是用于个体还是用于团体。这并不能被简单地理解为主体间性理论就是非分析性的，就是抛弃移情或者抹除治疗师和病人之间的区别的。相反，我认为主体间性是一个重要的发展，它与自体心理学相关，但并不相同，它与发展一种对治疗工作的特殊敏感性有关，而不是一种新的技术。人们认为，主体间性理论，尤其是早期的理论，具有它的局限性。尽管它挑战了"孤立的心智的神话"和"中立的神话"，但它聚焦在分析性的合作关系或二元关系上（Zeddies，2000b）；这种过度的强调，后续得到了史托罗楼、阿特伍德和奥林奇（2002）的更正。格林伯格（Greenberg，1999a，b）具有建设性地探索了分析性治疗的内在维度，以及治疗性权威的定义是如何利用它们在其中运作的文化环境的，尽管团体分析提供了更加广泛的分析性资源，并通过这些资源概念化了治疗性工作共同建构的性质，无论是与个体一同工作还是在团体中工作。

福克斯"不完整性"的概念将我们远远带离了海涅的哲学家意象。在主体间性理论的易谬主义、激进的视角主义与福克斯团体分析的传统之间，仍有许多未被探索的联系，这远远超越了早期分析师的封闭性和对确定性的渴望。

参考文献

Aron, L. (1996). *A Meeting of Minds: Mutuality in Psychoanalysis*. Hillside, NJ: Analytic Press.

Bacal, H. (1998). Notes on optimal responsiveness in the group process. In: I. Harwood & M. Pines (Eds.), *Circular Reflections* (pp. 175–180). London: Jessica Kingsley.

Balint, M. (1968). *The Basic Fault*. London: Tavistock.

Behr, H., & Hearst, L. (2007). *Group Analytic Psychotherapy: A Meeting of Minds*. Chichester: Wiley.

Bergmann, M. (1997). The historical roots of psychoanalysis orthodoxy. *International Journal of Psychoanalysis*, 78: 69–89.

Bion, W. (1961). *Experiences in Groups*. London: Tavistock.

Breuer, J., & Freud, S. (1895d). *Studies on Hysteria. S.E.*, 2. London: Hogarth.

Brown, D. (1979). Some reflections on Bion's basic assumptions from a group-analytic viewpoint. *Group Analysis, 12*(3): 203–210.

Dalal, F. (1998). *Taking the Group Seriously*. London: Jessica Kingsley.

Eisold, K. (1997). Freud as a leader: the early years of the Viennese society. *International Journal of Psychoanalysis, 78*: 87–103.

Ezriel, H. (1950). A psychoanalytic approach to group treatment. *British Journal of Medical Psychology, 23*: 59–74.

Ezriel, H. (1952). Notes on psychoanalytic group therapy: interpretation and research. *Psychiatry, 15*: 119–126.

Foucault, M. (1978). *The History of Sexuality, Volume 1: An Introduction*. Harmondsworth: Penguin.

Fosshage, J. (1994). Towards re-conceptualising transference: theoretical and clinical considerations. *International Journal of Psychoanalysis, 75*: 265–280.

Foulkes, S. H. (1964). *Therapeutic Group Analysis*. London: Allen & Unwin.

Foulkes, S. H. (1975). *Selected Papers of S. H. Foulkes*, E. Foulkes (Ed.). London: Karnac.

Foulkes, S. H. (1986). *Group-Analytic Psychotherapy: Methods and Principles*. London: Maresfield.

Foulkes, S. H. (1990a). My philosophy in psychotherapy. In: *Selected Papers* (Chapter 21). London: Karnac.

Foulkes, S. H. (1990b). The group as a matrix of the individual's mental life. In: *Selected Papers* (Chapter 22). London: Karnac.

Foulkes, S. H. (2003). Mind. *Group Analysis, 36*(3): 315–321.

Freud, S. (1905e). *Fragment of an Analysis of a Case of Hysteria*. S.E., 7: 3–122. London: Hogarth.

Freud, S. (1909d). *Notes upon a Case of Obsessional Neurosis*. S.E., 10: 153–249. London: Hogarth.

Freud, S. (1912e). Recommendations to physicians practising psychoanalysis. *S.E., 12*: 109–120. London: Hogarth.

Freud, S. (1919a). Lines of advance in psycho-analytic therapy. *S.E., 17*: 157–168. London: Hogarth.

Freud, S. (1923a). Two encyclopaedia articles. *S.E., 18*: 233–260. London: Hogarth.

Freud, S. (1933a). *New Introductory Lectures on Psychoanalysis*. S.E., 22. London: Hogarth.

Gill, M. (1982). Psychoanalysis and psychotherapy: a revision. *International Review of Psycho-Analysis, 11*: 161–179.

Goldberg, A. (2000). Postmodern psychoanalysis. *International Journal of Psychoanalysis, 82*: 123–128.

Goldberg, A. (2007). *Moral Stealth. How 'Correct Behaviour' Institutes Itself in Psychotherapeutic Practice.* Chicago: University of Chicago Press.

Greenberg, J. (1999a). The analysts' participation: a new look. *Journal of the American Psychoanalytic Association, 49*(2): 383–391.

Greenberg, J. (1999b). Analytic authority and analytic restraint. *Contemporary Psychoanalysis, 35*: 25-41.

Group Analysis (1996). Special Issue on Philosophy, 29(3).

Harwood, I., & Pines, M. (Eds.) (1998). *Self Experiences in Groups.* London: Jessica Kingsley.

Hearst, L. (2000). Power—where does it reside in group analysis? (unpublished lecture).

Kanzer, M. (1983). Freud: the first pyschoanalytic group leader. In: H. Kaplan & B. Sadock (Eds.), *Comprehensive Group Psychotherapy* (2nd edn) (pp. 8–14). Baltimore, MD: Williams and Williams.

Kohut, H. (1977). *Restoration of the Self.* New York: International Universities Press.

Lachmann, F. (1986). Interpretation of psychological conflicts and adversarial relationships: a self-psychological perspective. *Psychoanalytic Pscychology, 3*(4): 341–355.

Lichtenberg, J. D. (1983). The influence of values and value judgements on the psychoanalytic encounter. *Psychoanalytic Inquiry, 3*: 647–664.

Malan, D. (1976). Group psychotherapy: a long-term follow-up study. *Archives of General Psychiatry, 33*: 1303–1315.

McLaughlin, J. (1981). Transference, psychic realty and counter-transference. *Psychoanalytic Quarterly, 20*: 639–664.

Mitchell, S. (1988). *Relational Concepts in Psychoanalysis.* Cambridge, MA: Harvard University Press.

Orange, D. (1995). *Emotional Understanding: Studies in Psychoanalytic Epistemology.* New York: Guildford Press.

Orange, D., Atwood, G. E., & Stolorow, R. D. (1997). *Working Intersubjectively.* Hillsdale, NJ: Analytic Press.

Pines, M. (1996). Dialogue and selfhood: discovering connections. *Group Analysis, 29*(3): 327–341.

Schain, J. (1989). The new infant research: some implications for group therapy. *Group, 13*(2): 112–121.

Schulte, P. (2000). Holding in mind: intersubjectivity, subject relations and the group. *Group Analysis, 33*(4): 531–544.

Stacey, R. (2001). What can it mean to say that the individual is social through and through? *Group Analysis, 34*(4): 457–471.

Stern, D., Sander, L., Nahum, J., Harrison, A., Lyons-Ruth, K., Morgan, A., Bruschweiler-Stern, N., & Tronick, E. (1998). Non-interpretive mechanisms in psycholanalytic therapy. *International Journal of Psychoanalysis, 79*: 903–921.

Stewart, H. (1990). Interpretation and other agents for psychic change. *International Journal of Psychoanalysis, 17*: 61–69.

Stolorow, R., & Atwood, G. (1979). *Faces in a Cloud: Subjectivity in Personality Theory*. New York: Jason Aronson.

Stolorow, R., & Atwood, G. (1992). *Contexts of Being: The Intersubjective Foundations of Psychological Life*. Hillsdale, NJ: Analytic Press.

Stolorow, R., & Lachmann, F. (1981). Two psycholanalyses or one? *Psychoanalytic Review, 68*(3): 307–319.

Stolorow, R., Atwood, G., & Orange, D. (2002). *Worlds of Experience*. New York: Basic Books.

Stolorow, R., Brandchaft, B., & Atwood, G. (1987). *Psychoanalytic Treatment: An Intersubjective Approach*. Hillsdale, NJ: Analytic Press.

Strachey, J. (1934). The nature of the therapeutic action of psychoanalysis. *International Journal of Psychoanalysis, 15* (reproduced in Vol. 50, 1969): 127–159.

Taylor, C. (1989). *Sources of the Self: The Making of Modern Identity*. Cambridge: Cambridge University Press.

Weegmann, M. (1982). *The Emergence of the Psychoanalytic Domain* (unpublished).

Wolberg, L. R. (1976). The technique of short-term psychotherapy. In: L. R. Wolberg (Ed.), *Short-Term Psychotherapy* (pp. 128–189). New York: Grune and Stratton.

Zeddies, T. (2000a). Psychoanalytic praxis and the moral vision of psychoanalysis. *Contemp. Psychoanal., 36*: 521–528.

Zeddies, T. (2000b). Within, outside and in between – the relational unconscious. *Psychoanalytic Psychology, 17*(3): 467–487.

Zeddies, T. (2002). Historical experience in social and historical context. *Group Analysis, 35*(3): 381–389.

Zeddies, T., & Richardson, F. (1999). Analytic authority in historical and critical perspective. *Contemporary Psychoanalysis, 35*(4): 581–601.

第 7 章

团体分析理论遗失的根基："相互关联的个体"或者"人们" ⊖

约书亚·拉维

　　本章是对福克斯未经发表的作品草稿进行整合所做的一个微观历史分析（这些未经发表的作品本应是他关于团体分析"理论书籍"的一部分）。我通过阅读诺伯特·埃利亚斯发表的文字来进行整合，特别是与团体分析有关的部分。（我进行的是一种"历史性的阅读"，我会考虑到埃利亚斯和福克斯进行思考和行动的那个时代盛行的历史文化氛围，这是我对在档案馆中发现的文档进行的"微观历史分析"。）我将聚焦团体分析理论遗漏的两个根基：其一，关于个体化和社会化过程的共时性和相互依赖性，埃利亚斯实现了创造性的概念化；其二，埃利亚斯尝试将心智定义为一个多个体（或者超个体）的现象。核心的争论在于，团体分析的理论是建立在相互关联的个体（复数）或者人们（Hopper，2003）的概念基础之上的，而不是建立在与概念化的"团体"相对立的具体化的"个体"基础上的。福克斯将个体心智定义为一个多个体（或者超个体）的现象，与斯蒂芬·米切尔（Stephen Mitchell）很久之

⊖　本章内容的基础是我与科恩科学历史和哲学研究所联合指导，并结合了特拉维夫大学人
　　类学院和哲学院教员的观点，进行跨学科研究的一篇博士论文。

后关于"多自体"的理论一致；事实上，团体分析研究的一些成就，例如霍珀（1977）和派因斯（1986）提出的关于作为一个团体的自体的概念以及作为自体的团体的概念，可能对于关系性精神分析的早期发展都是有所贡献的。也有人提出，对于福克斯来说，社会潜意识是一种超个体的现象，它促成了多重关系的个体（Weinberg，2007）的形成，它本身也是在多重关系的个体中形成的。

福克斯和诺伯特·埃利亚斯的著作遗产，帮助我们避免了对团体动力进行社会心理研究时产生的一个双重问题：对个体的理想化和对团体的诋毁，以及与之相对立的对个体的诋毁和对团体的理想化，每一种倾向都代表了现代性的不同方面。在社会科学、政治思想和哲学、文学等领域，也存在这种错误的二分法的表现。在关于先天和后天的典型讨论中有这种表现的例子。

在 20 世纪 30 年代，埃利亚斯在他称之为"文明进程"的过程中，对现代个体的心理 - 社会历史性起源进行了广泛的综合性研究。此外，他调查了建立现代心理学（特别是精神分析）的特定历史条件和思想基础。他认为其最初的建立基础是将"个体"（单数形式）概念化为一个封闭的实体，换句话说，是一种"封闭的人"（或者"Homo Clausus"）的模型。埃利亚斯提出了不同的观点，即更加现实和更加科学的个体（复数形式）概念，用他的话来说就是，个体是"有着对其他个体开放的结合效价的开放实体"，也是"开放的人"（homines aperti）（Elias，1969）。

社会学家埃里克·邓宁（Eric Dunning）曾经与诺伯特·埃利亚斯共同工作，也是厄尔·霍珀非常亲近的朋友，他写道："我愿意将埃利亚斯在社会学中的位置看作如同哥白尼在天文学中的位置……"他更正了自己称为"封闭的人"（homo clausus）的对人类的观点，并且作为替代，以"开放的人"为取向，认为开放的人具有多元性（Dunning，1997）。毋庸置疑，这一新的范式是建立在最早的一些跨学科研究基础之上的，这些跨学科研究在 20 世纪进行，试图在它们特定的时代条件和历史条件下，对个体（心理学）和社会（社会学）进行研究。

　　福克斯（1938）为埃利亚斯的发现和他提出的具有革命性的现代个体概念而着迷，他将这些编织进入了他自己的全新的具有革命性的心理治疗实践。他的基本观点非常简洁：假如人类从出生起就是相互关联的开放的实体并具有开放的结合效价，假如他们已经同时被彻底地社会化和个体化了，假如在这样的过程中他们容易产生精神病理条件，那么我们将不只是可以，而且是必须将他们组织到一个治疗性的团体中，以求为他们提供治疗。

站在弗洛伊德的肩膀上的巨著《文明的进程》：社会基因和心理基因调查

　　埃利亚斯复杂的、对现代个体进行跨学科调查的计划，本质上是在探索西方人是如何在文明进程中变得越来越个体化的。这正是埃利亚斯的研究始于弗洛伊德的发现的原因，其发现主要处理的是现代个体的心理结构。事实上，我们可以将埃利亚斯的研究看作对弗洛伊德的发现所做的"注脚"，或者是一种"回应"。事实上，在《文明的进程》一书中，关于超我的社会基因部分，埃利亚斯（2000）写道：

　　这几乎不需要说，然而可能值得明确地强调，这一研究有多少归功于弗洛伊德和精神分析学派的发现。对于任何一个熟读精神分析著作的人来说，这种关联性都是非常明显的，看似并不需要在特定的实例中将之指出，尤其是因为如果不具备长期的资质，这样做也是不可能的。在弗洛伊德的方法和这个研究使用的方法之间的一些可见的差异，并未被明确强调，尤其可能是因为这两者在经过讨论之后可以毫无困难地相互统一。

　　对埃利亚斯和福克斯来说，在 20 世纪二三十年代，面对法西斯主义和一些大众心理现象，主要的问题是现代个体的自由和健康。虽然福克斯将他新的方式命名为"团体分析"，但这一命名解释并探索了特定的团体分析性元素。这些在本质上也是一种治疗个体（复数形式）的方法，而不是治疗个体（单数形式）或者"团体"（作为一个整体）的方法。换句话说，这曾经是一种尝试，目的是治疗那些在个体的精神病理状态和生活危机中丧失了个体性和个体身份的个体，尝试去为其创造治疗实践的空间和方式。让我们回想一下《团体分析性心理治疗导论》（Foulkes，1948）一书的结束语提出的悖论：

> 团体分析是一种独创性的方法……总体来说，他们（病人们）能够完成他们作为个体不擅长的事情，能够如同彼此的治疗师一样去行动……个体变得越好、越自由、越和谐，他在团体中也就越有可能变成一个更加好的成员。团体中的成员变得越来越好，这个团体也就随之越来越好。无论如何，一个好的团体会培育、发展、创造并珍惜那些珍贵的产品：人类个体。

同时发生、相互依赖的"个体化"和"社会化"进程：团体分析理论的第一基础

埃利亚斯（1991）著作的书名《个体的社会》（*The Society of Individuals*）本身的含义就讲述了整个故事。它不是"社会和个体"，不是"社会中的个体"，甚至也不是团体分析师倾向于认为的"个体中的社会"，它就是"个体的社会"（巴比伦词典中对"of"的定义是"属于，以……为特征"），在德国出版的原著名为"*Die Gesellschaft der Individuen*"（1987）。团体分析界普遍的观点和表达是"个体们内在的社会"，这个定义呈现了"个体完全是社会性的"的含义。要超越个体和社会的对立是非常困难的，要理解现代社会是一个"个体们的社会"，一个成员不断个体化的社会，也是很困难的。这本书的历史是不同寻常的，也是奇特的，它差点成了一本侦探小说。罗格·沙尔捷（Roger Chartier），杰出的法国历史学家，也是巴黎高等理工学院的院长，在著作《在悬崖边缘：历史、语言及实践》（1997）中写道：

> 《个体的社会》一书原本的计划是要对埃利亚斯的主要作品——1939 年在巴塞尔出版的《文明的进程》进行小结，原本是长篇总结的一部分。然而，由于一些他从未说明的原因，在埃利亚斯的书处于校对阶段的时候，他将这个部

分的章节移除，并将移除后的部分送到了一个瑞典杂志社单独出版，然而被移除的内容至今没有出版，评论部分也从未公开。直到 1983 年，它才被修订、转载，并且在斯德哥尔摩大学流传起来。到 1987 年，人们才比较容易读到它。这部分内容在埃利亚斯的作品中并非核心，因为它的主要内容是概述《文明的进程》中的分析的理论基础。

鲍曼（Bauman，2000）抓住了埃利亚斯范式革命的本质，这对于理解团体分析理论的第一基础是非常必要的：

埃利亚斯为他过世后方得出版的最后的研究取了这样的题目——"个体的社会"，这个题目完美地抓住了社会理论自诞生以来就一直萦绕着的问题的主旨。埃利亚斯与从霍布斯时期建立起来，并由约翰·斯图尔特·米尔（John Stuart Mill）、赫伯特·斯宾塞及自由主义正统塑造的我们这个世纪普遍的信仰（doxa，所有进一步的认识的未经检验的框架）决裂，将"个体和（and）社会"和"个体与（versus）社会"替换为"个体的（of）社会"；这样一来，他就将论述从对陷在自由和支配之间生死未决的斗争中的两股力量的集体想象，转移到对"相互的概念"的集体想象：社会塑造着社会成员的个体性，个体通过他们的生活行为形成社会，同时在他们社会性地编织起来的网络中追求切实可行的策略。将成员塑造为个体是现代社会的标志，然而，这种塑造不是一次性的行为，而是一种每天都要反复实践的行为。现代社会存在于其持续不断的"个体化"活动中，正如个体的活动存在于被称为社会的相互缠结的网络的日常重塑和反复协商中。

鲍曼（2001）在为贝克（Beck）和贝克 - 格恩斯海姆（Beck-Gernsheim，2001）的书《个体化》所作的前言中，他使用了同样的一段文字，并取标题为"个体地，共同地"。尽管这个题目听起来是自相矛盾的，但事实上它抓住了个体化进程中团体分析性和关系性的特质。

在《个体的社会》一书中（在《文明的进程》一书中完全一致），一方面，埃利亚斯没有对弗洛伊德未将人类的社会理论纳入其理论进行批判，也没有对他聚焦在个体身上的做法进行否认。相反,他对于弗洛伊德就个体心理所做的贡献表达了尊重。另一方面,他看到了自己的工作中对于社会历史源头的强调。毋庸置疑,埃利亚斯的视角是对弗洛伊德理论的挑战,但这种挑战不是为了将社会或者团体作为人类个体的替代性选择,而是为了更广和更深地对个体化的现象做进一步的研究。埃利亚斯指出个体化是一个过程,其嵌入在某个特定历史社会环境中,社会变迁中的每一个孩子都"同时被彻底地个体化和社会化了"。

为了将《个体的社会》一书中的论点和它在团体分析中的关键作用置于相应背景下去考虑,我将引用一段1989年11月丹尼斯·布朗和诺伯特·埃利亚斯在阿姆斯特丹进行的对话。埃利亚斯那时候已经92岁高龄,一年后过世。

丹尼斯·布朗: 请说说你具备的社会学专业知识是如何影响了福克斯的?有没有一些观点是他从你这里直接取走的?

诺伯特·埃利亚斯: 从很早开始,我就尝试克服我们被迫使用的语言,就好像个体和团体是迥然不同并且互相对立的两个实体。我不知道你是否听说过一本书叫《个体的社会》(*Die Gesellschaft der Individuen*)——这本书还没有被翻译成英语,但即将被翻译了。

丹尼斯·布朗: 我没有听说过。很遗憾我也不会说德语。当然,您的著作《文明的进程》(*The Civilizing Process*),非常知名。

诺伯特·埃利亚斯: 是的,那是福克斯感兴趣的理论方向。它是间接产生的,也就是说,文明进程这个想法本身意味着个体是完全社会化的,同时又是个体化的。对我来说,一个新的发现是我可以理解社会规范是如何改变的,如果我们将社会规范从抽象的概念转化为人类的社会规范,我们必须说个体也改变了,不同年代的个体在不同的社会规则下成长,与我们年轻的时候的自由相比,你可以看到今天年轻一代的自由的不同。所以我认为,事实上,个体只有在团体中才能被理解,而团体只可能是个体的团体……我不知道现在在团体中,将个体和团体作为两个层面看待的团体分析理论，还在多大程度上被使用着。这是我引入团体分析的东西之一，后来在团体分析治疗中被证明，它会在"从团体层面到个体层面"和"从个体层面到团体层面"之间徘徊，两者都源于我们注意的焦点。

丹尼斯·布朗：这是一种前景-背景辩证法。

诺伯特·埃利亚斯：是的，我不太清楚我是否把它们看成前景/背景，但是我想把它们放在同一个水平上，所以就有了重要性相当的两个层面。这个时期的想法你可以在《个体的社会》的第一部分中见到。

丹尼斯·布朗：我很期待拜读这本书。

诺伯特·埃利亚斯：我们（福克斯和埃利亚斯）很大程度上一致，所以我想，我们不想离开彼此，也不想相互溶解，即使在我们认真谈论着我们相似的倾向的时候（Brown，1997）。

丹尼斯·布朗：这非常让人震惊，一个个体就好像一个节点，一种网络的交叉点，一个神经系统中的神经元。

诺伯特·埃利亚斯：是的，我在一本最早期的著作《社会学是什么》中，已经发展了另外一种定形的概念。什么是社会？人类建立起来的结构。如果某人说"一个团体"，他就难以说"一个个体们的团体"。我在寻找一个词语，寻找一个使其可以这样表达的词语。一种个体的定形，或者如果你愿意的话，称之为个体的结构，这非常接近福克斯所需要的……

我在《社会学是什么》中描绘了一个小的图景，来呈现个体朴素的视角，在这样的视角中，他是一个团体的核心，然后，为了看到自己如何作为其中的一员存在，脱离或者疏远团体的行为是必需的。这就是我用"定形"这个词语想表达的意思。

我现在要谈一下埃利亚斯请我们关注的图（见图 7-1 和图 7-2）。（这两幅图概括了埃利亚斯非常渴望提出和推广的新的范式，这个范式不是在将"个体"和"社会"加以区分的语言中设想人类世界的，而是将人类社会看作相互依赖的个体形成的定形（"网络结构"）。

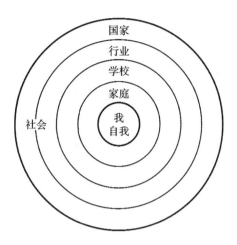

图 7-1　以自我为中心的社会观的基本模型（Elias，1970）

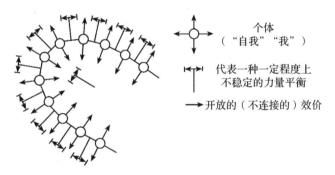

图 7-2　相互依赖的个体的定形（"家庭""社区""团体""社会"，等等）

　　请注意，起源于化学的"效价"的概念，作为一种隐喻，用来指个体具有彼此依恋的特征。埃利亚斯早在 1937 年就使用了这个概念，先于比昂（1961）使用这个概念来描述基本假设中的团体动力。同一种隐喻的方式，表达的是两种观点。然而，在人类科学领域使用化学概念"效价"，需要对不同的场合做更多的阐述。我复制了这些图表，埃利亚斯称它们为"图"，是为了让我们对于埃利亚斯在人类科学领域提出的新范式有丰富的感受，正如谚语中所说的："一张图胜过千言万语。"

诺伯特·埃利亚斯：我想这是基本的态度，也是我们（福克斯和埃利亚斯）共同的态度，就像我说的，我想我可以处理好，因为我很清楚，整个社会中个体与社会的分离，部分是由于不同立场的人强调的事物不同。右派强调个体，左派强调团体，一个个体将这些党派信念中的价值观带入理论中，这不太好的……我对于意识形态有浓厚的兴趣，这也是我带入我们社会的一个议题——只要从社会整体来说，人们还在依据个体和社会具有不同价值的基本观点进行分裂，一个个体在表达和思考的时候依然好像个体和社会是两个不同的存在，那么我认为这就是改变应该开始的时候。

至少可以期待现在已经靠近了这种分裂的尾声……

事实上，社会潜意识的概念已经在上面的采访中得到了清晰的描述。埃利亚斯说："我可以理解社会规范是如何改变的，如果我们将社会规范从抽象概念转化为人类的社会规范，我们必须说个体也改变了，不同年代的个体在不同的社会规则下成长。"他指的是人们并没有意识到社会限制对人们日常行为的影响，也指不同时代的不同社会约束，它们会促进（或者限制）个体化。

福克斯关于心智的创新：团体分析理论的第二基础

我们尝试着揭开团体分析理论中失落的第二基础，让我们通过对福克斯未出版的文献做一个微观历史分析来理解它。顺带提醒一句，我们不应该忘记，福克斯曾打算和埃利亚斯共同写一本"理论著作"。他意识到，关于理论的部分，他需要与埃利亚斯合作。福克斯不仅在建立明确的理论时，碰到了理论上的困难，也因为自己是心理治疗领域的一员，碰到了政治上的困难。由于与"团体分析协会"的其他创立者不同，埃利亚斯是唯一一个来自其他专业领域的人，他的专业领域是社会科学，专攻"大陆"社会学。这使他能够超越心理学、社会学、人类学、历史学等学科传统分工的界限，从另一个视角来看待人类。福克斯将埃利亚斯引入了协会，又和他一起进入了跨学科思考和研究的肥沃精神领域。

福克斯的"遗作"被收藏在伦敦韦尔科姆医学历史及认知档案馆中，表明了福克斯与"个体心智"这个概念的思想上的斗争。福克斯确实对个体的心理结构这个话题非常感兴趣，他关注的并不只是关于团体动力学的主题。在撰写与团体心理治疗相关的期刊文章或图书的时候，福克斯进行了即兴创作。他成功地模糊了他对个体心智的主要的关注，而首要强调"矩阵"这个中介的概念，尽管"矩阵"或者"团体矩阵中的交流"本身就具有理论上的重要性，尤其是在临床和治疗性方面具有重要意义。

图 7-3 是从 1969 年福克斯为计划中的"理论著作"所做的草稿中摘录的。福克斯 1976 年离世的时候，这本"理论著作"正在准备中。这些摘录是以它们原始的形式出版的。我将呈现不同版本草稿的主题的演化，以及草稿的部分内容，从中窥见在最终版本完成前，每个细小变化的特殊重要性。

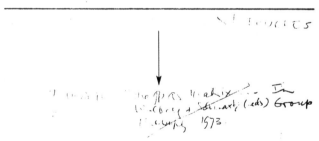

第一阶段　　　　　　　　　　　　　　　　1969 年 10 月 22 日

关于我对心理所做定义的一些注释，我的定义中心是一种（多个体的或者更好的表达依然是）跨个体的现象。

第二阶段　　　　　　　　　　　　　　　　　　1969 年 10 月

关于我对心理作为跨个体现象的定义，这里是相关的注释。

图 7-3　福克斯"理论著作"摘录

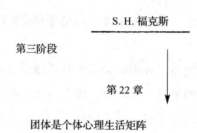

　　S. H. 福克斯

第三阶段

第 22 章

团体是个体心理生活矩阵

　　这是 L. R. 沃尔培格和 E. K. 施瓦茨（1973）的《团体治疗 1973——概览》其中的一章。

图 7-3　（续）

　　1973 年年末，福克斯勉强地发表了他的心智理论，这一理论在团体分析理论中非常关键。他认为，如果人类的心智世界从一开始就是"多个人"的，如果你将一群人组成一个团体，那么一个多人的"团体矩阵"就产生了，它是团体中的每个成员的心智特征导致的必然结果。

　　在出版的书中，很重要的是，福克斯（1973）突出强调了"团体是个体心理生活的矩阵"，而不是"作为多个人或超个人现象的心智"。从某种角度来看，这是不言而喻的。然而，他运用已发表的版本中的部分材料，对 1969 年成文的草稿进行了评论，在"阶段二"（stage 2）中，我们可以看到这部分手写文字[⊖]："运用在'作为矩阵的 gp（即 group，团体）'中……在 1973 年的沃尔培格（Wolberg）和施瓦茨（Schwartz）的《团体治疗》中"。这一写于 1973 年后的事后评论说明了在其生命的最后 3 年中，福克斯一直在处理这些手稿，为他的"理论著作"做着准备。尽管如此，福克斯（1973）发表的文章《作为个体心理生活矩阵的团体》，成了后来试图拓宽团体分析理论范畴的一个重点（请参见 Brownbridge，2003；Stacey，2001a，b 等资料）。

　　现在让我们对福克斯的相关理论做更加深入的挖掘：首先，心智是属于个体和他的身体的牢固的概念；其次是一个强有力的信念，坚信我们的心智根植于外在世界，而且是通过将我们在生活中累积起来的经验向内投射而构成的。

　　⊖　此图不清。——译者注

在阅读中，我们是否可以将福克斯看作为一位关系性的、主体间性的思考者呢？可能可以，可能不行！

我们可以假定，在 20 世纪 60 年代初期，伦敦的埃斯特·比克（Esther Bick）发展并实施了婴儿观察的严谨方法，福克斯与其有过深刻的接触。

毕竟，没有外在的和他人的刺激，几乎不可能有任何的内在体验发生——即使我们自己身体的体验，也是最初在我们的母亲的影响下激发起来的。抛开我们自己和我们所有的行为，并不存在任何"外在"（现实）体验——包括幻想和扭曲……

当然，从胚胎的角度来看，福克斯认为皮肤既是身体的核心，又是身体的边界，可能对心智也是如此。

众所周知，福克斯非常专注于婴儿从外部世界吸收了什么的"内投射"现象。这一理论方向和埃斯特·比克的发现是一致的，和梅兰妮·克莱茵理论倡导的"投射"的核心性是相背离的。欣谢尔伍德（Hinshelwood，1989）是这样评价埃斯特·比克的工作的：

比克所做的观察中最重要的是，婴儿在被一个外在客体拥抱着的时候，可以通过皮肤感觉，经历被动体验……这个婴儿的人生中经历的第一个客体和人格结合在一起，而且在内的客体必须被内投射，给内投射提供一种空间感。人们需要一种内在空间的体验，这种观点通过充分的经验证实，与比昂的理论中提出的存在着一个天然的内在空间的体验是相互对立的。

此外，如霍珀（2006）所写的，福克斯承认自己尤其被"关联的个体"这一观点所影响，这一观点认为"从定义上看，一个个体被社会充满和浸润，反之亦然"。然而，福克斯"总是（承认）身体的约束对心智具有持续的重要影响，反之亦然"。

霍珀（2006）也报告说福克斯对于他博士论文中的部分内容也非常赞同（霍珀的这篇博士论文后来出版时名为《社会流动性：对社会控制和贪得无厌的研究》）：

人类只能通过社会互动来发展，对于社会学家来说，这是不言而喻的。人类从社会关系和他们社会的文化形态中获得他们的人际边界感，在生命周期的任何阶段，情况都是如此。每个个体都与他人有所不同，每个个体也和他根植于的人类有机体有所不同。简单说来，大脑和头盖骨共同存在，而人的心智存在于相互作用的个体之中。

人格和性格都具有社会基础，在社会化的有机体中产生的人会实施调停行为。依据这样的现象，社会和文化又都是具有个体基础的……

尽管福克斯承认"心智"是"珍贵又宝贵的个体"的一个方面，他理解心智的形成、发展、保持是一个多个人的过程。"心智"现象是多个人的。成为一个"个体性的自体"是一个复杂的进程，在社会影响和心理影响相辅相成地发挥作用的基础上，这一进程得以发生。这样看，非常清楚的是，埃利亚斯和福克斯对人类的发现，包括对人类的心智、人格结构和自体的发现，以及这些发现之间的相互联系，对于建立团体分析的严谨理论而言是必不可少的。

网络化、相互交织、关系性和关系矩阵

我想对埃利亚斯早在 1939 年就完成了的文章中的内容做一些深入的挖掘。这篇预言性的文章是埃利亚斯为人类科学创造出的一种新的网络语言的一部分（几十年后，我们也可以称之为一种新的相互关系的语言），这种语言的创造经过他坚持不懈的努力，克服了主流的二分法的思考和表达方式。埃利亚斯预言性的文字如下：

婴儿所有的动作和行为，既不是他的"内在"，也不是他的"环境"，更不是某种"内在"和"外在"之间相互作用的产物，这些"内在"和"外在"原本就是分离的两个部分。婴儿的动作和行为其实是一种功能、一种关系的产物，只有从网络的整体角度才可以被理解，就好像一个网络线程中的一个数字。同样地，别人讲的话会在成长中的孩子的内在，被发展成完全属于他的语言，同时也是他与他人关系的产物，是他生活于其中的人际关系网的一种表达。想法、信念、感受、需要和性格特征，也都是在个体内部，通过与他人交往而产生的，

这些都是构成个人"自体"的东西，而且自体是在交往中被表达的，正因为如此，他产生于关系的网络，也经历了关系网络。以这样的方式，这个自体和这个个体的"实质"在不断交织的需求中形成了。正是这种没有开端的不断交织的秩序决定了人类个体的本质和形式。甚至他孤单的本质和形式，他感受到的他的"内在生命"，也都被盖上了他关系历史的印章——人类网络结构的印章，在他的人类网络中，他就像其中的一个节点，发展并生活于其中。(《个体的社会》，1939)

埃利亚斯的文章《个体的社会》(前面已有描述)写于 1939 年。埃利亚斯在第二次世界大战开始前的斯德哥尔摩接受过教育和学习。写作《个体的社会》是为了对他此前一年完成的巨著《文明的进程》中提及的一些发现进行澄清。然而，《个体的社会》被遗忘了，直到 1982 年在斯德哥尔摩大学的档案中被再次发现。尽管如此，福克斯作为最早对《文明的进程》做出评论的人之一(和弗兰茨·博克瑙、雷蒙德·阿伦一起)，了解埃利亚斯的理论概念，尤其是他的"定形 - 过程社会学"。这一概念产生于他对现代西方社会中的文明进程所做的调查，他从中得出了社会 - 心理 - 历史的发现。福克斯后来承认，事实上他从来没有将"团体"或者"个体"具体化，这是由于他受到了埃利亚斯的影响。福克斯总是将"团体分析性情景"看作由"相互关联的个体"组成的，他们被概念化为"多 - 个体心智"(或者"多 - 自体"，见下文)。正如我们可以看到的，对于福克斯来说，在埃利亚斯关于个人自体的性质的观念中，疗愈的过程必然包含时间和空间上同时发生的个体化和社会化过程。

值得注意的是，直到 20 世纪 90 年代末，斯蒂芬·米切尔才引进了"多 - 自体"的概念，并在其《精神分析的希望和恐惧》(Mitchell，1993)一书中，用题为"多重自我，单一自我"的一整章来阐明该书的主题：

并不存在隐藏的密室……自体被编织进入主体和他人之间的相互作用中……这些术语和范畴，体现了社会历史、家族历史、复杂的个体历史……人们将他们的经验组织成了一种多重的、整体的结构。

　　米切尔在他的理论著作《精神分析中的关系概念》（1988）中，就"关系矩阵"做了评述："最有效的途径是将心理真实看作是在关系矩阵中运行的，包括个体内在心理区域和人际关系的区域。"

　　不仅如此，在他的最后一部作品《关系论》中，米切尔（2000）承认精神分析师汉斯·洛瓦尔德（Hans Loewald）预见了精神分析将经历关系性的转折，这一观点是非常重要的。值得注意的是洛瓦尔德的观点与埃利亚斯和福克斯的观点之间的相似之处，他们都属于当年的德国犹太学者，这一代人在1933年前后逃离纳粹统治的德国，分散到了欧洲和美国。正如洛瓦尔德在20世纪70年代后期写道的：

　　心理的发展从母亲和婴儿组成的心理矩阵开始……这个矩阵是一个心理场域，在这个场域中，通过内化和外化的过程，婴儿的心理逐渐得到分化，相对自主地聚焦到心理行为上……作为内在心理结构形成的必要过程，或者换一种表达方式——个性化，内在的概念既不假定主体和客体的分裂，也不假定从一开始就有一个独立的心理器官或组织，无论它多么原始。再次强调，被内化的不是客体，而是互动和关系……我说的是，本能的驱力是由原始矩阵中的互动建立起来的……驱力的关系性特征在各种不同程度上被内化……（Loewald，1970）

　　换句话说，洛瓦尔德认为潜意识的关系性特征来自婴儿与母亲之间的原始矩阵，它是社会的第一个代表和动因。洛瓦尔德没有直接讨论"社会潜意识"，而是将之称为潜意识的关系性特征，他在更宽泛的文化和社会导向的场域和矩阵点上做了强调。在他后期的作品《作为道德动因的人》（1975，引自 Loewald，1978）和《宗教体验评论》（1976，引自 Loewald，1978）中，他出色地参考了弗洛伊德所写的《文明及其不满》（1930a），洛瓦尔德看到了弗洛伊德关于'海洋般的'情感的观点来源于母 - 婴场域的原始关系矩阵。

社会发生和心理发生：在团体分析中构成社会潜意识的双重基础过程

　　依据埃利亚斯和福克斯的观点，人类心智的社会发生和心理发生理论是团体分析理论的两块基石。派因斯在他的文章《团体分析的一致性》（2002）中直观地抓住了这一点（这部作品参考了埃利亚斯和福克斯的观点，对其做了简单阐述）："团体分析的一致性，既是内在的，也是外在的。个性化自我的形成基本上是一个社会历史过程（Elias，1978），在照料者用语言构成的互动过程中受到影响（Bakhtin，1981；Vygotsky，ref. Wertsch，1991）。"（Pines，2002）

　　我们正在勾画一个封闭的圆。埃利亚斯通过引入"心理发生"的过程，概括了"社会发生"的过程，给弗洛伊德的元心理学做了一个诠释。作为对弗洛伊德关于神话起源的假设（俄狄浦斯，正如在超我的心理发生中概述的）的延续和批判，埃利亚斯的发现将弗洛伊德开创性的思考方式拓展到现代人的心理－社会－历史起源，埃利亚斯对这一发现又做了进一步的扩展，包含他们的整个心理结构，包括自我功能、自体意象、情感和潜意识等。在弗洛伊德生命的晚期，第一个将文化和社会放在人类自我形成的基础位置上的精神分析师是福克斯，在福克斯的灵感激发下，埃利亚斯发起了这样一种范式革命。

　　团体分析的遗产，过去曾经是，现在依然是，未来必定还是"认真严谨地对待相互关联的个体"，而不是对"个体"的具体化，也不是对"团体"进行抽象概念化。团体分析性心理治疗中所发生的，源自这些个体心智的集合，它从一开始就是多个个人的或超个人的。然而，在构建心理健康和疾病的整体理论之前，福克斯已经发展了这种治疗性情境。

　　人类个体和人类团体的社会发生和心理发生；人类个体身上同时发生的社会化和个体化进程（在儿童期、青春期和整个成年阶段）产生了人类关系性的个体（如霍珀（2006）对其进行的定义）；社会机构的个体化……社会潜意识就起源于这些过程，因而，社会潜意识是关系性的，也是个体化的。福克斯在其 1965 年在希伯来大学（Lavie，2003）所做的演讲中警示我们，要反对一种信念，即我们的个体性是自然存在的，而我们的关系性和社会性是人为的：

　　关于个体都是如何去习惯他们生活的社区的，社会心理学家和文化人类学家通过大量的观察，将之漂亮地呈现在了我们眼前……他们认为作为人格核心的自我和超我都受到社会环境的影响。这一观点受到了相当大的反对和阻力。
当这一观点在我们的日常生活和职业中变得真实和具体时，现代人对自己的个
体性和身份感到焦虑，而且相当错误地假定这些"个体性和身份"受到这种观
察的威胁；而没有意识到恰恰相反，他们受到的威胁来自我们文化中团体与个
体间的分歧。这种"分歧"被一代一代地传递，是一种潜意识的过程。个体倾
向于将它（上述错误假设）保留在潜意识中，防止对其产生认同。我将之（上述
过程的结合）称为"社会潜意识"。自我无法看到他自己，正如个体无法看到他
自己的眼睛，除非通过照镜子的方式。（来自存放在韦尔科姆医学历史和认知学
院的福克斯的档案；首次发表于 2003 年）

　　总的来说，依据福克斯的观点，各种感受、焦虑、错误信念、防御、倒置
和错误概念的结合都是社会潜意识的基本特征。同时，尽管这种对社会潜意识
的定义不是那么清晰，也可能没有太多人知晓，但它仍然说明了在社会发生和
心理发生相互关联的过程中，社会潜意识是如何兼具个体性和关系性的。

历史的教训和未来的展望

　　正如我前面提到的，福克斯（1938）是对 20 世纪 30 年代埃利亚斯的著作
做回顾的最早的一批人之一。他和他的精神分析师同事们一起提出将历史和人
类精神的社会文化基础纳入考虑的范畴，然而后来他们保持了沉默。现在，几
十年过去了，随着"关系性和主体间性的转向"进入后现代时期，我们能看到
福克斯是领先于他的那个时代的。埃利亚斯的发现和见解推动了人类科学中的
"文化转向"，使其得到沉淀（新的范式使文化和语言占据首要地位，凌驾在主体
之上），20 世纪后半段，这一变化走向了高潮。福克斯吸收了埃利亚斯的这些发
现和见解。福克斯在 1961 年作为英国心理学会医学分会主席所做的演讲是具有
预见性的，可能也是具有革命性的，这篇演讲发表时以"20 世纪 60 年代的心
理治疗"为题，其中福克斯写道：

从广义上来看，弗洛伊德和同期精神分析师的工作主导了这个世纪的前半段。他们的贡献将继续对未来的发展发挥重要的作用……然而，现代研究表明，很多看似生物性的遗传，事实上都是文化的遗产……我已经强调了一个互动网络的存在，在这个互动网络中，每个人都尝试解决对所有与他人相互依赖的人而言都很普通的冲突……我们的工作事实上很难，但可以得到巨大的回报，除非遭到完全的破坏。发展路上的所有标志都显示这是一种快速的发展，从 2000 年回望，20 世纪的前半段看起来如同中世纪一样遥远。

致谢

我要对韦尔科姆医学历史和认知学院表达感激，他们如此友善地欢迎我并且支持我所做的研究。属于福克斯的大部分文件都由其遗孀伊丽莎白·福克斯于 1991 年存放入当代医学档案中心，便于后人细阅、学习和研究。

参考文献

Bakhtin, M. (1981). *The Dialogic Imagination: Four Essays by M. M. Bakhtin*, M. Holquist (Ed.). Austin, TX: University of Texas Press.

Bauman, Z. (2000). *Liquid Modernity*. Cambridge: Polity Press.

Bauman, Z. (2001). Individually, together. In: U. Beck & E. Beck-Gernsheim (Eds.), *Individualization* (pp. xiv–xix). London: Sage.

Bion, W. R. (1961). *Experiences in Groups and Other Papers*. New York: Basic Books.

Brown, D. (1997). Conversation with Norbert Elias. *Group Analysis*, 30(4): 515–524.

Brownbridge, G. (2003). The group in the individual. *Group Analysis*, 36(1): 23–36.

Chartier, R. (1997). *On the Edge of the Cliff: History, Language, and Practices*. Baltimore, MD: Johns Hopkins University Press.

Dalal, F. (1998). *Taking the Group Seriously*. London: Jessica Kingsley.

Dunning, E. (1997). Sport in quest for excitement: Norbert Elias's contribution to the sociology of sport. *Group Analysis, 30*(4): 477–487.

Elias, N. (1969). Sociology and psychiatry. In: S. H. Foulkes & G. S. Prince (Eds.), *Psychiatry in a Changing Society* (pp. 117–144). London: Tavistock.

Elias, N. (1978). *What Is Sociology?* London: Hutchinson [originally published (1970) as *Was ist Soziologie?* Munich: Juventa Verlag].

Elias, N. (1991). *The Society of Individuals*. Oxford: Basil Blackwell [originally published (1987) as *Die Gesellschaft der Individuen*. Munich: Suhrkamp Verlag].

Elias, N. (2000). *The Civilizing Process* (revised edn). Oxford: Blackwell [originally published (1939) as *Über den Prozess der Zivilisation*. Basel: Hans zum Falken].

Foulkes, S. H. (1938). Book review of Norbert Elias's *The Civilizing Process*. In: E. Foulkes (Ed.), *S. H. Foulkes, Selected Papers*. London: Karnac, 1990.

Foulkes, S. H. (1948). *Introduction to Group Analytic Psychotherapy*. London: Heinemann Medical [reprinted London: Karnac, 1983].

Foulkes, S. H. (1964). *Therapeutic Group Analysis*. London: George Allen and Unwin.

Foulkes, S. H. (1973). The group as matrix of the individual's mental life. In: E. Foulkes (Ed.), *S. H. Foulkes, Selected Papers* (pp. 223–233). London: Karnac, 1990.

Foulkes, S. H. (2003). New psychoanalytic contribution to interpersonal dynamics: theoretical considerations and applications in therapeutic group analysis (first publication). *Mikbatz—The Israeli Journal of Group Psychotherapy, 8*(1): 79–86.

Freud, S. (1930a). *Civilization and Its Discontents*. S.E., 21: 59–145. London: Hogarth.

Hinshelwood, R. D. (1989). *A Dictionary of Kleinian Thought*. London: Free Association Books.

Hopper, E. (1977). Correspondence. *Group Analysis, 10*(3): 24.

Hopper, E. (1981). *Social Mobility: A Study of Social Control and Insatiability*. Oxford: Blackwell [excerpts reprinted in Hopper, E. (2003). *The Social Unconscious: Selected Papers*. London: Jessica Kingsley].

Hopper, E. (2003). *The Social Unconscious: Selected Papers*. London: Jessica Kingsley.

Hopper, E. (2006). The relational perspective in psychoanalysis and group analysis: a comment on the exchange between Dalal and Lavie concerning "the lost roots of the theory of group analysis: "taking interrelational individuals seriously"!' by Joshua Lavie. *Group Analysis*, *39*(3): 421–431.

Lavie, J. (2003). Foulkes in Israel. *Mikbatz—The Israeli Journal of Group Psychotherapy*, *8*(1): 87–88.

Loewald, H. (1970). Psychoanalytic theory and psychoanalytic process. In: *Papers on Psychoanalysis*. New Haven, CT: Yale University Press, 1980.

Loewald, H. (1978). *Psychoanalysis and the History of the Individual*. New Haven, CT: Yale University Press.

Mitchell, S. A. (1988). *Relational Concepts in Psychoanalysis*. Cambridge, MA: Harvard University Press.

Mitchell, S. A. (1993). *Hope and Dread in Psychoanalysis*. New York: Basic Books.

Mitchell, S. A. (2000). *Relationality: From Attachment to Intersubjectivity*. New Jersey & London: The Analytic Press.

Pines, M. (1986). Coherency and disruption in the sense of the self. *British Journal of Psychotherapy*, 2(3): 180–185 [reprinted in M. Pines (Ed.), *Circular Reflections* (pp. 211–223). London: Jessica Kingsley, 1998].

Pines, M. (2002). The coherency of group analysis. *Group Analysis*, *35*(1): 13–26.

Stacey, R. (2001a). Complexity and the group matrix. *Group Analysis*, 34(2): 221–239.

Stacey, R. (2001b). What can it mean to say that the individual is social through and through? *Group Analysis, 34*(4): 457–471.

Weinberg, H. (2007). So what is this social unconscious anyway? *Group Analysis*, *40*(3): 307–322.

Wertsch, J. W. (1991). *Voices of the Mind. A Socio-Cultural Approach to Mediated Action*. London: Harvester Wheatsheaf.

第四部分

社会系统的心智

导读

菲利克斯·德·门德尔松

　　这里有两篇有趣的论文，构成了本书"社会系统的心智"的部分。作者在个人发展心理学与社会系统特定的结构和功能相交叉的未知领域中，进行了大量的探索。通过使用广泛但相关的国际文献，作者带给我们大量的原创见解。这些见解产生于东欧，这个地区在极权主义政权和意识形态控制下，充满着意外和创伤，还有"社会秩序"极端形态的崩塌。

　　海伦娜·克里莫娃（Helena Klímová）来自布拉格，在她机敏又感人的论文《假"我们"与假性集体自体》中，她用无比的耐心和生动的描述，带领我们经历了极权独裁制度下个人和集体心理社会发展的各个阶段，其中充满了伤害性的生命过程。（在阅读这篇论文时，我发现自己想到了奥托·巴西尔（Otto Basil）的小说《如果菲雷尔听说过……》（*Wenn das der Fuehrer wuesste*）。这部小说首次出版于1966年，最近在奥地利再版了。在1939年德奥合并（奥地利被兼并）之前，巴西尔就开始了他的职业生涯。当时还处在"Schreibverbot"（意为禁止出版）的第三帝国的统治时期。第三帝国倒台之后，巴西尔继续以非凡的方式发展奥地利文学。他的小说是一种"非真实的历史"，其中描述了希特勒和日本赢得战争之后的世界，以及欧洲在纳粹的极权统治下可能成为的样子——在希特

勒死后（在小说中，希特勒之死比真实事件晚发生了 20 年），一系列的巨大变
动导致了分裂，进而促使全球文明完全解体。这部小说最大的价值是它的想象，
各种技术术语被奇妙地混合，作品从国家最先进的军事武器和策略中得到启发，
进行语言编码（组织和机构只有神秘的名字，用声母组合或神话人物来命名），
与众多晦涩深奥的信仰体系、伪神话仪式和无意义的词语堆砌合并，或更理想
的状态是与之融合。遗传基因和党卫军一起，依据种族主义的伪科学幻想而设
计，创造出一种野蛮、有序而混乱的状态，破坏了所有的社会阶层。）

　　依据"平行关系"，克里莫娃注意到个体自体投射到并投射入集体生活的影
响。但必须说，也有人认为这是一种相互增量的反馈效应。她通过对一些虽然
小但是经过精心挑选的案例进行分析，不仅帮助我们在理论层面进行概括，而
且促进了对这些复杂进程中共情的质量的理解。

　　从一开始，克里莫娃就很关注语言：语言在象征性的秩序和用法中的内涵，
语言和特定的"思考－感受风格"的关系，语言在主体性发展过程中的核心地
位，以及若解体 / 无凝聚力和聚合 / 大众化的潜意识的个体和社会过程发生，语
言之后会有怎样的命运轨迹。这个部分将"代词"作为一种个体主体性和社会
话语的决定性的排序原则，认为其有着简洁而又清晰的美。

　　接下来，她对"集体主体性：存在这样的东西吗"进行了讨论。我发现，
在所用的术语方面，我和作者存在着某种分歧，这可能是因为我对科胡特学派
的自体心理学所持有的批判性的立场尚未改变。即使如此，我依然被作者对现
象的描述所说服，并得到启发。我依然认为集体自体的概念在某种程度上是一
个还原论的误称，我倾向保持卡特鲁德和斯通（Karterud & Stone，2009）的立
场，正如克里莫娃所引用的：团体不包含任何超个人的心智，团体本身是一个
超个人的项目。这个项目计划由一些目标、理想和嵌入在特定历史中的资源（类
似于个体自我）所构成。在我的观点中，这个"团体项目"总是容易受到不同团
体成员的个体主体性依据现实原则对它的考验。

　　我也不愿接受她所说的"集体主体性"的观点：我相信那是不可能的，除
非在极权主义的条件下被迫成为"假性自体"，或者更准确地说，成为一个破坏
性的和自我毁灭的"不可能的项目"，如霍珀（2003）阐述的关于创伤与融合的

内容，以及施特伦格（Strenger，2002）关注的个体性的斗争。我的个人观点是，集体哀悼永远只能是部分的，因为集体主体性永远不能完全被实现（也许祈求上帝可以）。我（de Mendelssohn，2010）已经在大小不同的分析性团体中见到了这部分观点的证据，并且在这里我也要提到我最近发表的关于这个主题的文章。

借助一个感人且清晰的个人案例，克里莫娃引导我们了解了一个小女孩和妈妈的互动，也是一个向攻击者认同的过程中，个人"假性自体"发展的不同方面。当她将这一概念扩大（这更可能被看作一个隐喻）到集体过程中时，她能以一种最具启发性的方式，勾画在捷克斯洛伐克的社会环境中，集体生活是如何被社会潜意识中对创伤的成瘾所填满的——用"对母爱的戏谑"来表达对"妈妈党"的类宗教的态度，后者是一种反常的"混淆代词的语言"，对人类亲密和精神的入侵，"政治正确"的"集体"（Kolektiv）与作为一个肮脏的词语的"团体"形成对照。从最坏的意义上看，所有这些都表现出了大众化的极权主义计划和"团体思维"，从根本上就具有反常的特点。

这让我们对温尼科特思想的另一个方面产生了思考，它可以作为对克里莫娃清晰阐释的补充。温尼科特认为，当个体的"假性自体"因对涉及的防御进行分析而被削弱时，首先出现的不是"真实的自体"，即他定义的"自发的姿态"，而是强烈、巨大的愤怒，对过去的生活的愤怒，在某种程度上，过去在"假性自体"统治下的生活被浪费掉了，这既是对自己的背叛，也是对他人的背叛。只有当这种愤怒被一定程度上修通了，"真实的自我"才开始出现。

就算这些对于个体分析来说是真实的情况，在集体过程中也可能与此相反。1967～1969 年，我个人有一段短暂的布拉格之行，那段记忆因我当时的所见所闻而熠熠生辉。我很幸运地遇到了几位富有天分又不会墨守成规的人，他们的表达带着即刻的真实性和自发性，这些都是我在西方很难体验到的。后来，如我们现在所知，当那个系统最终崩溃的时候，愤怒会在集体中出现，首先通过分裂过程（分裂成捷克和斯洛伐克）解决，然后新政中受挫的"输家"对罗姆族人和其他人的替代，会使愤怒出现并且第一时间得到处理。

我发现克里莫娃论文具有代表性的特点中，存在着两条交织的路径：一是高度原创又认真地尝试将早期个体发育的心理发展理论概念运用到社会过程中；

二是基本的共情和清晰的洞察力，这也许只有那些直接经历了这些事的人才有可能具备。克里莫娃经历了她所描述的，而且存活下来并用一种对集体过程更加深刻且不同的理解启发了我们。这真是"一切了然于心"（Bettelheim, 1960）。

第二篇论文是《社会系统中精神避难所的表现》，作者玛丽娜·莫约维奇（Marina Mojović）来自贝尔格莱德，同样用第一手的资料，不仅书写了南联盟集体生活的极权主义问题，还写了塞尔维亚新共和国从内战后来的政治灾难带来的创伤性影响。如同前一位作者，莫约维奇致力于研究特定的个体发生的发展立场在理解社会结构及其背后的潜意识过程中的适用性。她是以一种相当精彩和高度结构化的方式来进行这项工作的，她创造了种新的语言或象征性的"网格"来为这些现象排序，同时不断地用简短但总是很尖锐的例子来说明这些概念，并且让它们变得鲜活。莫约维奇的理论研究方法具有令人印象深刻的说服力，她在将发展心理学运用到对团体动力和社会系统的研究过程中，运用了比昂的"双目视野"的概念。她在写作过程中遇到了各种各样相当复杂的"交叉"问题：我们经常在"平行过程"的基础上讨论这种现象，但是"等价"的概念允许按照重要性和优先顺序对各种因果过程进行确定。这个例子显示了作者在选择她的参考范围时是多么小心，这也与她对个人心智和社会集体中精神避难所的结构和功能进行分类时的谨慎一致。

关于情结和相互丰富的精神分析文献，莫约维奇有着深厚的学术功底。她也让自己以一个原创思考者的方式，告诉了我们一些新的东西。她具备这样的特质，可能是由于在面对战争带来的如集体创伤、社会崩解等现实时，她身处其中，受其直接影响，从中获得了对这些现实进行消化并赋予其意义的来之不易的能力。在演讲中，她曾指出了这两个引人注目的因素：一方面，她就她的主题，对社会活动的各个方面进行了广泛且高度关联的联想，凸显了个体、团体和整个社会中创伤成瘾的怪异现象；另一方面，从临床视角来看，令人印象最深刻的是，她在自己的个体治疗、团体治疗和进行组织咨询的个人临床工作中有很多的发现，她非常愿意对这些发现产生的直接影响进行讨论。她在这里呈现的个案，说明了在处理严重的精神撤退现象时，治疗师可能会遇到的极端的困难。她还提出了一种基本方法和操作模型，以供参考。

　　关于这个主题，将来需要详尽阐释的是作为精神撤退的一种具体形式的身心障碍具备怎样的重要地位。如施泰纳所阐述的，一些呼吸系统和排泄系统功能方面的经典器质性疾病，例如哮喘或慢性结肠炎，在躯体上"等同"于心智上的自闭或边缘状态，它们都是精神的避难所。我曾为一些给波斯尼亚、科索沃和南联盟的大屠杀和酷刑幸存者做心理治疗的人提供督导，他们中的很多人现在在奥地利（这些人中有很多在维也纳的弗洛伊德大学门诊部接受治疗）。我的这些督导经验看起来可以证实，这种形式的躯体化症状演变为慢性身体疾病的现象，常常是被动选择的结果，而且是最坚不可摧的堡垒，用来抵御无法承受的悲剧。若非如此，结果可能是这些无法承受的悲剧的大爆发。

　　我不想在这里尝试概括莫约维奇是如何区分"封装"和"精神避难所"等概念的，尤其是关于我们对相关治疗问题的临床理解部分，但是我愿意强调其中的一个方面，这可能会是未来工作的核心：产前的、子宫内的经验作为后来心理现象的矩阵的问题。随着超声和神经影像学等新技术方法相关的专业知识的发展，我们有了更多与胎儿在子宫中的生长相关的神经生物学因素的知识，这将帮我们更深入地洞察产前生活的重要性。关于宫内或围产期的经验是攻击性行为的根源的研究，表明这类研究可能会变得富有成效（Piontelli，1992；Thomashoff，2009）。

　　如果说在这篇导读中，我已经进入了一些看似无关，实则相互关联的领域，这是因为我相信，对从以下视角出发建立起来的发现或假设，团体分析师都需要保持关注，包括神经科学、进化生物学，甚至从"进化心理学"中派生出来的可疑而又过于简单的概念的视角。这也表明了这样一个事实，这两位作者都是在"从经验中学习"的真实立场上进行写作的，从而对团体分析工作贡献了原创的和有所助益的想法和概念。一方面，这些想法和概念是在集体过程中建立起来的；另一方面，这些想法本身也建立起了集体的过程。他们指出了人类心理的内在世界是如何发展的，这种发展的核心，以及这一核心反映在团体和社会中的方式。我自己的评论和联想，例证了这两篇论文能够启发一个人去思考自己个人的旅程，这正是好的写作应该做到的。

参考文献

Basil, O. (2010). *Wenn das der Fuehrer Wuesste*. Vienna: Milena Verlag.

Bettelheim, B. (1960). *The Informed Heart: Autonomy in a Mass Age*. Glencoe, IL: Free Press.

de Mendelssohn, F. (2010). *Das Psychoanalytische Subjekt*. Vienna: SFU Verlag.

Hopper, E. (2003). *Traumatic Experience in the Unconscious Life of Groups*. London: Jessica Kingsley.

Karterud, S., & Stone, W. N. (2009). The group self: a neglected aspect of group psychotherapy. In: *Contributions of Self Psychology to Group Psychotherapy, Selected Papers* (pp. 19–33). London: Karnac.

Piontelli, A. (1992). *From Fetus to Child*. London: New Library.

Stone, W. (2009). *Contributions of Self Psychology to Group Psychotherapy: Selected Papers*. London: Karnac.

Strenger, C. (2002). *Individuality—The Impossible Project*. New York: Other Press.

Thomashoff, H.-O. (2009). *Versuchung des Boesen*. Munich: Koesel Verlag.

第8章

假"我们"与假性集体自体：社会潜意识的动力学部分

海伦娜·克里莫娃

团体分析的一个任务是：将社会潜意识与近期历史经验相联系，对其做出解释，特别是在极权主义社会背景之下进行解释；或者相反地，在经历过极权主义统治的地区，就当下的社会背景进行解释。欧洲的两个极权主义系统已经消失，然而我们面临着两种无处不在的危险，它们都是基础矩阵本身具备的特性：创伤的跨代际传承及创伤性体验的强迫性重复。

无论是将事件体验为具有创伤性的事件，还是真的去追求体验创伤，这两种倾向都可以被称作创伤成瘾（Abraham，1907）。其中包含两种主要的需要——满足力比多愿望和满足攻击愿望的需要，还有对他人的报复和对被惩罚的渴望。创伤成瘾的基础是强迫性重复地体验创伤，在原初的创伤体验中，人们尝试对其有所掌控，这样的创伤经历在希望能对原初经历有所掌控的前提下，被封存而无法变化……（Hopper，2003a）

事实上，在极权主义统治地区的社会底层，我们可以发现这种模式在历史发展中不断出现。

我们对极权主义动力的理解受到了一些为团体分析做出过贡献的理论的启发，然而其中最重要的部分是从自体心理学、交流系统相关研究，尤其是对语言的研究中发展出来的。语言是交流的一种途径，它充满着象征性的功能，而非仅仅在被转化成艺术的时候才有所体现（艺术包括诗歌、戏剧、文学）。语言和交流与个体发展相互关联，并在个体发展过程中占据着决定性的位置，而且，语言和交流也是人类团体结构的中心维度。

在霍珀理论的第四个基本假设中，霍珀（2003b）对无凝聚力的几种特质进行了区分，它们根据聚集性或大众化的实际状态而有所区别。这些特质包括互动、规范和交流。在交流中，语言和思考 / 感受方式是很有意义的。交流的方式（语言和思考 / 感受）既是策动者，又是指示器。

各民族、社会团体、代际、社会阶层之间存在的差别都象征化地体现在语言的差异中。极权主义社会使用这些象征性的现象作为工具，作为强制性认同的标志。

> ……在以大众化为特征的社会系统中，人们倾向于成为 "会员制个体"，他们通过使用狂热和神神叨叨的语言来确定他们的身份。只有对于一个团体的核心成员来说，特定词语和流行语才具有微妙的意义。谣言比比皆是。交流的进行总是涉及他们共同的历史，为了充分理解他们的陈述，我们必须了解他们的历史……人类通过使用行话来表明他们在团体中的身份。（Hopper，2003b）

大众化的现象，包括特殊的不真实的交流，都是被压抑的团体和替罪羊团体的特征，或者是在品味、时尚、生活方式、音乐等方面具有强制性偏好的团体所具有的特征。

当对狂热的语言（以及其他大众化现象）的使用在整个系统中具有了强制性，而且当统治性的品味或者对价值观的选择成了社会范围唯一被接受的意识形态时，极权主义将可能进一步发展。这样，依据 BA 理论第四条以及它所具备的参考框架，极权主义的现象就可以得到相应的解释。

在基础矩阵的背景下，吸取自体心理学以及语言和交流的功能的一些观点，我们对社会潜意识的理解得到了加深。

语言塑造并反映了人类主体性

首先，从个体心理出发，自体是

一个内在心智结构，由于：①它接收本能投注的能量；②它是连续不断的……这样来看，自体非常像是一种客体的表征，是心理器官的内容，而不是其中一个组成部分，也就是说，自体不是心智的动因一种。（Kohut，1971）

其次，当婴儿开始能够区分我和非我，原始的潜意识中的统一体就让位给了他的新能力：他既能够和其他客体建立联系，又能够和自己建立联系。这是单纯由生物生存需要推动的进程（一个孩子需要从他人那里得到一些东西来喂养自己，这一过程中通常会有两种客体出现）。这种能力推动他加快对主体性的认识，包括自己的主体和他人的主体，这种主体性是在无止境的相互交流的过程中被发现和创造出来的：

婴儿的呼喊获得恰当的回应，身体的动作引出相互的动作，呼喊和肢体动作被交织在一起，成了一个故事、一出戏剧，婴儿也就开始进入人类文化之中。重要的是"心态"的获得，这种感受是，在与他人的心智发生有意义的联结的世界中，一种拥有自己心智的感觉。这就是主体间性的世界，而不仅仅是客体关系的世界。（Pines，1996）

这种发展过程也在语言使用中得到反映。一开始，在言说他人和表达自己的时候，孩子不使用代词，因为使用代词的世界需要孩子认识到他自己和其他人的主体性。

案例1

奥蒂克（20个月大）对于玩具和乐器有着特殊的兴趣。他用语法上的主语、谓语、一些宾语和副词来造句。他宣称，"爸爸在家有一个真正的大鼓"。他也提出要求，"妈妈快给奥蒂克酸奶，快"，或者"爸爸给奥蒂克钥匙……花园……

跑，跑"。智力层面上，他能够掌握的是，对他来说，物体和人似乎属于同一类。他无法辨认出镜子中的孩子是他自己（他说，"这是个宝宝"，在他表达自己和言说他人的时候，他只使用间接的第三人称）。他还没有发展成熟到能够创造出主体性的概念。

语法上的主语，是创造一个句子必不可少的要素，但语法上的主语并不等同于心理学意义上的主体性。孩子智力上能够理解客体是可以被主体移动、创造或者毁灭的，等等。然而对于孩子来说，语法上的主语依然没有为心理上的主体性——人类的心灵所容纳。母爱文化（事实上确实存在着这种文化）是能够尊重这种发展的。母亲对孩子说话时，也会用语法上的第三人称。（"现在，妈妈将拿些酸奶给奥蒂克。"）

体验到主体性，是一种情感发展的过程，它会体现在将近三岁的孩子对代词"我"和"你"的使用中。（这种逐渐的对主体性的发现可能只是在个体复制系统发生的道路上又迈出的一步。）心理上的主体性是发展中一个很高的成就；它也许是孩童穿过动物性的世界，进入人类世界过程中的一步。

主体性的艺术不只是一项任务，也不应只被理想化地归因于情绪成熟，它可能带来的是人类灵性的出现（即马丁·布伯所说的我和你）。当然，这种因高度发展而获得的人类意识和成熟情感，常常会退化。

这种发展的某些步骤已经被仪式化，并且作为一种礼仪根植于文化中。从仪式的角度看，定义他人的主体性既不是直接进行的，也不是当面被完成的，而常常是通过被扩大为复数的形式实现的，"You"（英语"你、你们或您"），"Vous"（法语"你们或您"），"Vy"（俄语"你们或您"）替代了"Thou"（英语"你"的旧用词），"Tu"（法语"你"），"Ty"（俄语"你"）。在另一种背景下，个人的主体性可能被仪式化地转换或扩大：皇室成员过去是用第一人称复数来表达的（如"我们皇帝……"即"We, the king..."）。在不同的文化中，下属称呼权威的时候只用第三人称单数来表达（就好像在模仿一个无助的孩子的情境，或许这样是为了不与权威直接接触）。

我们可以将人们称呼彼此"我"和"你"的含义，与目光直视对方的含义进行比较和区分：它意味着"在更深的层次上"（Weinberg，2009）看到他人，并允许自己被他人看到。这是一种亲密、信任和挑战的表示，这意味着两个之前被过高评价的主体之间边界的消融。

有意识的主体性创造在个人的变革和物种的进化过程中，不仅是非常具有决定性的一步，还是脆弱易碎、难以被触碰的。在某种文化或者心理条件下，避开主体性会更加安全。

然而，在智力上和情感上掌控意识的主体性，是不容易的，即使有时可以实现。那更像是人类存在的变化形态中的一种，在很多情况下都是不被重视的：在团体中，在人群中，为了实现愉快的有保护的退行，当得到了音乐、运动、性、自恋性崇拜或者宗教的鼓舞，人们就消除了自己的边界，并且以二元关系、团体、大众等的方式与另一个个体融合。

同时，为了实现全能感（也通过其全能的途径），极权主义系统会夺走公民个人的主体性，并且让他们融合，进入一个大规模的假性集体自体。

集体主体性：存在这样的东西吗

一个人发展出其物种的形象，不只是通过对自己的身体进行潜意识建构，还是通过团体的创造——团体是个人存在的一种社会化方式。如温尼科特所说，通过创造团体，又被团体所创造的过程，个体成了一个人。当然，这里有起着核心作用的过渡性客体和一般性的过渡性现象，语言自身也被包括在其中。这个团体有着人类的特征，包括直立行走、使用语言或者是裸露的肌肤。一个天生的模型——"基础矩阵"，是在生物学和社会历史文化背景基础上建立起来的。依据福克斯（1990）所说：

即使是一个完全由陌生人组成的团体，作为同一个物种，更加狭义地说，同属一种文化，共享着同一个基础心理矩阵（基础矩阵）。因此，他们相互熟识和亲密交流的程度，都不断地加深，于是他们也创造了一种趋势，一个不断变化、不断发展的动力学矩阵。

从基础矩阵和动力学矩阵的概念出发，在团体自体概念的基础之上，团体主体性的概念顺理成章："……如果在组成个人的元素中存在着'团体'这样一种关键元素，就如团体分析坚信的那样，那么我们更有理由认为'作为一个自体的团体'是具有价值的"（Pines，1996），同时"早期发展对'作为一个团体的自体'的另一个贡献来自人类对关键的'we-ness'的认同"。

当称呼婴儿的时候，妈妈们不仅会使用第三人称单数来表达，而且有时候还会用第一人称复数，我们。"我们睡得怎么样？我们来做些好吃的，如何？来吧，小宝宝，让我们一起吃……"这种宝宝语是妈妈为了孩子而创造出来的，宝宝是故事的主角，而妈妈是让宝宝成为主角的人。然而孩子并不使用这种语言风格（第一人称复数），他们还不能获取任何主体的位置。所以，当表达她自己对于"我们"的态度的时候，妈妈发现了一些对孩子来说全新的东西：她命名了第一个二元关系。这第一个"we-ness"或者"we-go"就是后来的团体中"we-ness"或自体的模型。

团体自体的概念被"集体项目"的观念所丰富：

> 无论人们聚集在一起的原因是什么，他们必然会建构他们聚集在一起的意义和目标……在一起的目的是……团体自体的根本性特性……聚集在一起的目的是一个更大的现象，一个集体项目的一部分……团体不包含任何超个人的团体心智，但是包含一种超个人项目。项目由嵌入在特定历史中的特定的野心、理想和资源所组成（与个体自体相似），项目也可以在不同级别的复杂性中被执行……（Karterud & Stone，2003）

第一个基本的概念"作为一个自体的团体"中，被填充了新的内容。然而这些新术语，团体自体和集体项目，并没有透露它们的创造性或破坏性的潜力。心理治疗情境中的集体项目被认为是一种创造性的存在：去创造团体自体，让个人有能力变得更加真诚和健康；去追寻个人的真实目标，满足个人的真实需要。然而，在这样的环境下，一个团体可能发展为一个相当具有破坏性的或自体毁灭性的集体项目：团体自体可能被用来同时满足互不相容的目标。

事实上，如同个人会发展假性自体，团体也会发展出假性集体自体或者团体自体。

个体自体可能真，也可能假

根据温尼科特（1960）所说，一个婴儿的独立自体通过两种途径进行发展：一个孩子自然的基本需要被"足够好的妈妈"凭借直觉辨认出来，后者用照料和爱来回应孩子，这时候，孩子的真实自体就可能出现；在相反的情况下，照料者是一个"不够好的妈妈"，这时，假性自体就可能得到发展。

案例 2

卡拉寻求心理治疗（因为躯体治疗没有见效）：她长期经历着炎症周期性发作的痛苦。卡拉是个有魅力的美人，她在学业、运动、收入方面表现得都非常完美。然而，她无法享受爱的关系。在治疗中，她表示她的妈妈从来没有真正爱过她：妈妈会肯定卡拉，但是从来没有给过她拥抱和吻。卡拉成长为了她母亲期待的样子：她在任何方面都非常完美。然而，作为一个成年人，当她在意一个男人时，她就会被恐慌感所困扰。她无法享受肉体上的亲密，反而患上了生殖器炎症。

在治疗中，卡拉还透露说，她的妈妈曾经抱怨过自己还是婴儿时受到的忽视：卡拉的外祖母在卡拉的妈妈还非常年幼的时候，就将她送到了全托机构。

当卡拉的外祖母在卡拉小时候拥抱卡拉时，卡拉的妈妈会非常愤怒，还伴随着一种幼稚的嫉妒。

在卡拉童年时期寻求妈妈的爱的过程中，那些妈妈不会接受的情感，被卡拉压抑和分裂出去：她从未被允许表达她的愤怒和她对身体接触的渴望。她无法依据自己真实的情感来发展个性，而始终都被妈妈的愿望所填满：她主要发展了她的假性自体，这个部分成为她行为和自体意识的主导原则。她只有在表现完美的时候才能接受自己。

作为一个成年人，卡拉开始期待新生。她未经发展的真实的部分，即她的真实自体，苏醒过来，开始寻找关系中真正无条件的爱。随后，在卡拉的内在世界，抱持希望和对未知、失败的恐惧感之间激烈的内在冲突出现，而且只能以心身疾病的形式在深层的身体层面上应对。

当母亲没能做得足够好时，孩子就会尝试着去适应母亲的欲望，并且压抑他自发的需要，以及他对于获得爱和安全感的渴望，这样假性自体的结构就被建立起来并且得到强化……若真实自体的需要在足够好的母亲那里得到满足，母亲将成功强化婴儿对他的力量的体会和感受；但是一个顺从的孩子运用假性自体过往的适应经验，只能体验到父母强权的力量。这就是力量的问题……在二元或者三元的人类关系形式中，我们可以通过真实自体和假性自体的发展来追踪它。(Šebek，1994)

如同个体的行为和情感生活模式一样，真实自体和假性自体也都得到了动力性呈现。不仅如此，一旦这些模式被建立起来，它们就倾向于不断地自体加强，甚至代际传递。

案例 3

在一次团体治疗中，莉莉提到她有时会陷入一种半清醒状态（在这种情况下，丈夫会运用温和的谈话和温柔的身体接触来与她相处）。在之后的一次团体治疗中，莉莉突然摔倒在地，发出惊恐的尖叫，叫喊着"守卫在追捕囚犯，那个囚犯快死了"。治疗师用自己的双臂环抱住她，如同安抚婴儿一样帮助她安静下来，引导她看着治疗师和其他的团体成员，让她回到现实之中。莉莉渐渐地恢复过来，开始讲述她母亲的事。

在莉莉的童年时期，母亲经受了无法控制的愤怒，以及随之而来的自我谴责，曾多次尝试自杀。那时候莉莉在长期的恐惧中生活着，不仅没能享受到保护和照料，还必须保护和照料母亲。莉莉的母亲十几岁的时候有一段在纳粹集中营生活的经历，尽管她从来没有将这段经历完整地告诉过自己的女儿。莉莉开始在自己的幻想中发现在母亲身上曾经发生的细节。

作为一名已婚的女性，莉莉出现了这种发作。在团体的帮助下，她发现了这样一种模式：当她需要帮助或者需要被聆听的时候，她总会（潜意识地）出现这种状态。在她的成长过程中，她相信相比母亲的情感，自己的情感是不重要的。成年之后，她允许自己呈现出一些自己的需要，但也只有在被伪装成她以为的母亲的内心世界之后，这种需要才能被呈现。

莉莉深受自己的假性自体的折磨，后者始终严厉地支配着她的行为。这个假性自体最初来自对母亲的认同，莉莉的母亲在家庭中的角色其实是一个侵略者。在还是孩子的时候，为了被母亲接受，莉莉不得不放弃自己的真实情感，代之以和母亲一起经历母亲强烈的情感风暴；莉莉必须尝试着去平衡。在这样的过程中，莉莉自己的情感需要始终没有得到关注：她的情感完全或者部分地停留在潜意识状态中，因为它们此前没有被她的母亲辨认出来，也没有得到母亲的尊重。

后来，在长大成人之后，莉莉被自己的需要所触动，她最初习惯于压抑它们（正如她童年时期做的那样），但是当她再也不能容下这些需要的时候，这些被压抑的能量就在发作中爆发了。莉莉缺乏她自己命名个人感受的言语、意象和参照系统（在她个人发展的早期，这些部分没能得到母亲的支持），于是她的突然发作总是伴随着母亲的参照系统，即使实际的形象（因为缺少与母亲正常的交流）也只是莉莉幻想的产物。

向攻击者认同是假性自体的触发因素

在前面的案例中，患者不得不分裂自己的一些需要，从而留出空间来接收母亲的需要，去认同这些，去感受这些，并且宣称这些就是自己的。其真实自体没有得到发展，没有被认同，也没有获得命名。这样，患者的假性自体就在对攻击者的认同中被创造出来了。这个过程可以这样来描述：

面对一个外部威胁……主体向攻击者认同。他可能采用这样一些途径来进行这种认同——直接挪用攻击者自身的特质，或者在身体上、精神上模仿攻击者，或者通过采用用以界定攻击者的权力象征……（Laplanche & Pontalis，1973）

然而，

经典精神分析所说的俄狄浦斯期向敌对方的认同……这个情况的背景不是三角关系，而是二元关系——这种关系的基础……是施受虐的人格。

从团体分析的观点来看，假性自体的发展似乎至少是从上一代人的角色错位开始的：在前两个案例中，上一代人都是母亲，母亲在成为对其孩子进行攻击的人之前，最初都是受害者。假性自体也是向攻击者认同的一种模式，它被一代一代地传递下去，在人格中起到了举足轻重的作用，成了权力滥用的一种应对方式。这种现象可能发展成为一种严重的人格障碍，可能成为文化和社会问题在个人层面产生影响的途径（如上述两个案例），显示了文化和社会问题是如何最终通过一种可悲可叹的方式得到解决的。换句话说，假性自体的动力看起来主要存在于婴儿－母亲二元关系，然而这种二元关系本身就存在于更广泛社会中动力性和基础性矩阵背景下的三角关系和恋母情结之中。

权力的因素，如谢贝克（Šebek，1994）所述，是最重要的因素。同样的因素也决定着团体假性自体的形成。

团体自体：真性的或假性的

案例 4

在第二次世界大战结束后不久，这个由年轻志愿者组成的团体——他们大部分是学生，牺牲他们的假期，从事一些大型工业或农业项目临时的无偿工作。他们每天的工作任务很简单，达到可能的最高工作效率，而且他们确实曾经以饱满的热情来完成这项任务。就在不久之前，他们中的一些人从纳粹的强迫劳动营或者集中营返回。他们都还处在从战争的创伤中恢复过来的过程中：在他们的童年，一种充满力量的暴力模式烙印在他们心里，成为一种社会行为的模式。他们陷入这样的模式，极力渴望能够打败任何敌人，并且建立起所谓的新世界。他们内心总是填满了对于被压抑者、被剥削者和所有受害人的深刻理解。他们渴望着一个团体，一种共同性，渴望体验到成为"群众"的一部分的自豪感。

个体或者团体完全独立发展是不可能的，也不是人们想要的。个体和团体身份都未得到充分发展。团体成员的"我们"是一种假"我们"，或者说是一个假的集体自体，其中没有任何的觉察，也没有任何的意识。

假性集体自体的发展模式与个体假性自体的发展模式相似：

- 主体的需求、品质、独特性、边界（这里指的是团体）被压抑，不被允许。
- 其他需求（这里指的是在意识形态的方式）被替换，然后获得团体成员的认同，并受到团体成员的支持和丰富。
- 尽管过程是被迫的，人们仍然感觉主体具有真诚的愿望，因为主体已经认同了攻击者。

假性集体自体的现象不能简化为那些以假性自体闻名的人的流行（即使后者是很明显的）：虚假的集体自体是一种团体现象。团体计划（Karterud & Stone，2003）是属于整个社会的，它意味着要团结所有的社会力量并控制它们。单个的团体成员被认为不应与整个团体有所不同，而应该享受他们的共同性。

假性集体自体的现象（假"我们"）由向攻击者认同引发，发生的过程被施受虐的冲动所推动。真正的施受虐的冲动也在其宣称的价值观中显示出来。

在一个创伤后的社会中，人们倾向于在他们的家庭、学校、组织或者普通团体中，重复经历创伤性的体验……移民、难民和社会创伤的幸存者特别

有可能在他们进入的新社会环境中重新制造出他们以前的创伤经历。(Hopper，2003a)

在第二次世界大战之后，整个国家被创伤了。"蓝衫" 一代的年轻人经历纳粹统治的时候，正值他们童年到成年早期这一敏感年龄段。毫无疑问，对于那一代人中的很多人来说，向攻击者认同是一种普遍的模式。在意识层面，"蓝衫" 付出了他们全部的努力，为了 "新的更好的世界" 而战斗和工作。然而，在潜意识层面，他们中很多人是在使用这种由之前的攻击者印刻在他们心中的暴力模式：他们认同了 "他"，特别是当他们与他们选中的敌人进行战斗的时候。事实上，他们把人们分为被制造出的成品和天生就是这个样子的两种类型，不过这个时候他们不是根据种族，而是根据阶级的起源来做的划分。集体的仇恨再次被当作一种合乎规则的，甚至是合法的社会发展和控制的实施形式。

"蓝衫" 天真地否认他们从过去的政权统治中内化得来的施虐杀人的倾向，也否认被他们有效镇压的对手体验到的感受。这样，一旦一个极权主义系统结束，另一种极权主义就开始成长，尽管存在很多意识层面的意图。这些结构和社会行为的深刻烙印很容易就和新的内容、新的主义以及新的语汇关联上了。

大众化的过程包含同质化和一种还在发展中的同一的概念(Hopper，2003b)，这种同一的概念一直是这个过程中的一个因素。一种特殊的语言得到发展，反映出对人类主体性的被迫认同。

令人困惑的代词

虚假的 "我们"，多余的 "你"，消失的 "你们"，丑陋的 "他们"，都因此而出现。和其他语言相似，在捷克，通常第二人称单数(Ty 相当于 Thou，Tu/Toi)会被保留在亲密关系中使用：在家庭成员、朋友、爱人之间，作为祈祷和发誓的语言。在其他的情况下，人类几个世纪以来都用第二人称复数来彼此称呼（Vy 相当于 You，Vous），作为一种礼貌和有边界感的表达。然而，在极权主义下，出现了一种被迫的改变：人们必须用熟悉的"Thou"来称呼彼此。强制定义"兄弟姐妹"的身份，是为了体现以下与之相应的态度，包括兄弟情谊、同志之谊和彼此之间的共同性。但更多的时候，对于那些在他们自然的人际边界内感到更加舒服的人来说，"你们"这样的词的使用并不恰当。

伴随着使用亲密的代词，企图破坏成熟个体公民（Hopper，2000）独立身份的过程，另一种身份的转变发生了：第二人称复数的使用频率看起来在下降。这种现象在两个相互关联的背景中都存在：在个人之间和在不同的团体之间。不同的团体之间的自然边界被压制了，所有的公民都被认为应该进入一个大的包罗万象的集体自体之中。

即使第二人称复数只在谈及团体之间的关系时才被自然使用，我们依然可以看到，作为团体之间彼此区分的标志，第二人称复数仍被认为是不该存在的：只有敌人被放置在了一个与自己有所差别的团体的位置上。

出现的不是真实的"你们"，而是可怕的"他们"

事实上，真的还有什么表达团体间差异的可选择的方法吗？当真实的"你们"不再被接受，当"我们"失去了它本身的边界感，并且被用来隐藏许多团体间的差异的时候，"他们"依然容纳着所有无法对应的现象，容纳着所有被抛弃的垃圾。"不同"的团体被移动到了"他们"的位置上。使用"他们"可以被看作客体化过程的基础。"他们"逐渐被看作非人的客体（Klímová，1990）。

言语对话是人类特有的能力，人类也因此得以与动物区分。那些被剥夺了参与直接对话的可能性的人们，既不是"我们"，也不是"你们"，而倾向于成为（在对话主体的潜意识中）动物，或者事实上成为野兽－魔鬼。这样，"我们"和"他们"之间进行的唯一的直接交流就是"他们"所做的非言语的破坏。这正是 20 世纪五六十年代很大的范围里的现实，而这些现实原本被认为是进行

"斗争"的正当理由。敌人注定会处在被称为 "他们" 的位置上，注定是一种没有主体性的永远保持沉默的客体。

然而，代词的转换一般来说也是系统的现象。系统中的人都这样做，敌对的政权也一样，只不过他们用同样的词表达相反的含义。这样，代词 "他们" 通常来说就成了 "敌人" 的近义词。队伍中有了一种隐秘的亲密感。

在绝大多数的人口中，"他们" 意味着极权主义政府。在这样的情况下，畸形的 "他们" 不是在物理上被谋杀，而是象征化地被谋杀：他们被看作 "失去了人性"。他们看起来好像实施了 "性格自杀"，或者说是被实施了 "性格暗杀"（Hopper，2003b）。

如此，社会发展了，其中有三类居住者，分别是缺乏真实、成熟的主体性的公民，彼此互为客体的公民，以及野兽们。

"母亲" 作为对假性集体自体的补充

无论是在艺术表达中，还是在通俗的语言中，蚁丘或蜂巢的隐喻在传统上都被用来表现一种奇怪的身份：一个居住在多个互相合作的身体中的主体。有时候，这样的隐喻来源于极权主义系统。一个主体在多个身体中生存——这是否一种人类世界可能发生的状况？这样的想法是让人惊恐的。它与自然发展的基础相矛盾。无论是系统发育还是个体发育，都指向有意识的个体主体性，这是人类主要的属性。

然而在达到这样的发展巅峰之前，还需要做一些准备。

请注意，母性文化的核心要素是什么？在孩子还无法有意识地宣告 "我，我自己" 之前，他生活在另外一种状态中。他意识不到自己的自体，但是他非常享受体验妈妈的自体。事实上，那不是妈妈的自体，而是二元关系的自体。孩子从外在世界、他自己的身体以及他正在苏醒的灵魂中接收到了一些信号。妈妈感觉这些信号就好像是属于她个人的，而且她用自己的身体语言和人类的语言来做出了回应。孩子意识到妈妈的回应，也因此被邀请进入了意识化和主体性。换句话说，一个主体居住在两个互相合作的身体之中。

极权制度侵入人类的亲密关系和精神世界是一种反常的趋势，这种反常趋势的形成基础是，当权者不仅企图主导经济、社会、政治事务，还企图拥有人类的灵魂，成为主体性的唯一来源。当公民允许自己（在退行中）放松自己的边界时，他们的主体性就会被分享和转化，这种过程将唤起他们早年的母婴二元关系记忆。

随后而至的社会蜕变导致了成熟决策能力的丧失，独立思考能力的丧失，自由选择能力的丧失；成人分化程度下降，团体边界瓦解，认同强大的权威。理性、清醒、自我觉察、自由的选择和工作团体的活动都被压抑了。工作团体被转换成了基本假设团体，来促进大众化的实现。在极权制度下，同质化成了被刻意诱导的方向，以求达成消灭差异的目的。在同质化状态中，团体中个人的主体性被客体化了。在这样的一个社会中，人类团体的位置在哪里？

"团体"是个肮脏的词

"团体"这个词包含了丰富的结构和复杂的动力。团体是一种社会组织，有自己的边界，能够以一种独立的状态活着，拥有自己的主体。很明显，这些功能都与极权制度允许的情况存在矛盾冲突。在极权制度下，所有类型的边界和角色区分都被消除了；个体的身份被移除、被破坏，决策被提升到更高层系统来进行，自然的团体领导一出现就会被阉割。

甚至"团体"这个词也被理解为可疑的。人们会这样使用这个词，例如"反政府团体"或者"一群阴谋家"。在一些情况下，"团体"这个词会被用来指代一批特定的人，这些人互不相识，但是他们被秘密警察聚集起来，并受到政治审判。

团体的身份为敌人保留。在极权制度的官方语言中，"集体"（kolektiv）这个词是适用的。一个"集体"是聚集在一个学校、一个工作场合的一些人，或者一些提供服务的员工、全体船员或乘务员，他们从制度上被放置在一起。"集体"这个词秘密地远离了上述含义，不带任何自我决定的部分。这个词隐含着所有人被聚集在一起的意向，被动地在一起，类似于将收集来的甲虫或蝴蝶固定在某个矩阵上。然而，这个词常被使用在积极的方面。这样，"集体"可能包含最初作为孤立个体被聚集在一起的成员，但应该尽快合并成一个未分化的团体。尽管这些现象是无凝聚力的消极结果，但它们依然得到了极权主义力量的积极响应。极权主义系统的行为就好像它本身就是一个生物，天生具备主体性，能意识到自己的志趣，能按照自己的喜好来行动。是否有可能是这样的情况，被团体所否认的主体性，以某种方式被投射到了更高的层面，被投射到了社会，投射到了系统自身？

极权主义系统是否拥有自己的主体性

极权主义系统的"母亲"是假性集体自体的二元关系伙伴。不够好的母亲与独立孩子的假性自体之间的关系，与极权主义系统的"母亲"与假性集体自体之间的关系是相似的，若将这种集体自体唤为团体，我会有些犹豫。真诚的主体性事实上是被颠覆了。极权主义系统的"母亲"使系统个人化了。她被当作一个"超级存在"被接受，可能与古老时期和异域文化中偶像的存在类似，正如一个强大的原型符号需要通过一种宗教的形式被接纳。作为一个古老的女神，她真的决定了公民的生存与死亡。

然而，她的活力是从她的崇拜者处吸收而来（同时从为她牺牲的人那里获得）。她的力量的基础是人们最初投射在她身上的力量的内投射：当人们想把一些内容投射到她身上时，人们赋予了她作为一个强大的生物体所应具有的特质。这样，投射性认同在两者之间发生，一方纯粹是投射的结果，是一个客体，是一件工艺品，被另一方赋予了生命。

然而，渴望制造偶像是人类永恒不变的特质，也是永远的危险所在。这些产物的源头和过程（包括代际传递）就是假性集体自体。在一些创伤性体验中，作为创伤起源的结果，在一些被迫的和不真诚的认同下，假性集体自体倾向于重新创造出一个不真诚的人造的对象来让大家认同：制造出一种"仿佛"的存在，如意识形态这样的人造客体，赋予他们虚假的生命和力

量，以及神一般的称号，对他们进行膜拜，直到这些偶像最终可能毁灭真诚的
生命。

正是这样，20世纪的极权主义系统由虚假的"我们"，从假性集体自体的心
理资源中获得滋养；尽管极权主义系统在政治上失败了，但只要假性集体自体
还可以生长，就依然存在极权主义以新形式出现的危险，它随时可能成为一股
社会力量。

团体分析师可能会宣称，偶像崇拜起源于缺乏凝聚力、有创伤性体验的基
本假设团体，这只能通过发展民主的工作团体来防止。这种民主的工作团体中
的公民能够享受独立、集体的主体性、边界和相互的尊重。

参考文献

Exodus (1611). In: *The Holy Bible*. London: Cambridge University Press.

Foulkes, S. H. (1990). The group as a matrix of the individual's mental life. In: *Selected Papers* (pp. 223–233). London: Karnac.

Hopper, E. (2000). From objects and subjects to citizens: group analysis and the study of maturity. *Group Analysis*, *33*(1): 29–34.

Hopper, E. (2003a). The fear of annihilation and traumatic experience. In: *Traumatic Experience in the Unconscious Life of Groups* (pp. 53–65). London: Jessica Kingsley.

Hopper, E. (2003b). The fourth basic assumption: incohesion:aggregation/massification or (ba) I:A/M. In: *Traumatic Experience in the Unconscious Life of Groups* (pp. 66–90). London: Jessica Kingsley.

Karterud, S., & Stone, W. N. (2003). The group self: a neglected aspect of group psychotherapy. *Group Analysis*, *36*(1): 7–22.

Klímová, H. (1990). "I" and "you", "we" and "they": thoughts of a psychotherapist in Prague. *Group Analysis*, *23*(3): 317–322.

Kohut, H. (1971). *The Analysis of the Self—A Systematic Approach to the Psychoanalytic Treatment of Narcissistic Personality Disorders*. New York: International Universities Press.

Laplanche, J., & Pontalis, J. B. (1973). Identification with the aggressor. In: *The Language of Psychoanalysis* (pp. 208–209). London: Hogarth Press and The Institute of Psychoanalysis.

Pines, M. (1996). The self as a group: the group as a self. *Group Analysis*, 29(2): 183–190.

Šebek, M. (1994). The true self and the false self: the clinical and social perspective. *Journal of the British Association of Psychotherapists*, 26: 22–39.

Weinberg, H. (2009). Personal communication.

Winnicott, D. W. (1960). *Ego Distortion in Terms of True and False Self*. London: Hogarth.

第 9 章

社会系统中精神避难所的一些表现

玛丽娜·莫约维奇

本章将探讨 "精神避难所" （Britton，1998 ； Grotstein，2009 ； Steiner，1993 ）在社会系统中的表现。讨论将在创伤性过程的背景下进行，涉及从二元关系到社会的广泛层面，聚焦于与社会潜意识理论和概念相关的部分（Hopper，2003a ； Weinberg，2007 ）。这些表现通常是很麻烦的、模糊不清的，这也可能是它们很少被探索和讨论的原因。然而，经过社会系统中特定社会 – 心理形态的潜意识再创造，它们构成了很多社会病理和社会创伤的基础，包括其跨代际重复，我将这些表现称作 "社会精神避难所"。

依据斯坦纳所说，精神避难所是内在的 "病理性组织"，这个系统中包含着被高度结构化和严密编织的心理防御和客体关系。它们最初从绝望中被建立起来，这些具有破坏性的、自我保护的、自我组织的内部亚系统，事实上是一些不同的子人格，它们从整体上提供了在人际关系和现实世界中可供选择的避难所。它们的核心是矛盾冲突的：对自体的主要组成部分，它们既提供了保护又对其加以束缚。它们能连续性地存在，从掌管整个人格（例如一些患有精神病性的和严重的边缘性人格障碍的病人）到只覆盖人格很少的一些部分（例如一些轻度神经症患者或者正常的个体）。它们最早是作为治疗的阻抗被发现的，它们被发现会在各种人际关系中引起严重的困难，对很多生命进程起到阻碍的作用，影响生命过程中自由的流动性和快乐的体验。

　　从早期的精神分析著作开始，类似精神避难所的现象就被用不同的词语来描绘，"内在的破坏者"（Fairbairn，1952）、"幻想"（Winnicott，1971）、"内部团伙"或者"黑手党"（Rosenfeld，1971）、"屏状核"（Meltzer，1992）、"封装"（Hopper，1991；Klein，1980；Tustin，1987），等等。在后克莱茵式的文献中，包括斯坦纳的作品中，这种现象总是被看作病理性的。然而在特定场景下，特别是在与创伤相关的场景下，这依然值得进一步讨论。其中一些现象可能被看作"正常"的防御组织，这些防御组织帮助人生存下来，因为它们使个人免于更大的攻击，并且提供了一种发展性的、暂时性的抑制和中断，等待进一步成长的能力发展起来，从而得到恢复。事实上，一些作者认为，这一系列精神病性的现象可能存在一些"正常"的版本。这些作者的作品可以说属于另一个主流的精神分析思想流派。在这样的作品中，作者们也考虑了在偏执-分裂位之前的发展性位点上，对灭亡、自闭性焦虑的恐惧，以及对这些恐惧的防御。例如奥格登（1989）关于自闭-接触位点的工作，还有各类关于"封装""自闭特征"（Klein，1980）、"自闭避难所"（Barrow，2008）等的研究。霍珀（1991）在他的"积极封装"的概念中，清晰地强调了它们具有的积极的一面，也强调了它们在社会形成中的积极表现，尤其是在创伤后的社会之中。这样，霍珀的封装和精神避难所之间的联系对这个讨论就产生了特别的意义。在团体、家庭、组织和社会中，"社会精神避难所"在潜意识中被建立起来，它有时积极，有时消极，有时部分存在，有时完整存在。它暂时或者永久性地成了这些社会系统的动力性特征和基础矩阵的特征。这些社会系统的成员身处他们个人的精神避难所，容易感觉不到自己的社会精神避难所。这样，我们可能要在社会潜意识层面来探讨这类现象。

　　许多内部精神病理组织和社会病理组织之间的相似性已经被注意到，但这主要是为了使内部组织的本质得到传递，而不是为了周围的其他形式的传递。下面这些常被引用的内容来自罗森菲尔德（Rosenfeld，1971）所描述的类似黑手党的内部组织：

这些病人的破坏性自恋似乎是高度组织化的，好像我们正在面对一个由一位领导者控制的强有力的团伙，这个领导者控制了这个团伙的所有成员……这样，他们就不会抛弃这个具有破坏性的组织，也不会加入自体积极的部分。

有人认为，盖世太保和其他恐怖组织的生活反映出的往往就是这可怕的、会迫害生命的内部剧本。

为了在团体的背景下允许个体感知存在，比昂关于实现双目视野"反转"和"转变"的观点提供了将这些内在的监禁和社会精神组成联系起来的可能性。我们也可以在福克斯所做的研究中观察者视角下的人物和背景的格式塔，或者在派因斯（1998）关于参考框架的讨论中发现这些可能性。这些研究所阐释的现象，涉及精神生活表现中不同于一般社会系统表现的部分，然而，它们并未具体涉及精神避难所和社会精神避难所，也没能说明两者的病因。与其他作者就这些主题所做的阐释相似，我认为在表征之下，与深层焦虑相关的内在世界潜意识精神现象，是一种投射和内投射的过程，也是另一种形式的内化和外化的过程，其中包含投射性认同和内投射性认同的过程。在外在世界中，内在进行重新创造的动力是很多样的，其中最重要的部分包括强迫性的控制、回避、攻击，以及最重要的，在人际交流中付诸行动：也就是说，人们被引导进入他们的内在剧本进行潜意识的叙事过程。嗜创伤成性似乎是这种过程的核心（Hopper，2003b）。

潜意识的内在精神过程不仅是社会精神避难所产生的源头，而且我们对这些内在精神过程的理解，需要在所处的社会、历史、政治背景下进行。我们需要在组成更大、更完整的社会系统的子系统内，对社会精神避难所的概念进行概括性的总结，反之亦然。换句话说，我们需要采用一种开放系统的视角。对这种现象的讨论，经常被界定为"平行过程"，不过"等价"的概念促使我们能够在各种因果过程中，对重要性和优先性做出界定。

从一开始就需要注意的是，我并不能对构成精神避难所的深层痛苦、焦虑或者表面防御过程的病因进行讨论，无法对社会精神避难所的结构和功能进行讨论，也不能对随后产生的毁灭性恐惧感将如何被进一步强化进行讨论。然而我确实提供了大量社会精神避难所的实例，并且从精神动力治疗到公民的政治行为的不同层面，做了治疗过程可行性的讨论。

"精神避难所"的理论背景

精神避难所的概念可以追溯到很多早期精神分析研究，主要与慢性障碍的治疗相关，包括负性治疗反应。关于这个主题的专业文献中，包含着由无法穷尽的观点组成的网络，如同对现象自身的镜像的镜映，从亚伯拉罕（Abraham，1927）的"自恋阻抗"到赖希（Reich，1933）的"性格盔甲"，再到克莱茵学派作者的工作，例如西格尔、约瑟夫、欧肖内西，他们将病患描述为被强有力的防御系统所困住的人。克莱茵（1980）对自闭现象的研究以及梅尔泽（Meltzer，1992）对"屏状核"的讨论尤其重要。格罗特斯坦（Grotstein，2009）提出的精神避难所是所有精神分析阻抗的隐性源头。

"精神避难所"和"病理性组织"的实际含义是由斯坦纳（1993）在他与"边缘人格病患"的临床工作中提出的：

精神避难所为病人提供了一个相对平静和免于压力的区域，当与分析师进行的有意义的接触被体验为一种威胁的时候，进入精神避难所可以让病患远离压力体验……在那些会习惯性地、过度地并且不加区分地进入精神避难所的病患身上，严重的技术问题产生了。

对斯坦纳来说，防御系统和客体关系一起促使人们用回避现实、回避与人交流来从困难的感受中逃跑。这种撤退通过"滑"入第三种妥协和默认的状态，帮助人们忍受在偏执－分裂位和抑郁位之间的变迁。在这些避难所中，他们感到被保护，尽管依然常常感到痛苦。依据布里顿（Britton，1998）的观点，退缩到这样不发展也不与客体联系的位置，可能会在偏执－分裂位和抑郁位这两个连续位态之间的任何层面发生。以此为基础，他对作为准"偏执分裂位"的避难所和"准抑郁位"的避难所做了区分。

　　斯坦纳使用"避难所"这个词，意指退缩到一种常被体验为很有空间感的状态，好像病患可以藏身于这个空间。它也许会在意识层面出现，也许会在潜意识幻想中出现，它往往是这样一些空间：一个洞穴、一个岛屿、一片沙漠，或者一种人际关系形式，并且常常是由能够提供安全感的一些客体或者一些部分客体所组成的，如同一个商业组织的代表、一个宗教教派、一个极权主义政府，或者像黑手党一样的帮派。

　　这样，内在的病理性组织"容纳"了焦虑，为自己提供了保护，但同时也掌控了人格。平衡的实现是以发展停滞为代价的。事实上，个人被一个无所不能的组织所限制，他无法逃脱，但相反地，身处其中，个人可以找到自恋和受虐的满足感。斯坦纳声称精神避难所在神经症和更加正常的人身上都可能有体现，尽管其经常是病理性的。

西西弗斯和对替代世界的模仿

　　关于精神避难所的一切都是很困难的。重复的、永无止境的困难就是它的核心，可以说西西弗斯就是它们的标志。首先，精神避难所是被"困难的病患"发现的，所以精神避难所本身是很难被理解、应对和改变的。任何人想要试着去帮助一个处于精神避难所的困境中的人，都好像要被吸进去一样，而且迟早会感到被卡住了，感到活力和有意义的动机被夺走了。这些在萨特的作品《密室》和贝克特的作品《等待戈多》中得到了详细的描述。这些系统的负性能量的基础是对好的外在客体和好的内在客体的"联结"的背信弃义且持续的"攻击"。精神避难所可能看上去像是"过渡性空间"（Winnicott，1971），"过渡性空间"对于人类发展是非常关键的，但事实上它是进步的阻碍。尽管它对于做梦来说似乎是创造性的空间，但事实上，它是幻想的、静止不变的、榨取能量的。它是用于反常的模仿的空间，倾向于歪曲和误用好的客体、真理和现实。它就像《奥德赛》中海妖出现在礁石上，试图引诱迷失了航线的饥饿的水手。精神避难所并不建立在本体论的基础上，它本身缺乏力量和能量，通过寄生于一个人的自体来获取其力量。它存在于边缘、缝隙和外围，从这样的位置上，它们进行着自身的循环——同时接收和拒绝，无休止的同意和反对，前进又后退，进入又退出，幻想着又触摸着现实，可见又不可见……一切都在制造模糊。在最佳状态时，我们也只能看到内部剧本的一些部分，仅仅是其中的几个主要角色，我们的所见很少超出它们的外形。

内部剧本的基础场景

基础场景是受害者、压迫者和他的恐怖政权。受害者这个主要角色由真实的自体或者部分的真实自体来扮演，他无法被触碰，被囚禁在冰冷的痛苦和恐惧之中。内部政权的政策以专业的操纵著称。尽管这种"隐藏的自体"也许是可见的，或者至少是隐约可见的，但将病理系统组织起来的"统治权威"是更加不可见的。这就像皇帝的新衣一样！比昂描绘的以及罗森菲尔德阐述的原始的内在社会，是在人类心智的深层运作的。内在世界的剧本是政治性的，内在权威通过使用谎言、极权和暴力来极力维持掌控感。受害者和压迫者之间的边界通过内在剧本的自我调节功能一直保持着模糊，在这里，主体总是自愿被系统"收编"（Hoggett，1998）。

超我的角色是显著的，因为它很可能是一个"破坏性超我"，"坏"的客体常常被放在其中。围绕"坏"客体的动力当然是特别重要的：例如，他如何使用权力，如何组织关系，以及他运作于之的领域是怎样的。这样，在一些情况下，"坏"客体可能成为一个破坏性的无所不能的客体，成为一个内部极权主义独裁者。我们也可能看到反向形成的状态，例如一个躺在棺材里的孩子，或是被麻醉、中毒了的白雪公主或睡美人。当好的客体无法包容自体，依恋就随之崩溃了。自体被直接暴露于"无名的恐惧"下，在这种不具备α功能的情况下，"α功能"的"反转"就出现了。β元素的代谢变化及其产生的半成品——所谓的"发病元素"（Ferro，2005）出现了，围绕这些碎片内容，形成了β屏幕，从而与精神避难所融合在一起（Grotstein，2009）。从"坏"客体自身很难辨别、区分出封装和屏幕。"负性容器"和"容器－被容物关系的寄生类型"的概念（Bion，1970），将被囚禁的自体始终放置在一个看待世界的完全逆转的视角之中。K 掌控了这个空间，用一种古怪的方式将逻辑掉转了方向。

封装与精神避难所

继费尔贝恩、比昂、温尼科特的工作之后，尤其是在塔斯廷（Tustin，1987）的自闭症的防御和封装研究之后，霍珀（1991）重新建构了创伤形成背景下封装的理论，将封装定义为"对毁灭性焦虑的防御，通过这样的防御，一个人试图将毁灭性焦虑以及与之相关的感觉、情感和表征围起来、封起来和锁起来"。这样，整个创伤经历得以被包裹或封装，从而制造出"经验的自闭岛"。对于毁灭的恐惧，是与子宫内和出生经验相联系的，也就是说，它起源于偏执－分裂位出现之前。在自闭的空间中，自体的核心部分受困于非发展性过程中重复的运动。这是与以后的生活中的创伤体验相关的形成类型或形成原型的基础。

它可能是"消极的"，主要用来封存可怕的经历和坏客体，也可能是"积极的"，主要用来从淹没性的坏经验中，将自体已经具备的关键的健康部分以及好的主体锁起来。霍珀也认为负性的封装在各种社会形态中都有所表现，尤其是在经历过创伤的社会，例如，在一些飞地和贫民窟里，这些负性的封装是自发产生的，但是在更广泛的社会中，它反映出的是分裂和寻找替罪羊的过程。正性的封装在很多不同的社会形态中也是可见的，特别是在经历过创伤的社会系统中，这种现象在亚团体试图掌握更多有希望的、有弹性的机会的时候常常出现，部分是为了他们自己，部分是为了更加广泛的社会。

依据霍珀的理论，在经历过创伤的社会系统中，人们的潜意识生活有一个基本假设，他用"无凝聚力"来表达这一假设：聚集－大众化或（ba）I: A/M。霍珀提出的大众化的过程从效果上看是对封装整个社会系统的尝试。这不只是对人际关系的聚合与混乱的表达，也是与幻想中的母亲实现精神上和身体上的融合愿望的表达。这种一厢情愿的动力，不仅建立在原始幸福的假设之上，也建立在创伤成瘾者寻求原始性创伤体验以及强迫性重复创伤体验的基础上。

一种整合的版本

将这两种概念与我的临床经验进行整合，我认为，在霍珀的概念中，封装既是一种病理组织，又是病理组织不可或缺的重要部分：这样，封装既是独立的存在，又作为一个更加宽泛而复杂的病理性组织中的一部分而存在。最恐怖的焦虑，也就是对毁灭性的恐惧，都包含在封装之中，然而，偏执 - 分裂和抑郁性的焦虑更多定位在更加宽泛的病理性组织区域里面。触及封装的内容是最困难的。痛苦被存放在幽闭的房间里，无法被体会到（Bion，1970；Symington，2000）。有很多此类与内部关系相关的多变的现象，例如存在于自体（Tustin，1987）或者客体（Pecotic，2002）之中，被称为"黑洞"的毁灭性体验，或者内部屏障所处的位置，等等。我们时常发现屏障具备着多重的功能：既在内心保留了创伤，又在外部持续消灭迫害者，躲过了与屏障的接触或粘连，或者是一种防御的功能、一个快乐的避难所。霍珀使用了俄罗斯套娃的隐喻来传达封装里面仍是封装的感觉，这些封装中一些是积极的，一些是消极的。在这些复杂的状况下，为了共情性地理解与造成创伤和被创伤经历相关的"里"或者"外"的位置，我们需要运用比昂提出的"转换"视角。

我们发现，社会精神避难所里的社会封装，作为一种等价的现象，存在着屏障内或屏障外的各种相关变化，以及坏的（创伤性的、迫害性的、毁灭性的）社会客体所处位置的变化，包括封装里面还是封装的状态。从开放系统的视角看，这些可以被视作组成更大的系统的亚系统的变化形式，以及它们之间复杂的动力。在这样一个 ba I: A/M 社会系统运作中的潜意识生活，可能会扩张，并且接受整个系统，制造出哀悼和修补过程的障碍，巩固强迫性重复的创伤成瘾。

一个社会精神避难所实例

发展出了精神避难所的人们，容易在潜意识中将他们的精神避难所外化入他们的关系领域，从而吸引其他人与自己分享这个替代性的世界。这种社会精神避难所是我们与二元关系、家庭、正式和非正式的团体、组织以及整个社会共同构建起来的。

二元关系和家庭

社会精神避难所是在二元关系，例如伴侣关系、婚姻、亲子关系、友谊、治疗师和来访者的关系中产生的。当然，社会精神避难所总存在于社会系统背景下。

案例1   一个积极的部分家庭的社会精神避难所

在一个功能失调的家庭中，一个表演型的母亲和一个酗酒的父亲攻击性地虐待并忽略他们的孩子。三姐妹在面对现实事件和情感方面都互相支持、保护彼此，甚至还要尽她们所能地去帮助父母。"有一次，当我们打开了门，两个危险的男人闯入，并且向我们索要一大笔钱，说是我们的母亲向他们借的钱。在几秒钟内，我们被迫转换到一种完美的说谎团队状态，在充满恐惧的环境中，我们抱成一团联合起来，尽管同时怕得要死。"然而，这一切都是在对家庭现实进行了大量的否认和理想化后完成的，麻醉自己来抵御感受到的痛苦也许是唯一可行的生存策略。超级孤儿和超级姐妹的形象时常出现在她们的梦中。后来，这种理想化的避难已经成为她们个人进一步发展的阻碍，然而要将之放弃是极其困难的。"我们是一个灵魂住在了三个身体里面，如此美丽、强壮，又无法被触及！我无法想象任何人插入我们的关系。"三姐妹中的一个在她的治疗中这样说，她寻求治疗是因为她在伴侣关系中遇到了困难。

案例2   一个积极的整个家庭的社会精神避难所

一个难民家庭拥有着僵化的、固若金汤的家庭边界，他们的内部功能和外部功能中强烈地表现出了两种文化的分裂。在威胁消失后很多年，那个带来威胁的敌人一直在他们的幻想中继续活着，他们不断地修复封装。他们有一个潜意识的协议：永远不要提及他们在克罗地亚被焚毁的村庄。其中一位家庭成员在经历了失去童年房屋的一系列梦境后，决定要回到那个村庄，因此，家庭中的其他成员直接控诉了他的背叛。然而，健康的哀悼从他开始，整个家庭紧随其后，进而出现的就是封装的缓慢溶解。

案例3   一个消极的整个家庭的社会精神避难所

在这个家庭中，父亲是一个具有反社会人格障碍的激进的民族主义者，他对自己焦虑的妻子、妻子的父母以及三个孩子实施虐待。他们的小镇有着严重的民族冲突，他从而得以滥用这样的现实，对信息进行夸大，将自己表现为一个面对民族敌人的保护者。促进避难所持续存在的重要因素还包括母亲内在的被迫害者与她丈夫的攻击性达成的共谋。

正式的和非正式的团体

案例 1　一个积极的整个团体的社会精神避难所

我想起了一个短暂的非正式团体，由邻居、朋友和亲戚组成。他们在轰炸贝尔格莱德时期，聚集在一个"真正的"避难所中几个星期。这个避难所是一栋建筑物的地下室。他们彼此支持着在巨大的焦虑感中生存下去，维持着各种原始的防御机制，例如对危险现实的否认、对团队进行理想化、躁狂中的万能感，甚至荒谬地将所有的脆弱都投射给敌人。母亲、年幼的孩子以及年长的老人都得到了额外的支持，这一切都有助于他们管理自己的痛苦。

在轰炸期间，当地出现了很多这样的团体。

案例 2　一个消极的整个团体的社会精神避难所

同样在轰炸期间，另一个团体用大桥上的舞蹈和歌唱的方式呈现出躁狂发作的行为。这个团体的领导者将他个人的精神病性的病理性组织投射到整个团体身上，诱惑其他团体成员进入短暂的精神病性心理状态，用这样一种反恐惧来逃离巨大的恐惧。事实上，恐惧是完全真实的，这在一批在贝尔格莱德中央电视台值夜班的年轻职员身上可以看到，他们认为电视台可能遭到轰炸。事实上，电视台真的被炸了，而且他们都死去了。

组织

与一些组织进行精神分析工作的领域里的先驱，如雅克（Jaques，1955）和孟席斯－莱思（Menzies-Lyth，1959），在他们的"社会防御"概念下，提出在组织的结构和文化之中，组织功能作为原始焦虑的容器存在。然而，直到后来，阿姆斯特朗（Armstrong，2005）才描绘了组织中的精神避难所带来的问题，以及它如何被动员成为"虚幻的容器"。当组织的内部和外部情况威胁到其功能、限制了其能力发展的时候，组织中的精神避难所就会起到结构化避难所的作用。这样的避难所可能从组织最初形成的时候，就在组织内建立起来了。

案例 1

我曾经体验过一个积极的、整个组织的社会精神避难所，当时我在贝尔格莱德大学临床中心精神科日间医院的心理治疗病房中做精神科医生。那时候，米洛舍维奇政权甚至对医学界一些基本的伦理原则都有所侵入和扭曲，这在之前从来没有发生过，即使在铁托政权下也没有出现过。病房封装了自己，从而使治疗团体得以存活下去，这种状态在病房中发展了几十年了，完全忽视了应用新政策、扩大员工会议范围的需要。病房将自己孤立出来，避免与很多同事产生联系。传统的病房设置有些僵硬，特别是在一周活动三次的大团体方面。这种大团体已经作为一个空间运行了超过 20 年，在这个空间里，不同的内容被民主地聚集在一起，以获得共同的反思和洞见，这正是特别受到外界攻击的部分。

案例 2　消极的整个组织的社会精神避难所

同时，在临床中心其他的部门，有一些病房的领导是认同政权的，也是被政权侵蚀的。员工被置于这样的位置，他们要么顺从新的运作规则，要么离开。

如果聚焦在这两个案例上，从临床中心的视角看，这些病房可以被认为是部分组织的社会精神避难所，服务于整个大的保健组织，以保持相互对立的部分：前者为了免受外部伤害，封装了积极的价值观；后者直接体现了充满威胁的环境，这种环境与更加普遍的环境中堕落的价值观是相吻合的。两者都在更大的组织化矩阵里，动力性地影响着管理，同时也重新创造着范围更广的社会动力模式。

国家和地区

积极的、部分社会性的社会精神避难所　少数族裔（民族性的、种族性的或者其他类型的少数族裔）受到大众的威胁，常常会在飞地或者贫民窟中保护自己。

消极的、部分社会性的社会精神避难所　一些飞地或者贫民窟最初是族群为了实现自我保护而建立起来的，即使只是为了实现表面上的保护。它们可能会人口停滞不前或消亡，像美国和加拿大保留的一些印第安人部落，以及正式或非正式的房地产法律和习俗基础上的非洲裔美国人居住的城市内城街区。

积极的、整体社会性的社会精神避难所　在 1941 年的春天，塞尔维亚公民通过大型示威游行，果断拒绝与希特勒达成任何协议，他们呼喊着"宁可死去，决不为奴"，从周围的国家中被孤立了出来，因为周边的国家都已经投降了，或者加入了希特勒和他的轴心国。有许多对于这一短暂时期里热情高涨气氛的叙述，希特勒对国家的全面轰炸结束了这一短暂的时期。

消极的、整体社会性的社会精神避难所　它们在社交网络中传播着他们的腐朽模式，随着时间的推移，受害者或多或少会服从制度，在无意识中维持着他们的自体。精神避难所，无论是内部的还是社会的，都是这种社会潜意识过程的核心动因。

塞尔维亚公民经历的两个政权统治时期都形成了社会精神避难所的突出形式，一是从第二次世界大战后持续到铁托过世的铁托政权，二是 20 世纪 90 年代的斯洛博丹·米洛舍维奇政权，其中后者在前者建立起来的形式上做了进一步的建设。我在这里要对后者的几个特征进行描述。

20 世纪 90 年代，在南联盟，在多民族、宗教冲突和战争暴行中，六个加盟共和国先后独立为国家。大部分国家和地区，特别是西方世界，都认为塞尔维亚领导人米洛舍维奇的政权应对那些战争负有责任，也因此对塞尔维亚实施了多年的制裁，这意味着该国的经济、政治、文化、交通、医疗、大众传媒以及其他的社会事项，受到了严格的隔离。塞尔维亚居民的孤立被米洛舍维奇政权放大并错误使用，从而帮助其留在权力位置上。他能够控制媒体，进而传播民族恐怖、民族主义和关于"西方世界的反塞尔维亚政治"的观点，这样也就得以继续恶性控制沟通及这个被封装了的国家的人民与外部的交流。很多社会现实的形象被宣传所改变，那些创伤性的社会过程激发了人们的各种防御系统，精神避难所也包含在这些防御系统中。从人群中孤立和自我孤立是一个循环的过程，诱导着个人、团体、组织中的各种破坏性和自我毁灭性的恶性循环不断延续。

更大的区域

有一些国家和政府的存在服从于一个更高的政权，在全球社会精神避难所的动力性推动下，这样的情况可能存在几十年，我们需要考虑政治的很多方面。

精神避难所的治疗

大量的文献关注的是对有个人精神避难所的病人进行一对一精神分析治疗，只有很少的文献关注他们在人类团体中得到的治愈。依据阿姆斯特朗所说，"所有的团体都能起到如同精神避难所的作用，但相关文章并没有被广泛地发表，团体关系实践者也没有发表，也许这是因为拥有直接的分析经验和团体运作经验的人相对还是非常少的"（2005）。

我应该说，撇开我精神科医生和个体精神分析治疗师的身份，我作为团体分析师的临床工作引领我相信团体分析可以提供一种空间，对个体精神避难所和社会精神避难所进行独特的观察、理解，并实施治疗，阐释个体精神避难所到社会精神避难所相互转化的过程。在团体分析设置下的工作（包括正在进行中的团体和体验式的工作坊），对于理解大系统里的社会精神避难所的动力是有用的，而且对于发展治疗契约的技术也是有用的，其中包含了将精神分析和团体分析方法应用于组织咨询，以及卷入和消除民主社会变化中复杂的阻碍（Mojović，2007a，b）。

通过直接的经验，我们就可能发现等价过程具体是如何发生的。例如，一些特征鲜明的精神避难所的剧本，讲述独裁者政权统治下核心自我的瘫痪；在系统基础之上水平产生，或者在系统不同层面及它们子系统之间垂直产生的模式，具体来是如何被再创造的；存在于破坏性超我之内的内部独裁者是如何和真实的独裁者以及病理性的政治系统相关联的；在集体主义文化环境中公民对他们自身形象的适应中，人格的发展是如何受到影响的；个体父母形象是如何被视为无力和痛苦的，从而使极权国家接过了象征性父母的角色，等等。谢贝克（1996）是一位居住在捷克斯洛伐克的精神分析师，他将"极权主义客体"定义为一个高度威逼的超我形象。依据齐泽克（Žižek，1984）所说，内部和外部极权主义的后自由主义官僚版本的最佳代表之一，要数卡夫卡的"城堡"了。这种文化的禁锢和自我束缚的人际关系中具有极权主义的部分。官方民主政权下，对过渡空间和公民真实自我的攻击是更加复杂和难以被看见的（Žižek，1984；Western，2008；Amado，2009）。

我们需要进一步理解，"从超我的控制下解放自我"（Britton，2003），或者从社会精神避难所内社会团体的表征中解放自我，这通常是治疗过程的发展中的一部分。在我的经验中，将内部或外部独裁者推翻的"革命"是无法避免的，理想的情况是将伤害降到最低，将"受害者"减到最少。费尔贝恩（1952）提出的"分裂的忠诚"的概念与此相关，如同格罗特斯坦（2009）提出的，"在'双重代理人'状态中，病患是恐惧的，有时候会共谋而且不诚实地保持与分析师以及精神避难所内病理性内在客体的结盟关系"，好像这样就可以有选择了。这种对人或社会制度做出重大选择的时期，是精神避难所发生转变的重要方面（Mojović，2007a）。我们有时可以从系统的各个水平上追踪他们移情的传播。

分析性团体

通常所说的分析性团体的动力矩阵以一种媒介物为基础，在这样的媒介物中，这种"经验的自闭性群岛"，包括迫害、受害以及精神避难所的其他部分，可能都比在二元关系设置的环境下更容易被发现，特别是关于社会系统矩阵中作为"集体移情现象"的社会精神避难所进行的共同创造（Hopper，2007）。这些形态以不可预估的节奏循环地出现、隐藏并波动，或多或少地呈现在共享的团体经验下，彼此的镜映中，也呈现在各种个人和作为整体的团体的反应中。在这些过程中，存在着不确定的变化和阶段。时不时地，两个或者更多的个人精神避难所会出现并演变成为部分或整个团体社会精神避难所的复杂组合。在临床工作中，这种过程一方面会带来阐释说明、更加全面的理解以及灵活的整合，另一方面也可能走向相反的方向，走向更大的混乱、团体凝聚力的匮乏、破碎，以及其他的一些团体停滞的状态。振荡也会作为一种负性治疗反应发生，因此，我们通常很难确定主要趋势是什么（Mojović，2007b）。

案例1　在积极和消极的整个团体的社会精神避难所之间振荡

在一个团体中，一种僵硬麻痹的氛围已经持续了超过一年的时间，最终导致有三次治疗中，几乎整个团体都陷入了沉默。首先出现的意象之一是一个团体的梦，这个团体在一个在水下漂流着的潜水艇中蛰伏了多年，做梦的人想要打开潜水艇圆形的门，然而水的压力马上将她给推了回来。这个梦激起的幻想和反思，有关其是否代表着从个人问题中集体脱逃，避开团体环境中战争的气息，或者一种潜意识自杀性的潜水艇之旅。"我们知道这是一趟怎样的旅行吗？""这个国家的父母疯了，而且完全不在乎将发生什么！""也许我们可以试着不做集体性的自杀！""打破我们的沉默真的危险吗？"团体中产生了这些联想。这些团体讨论阐释了这个团体避难所在积极面和消极面之间的摇摆，是如何使"工作团体"的心智化被实现的。这个潜水艇的积极的一面（作为一个保护性的客体，它可以避免焦虑和痛苦过快地从内在和外在的现实中倾泻进来）和消极的一面（作为一个冰冷的、表面上的保护性客体，它将团体困在了一个地下的牢笼之中）都需要将之置于一个更加成熟的选择位置上进行斟酌。如同那首《黄色潜水艇》中所描述的，潜意识上与治疗师的名字和金黄色头发的联结可能就在那里，同时提供着进一步解释的可能性。

案例2　一个消极的整个团体的社会精神避难所

一个来自科索沃的饱受折磨的女孩，压抑且抑郁，她通过梦揭示出她"被埋葬的自己"混杂了集体坟墓的意象和几个世纪的民族的痛苦：事实上，她被一大批内在的死亡客体所统治。个人、家庭、社会、社会潜意识的彼此融合被揭示出来，社会历史剧好似一种搭建她的避难所的重要建筑材料。在很长时间里，这个团体通过其温暖的存在来抚慰她的痛苦。然而，当她开始拆除和舍弃她病态的避难所的时候，她哭了："如果我期望能属于这个团体，我不得不永远地背叛他们所有人！"她指的是她饱受虐待或消亡的家族和国家客体。对于死去的客体巨大的投射性认同指向一个整体性的团体，瞬间就将之转换成了一个"集体墓地"，即共享的团体心理状态，之后它才可能被语言化。这些对女孩的心理是没有帮助的，她被要求面对她的魂魄，作为对她想要逃脱避难所规则的惩罚，她已经在这个避难所中适应了很多年，最后她带着精神病性的焦虑离开了这个团体。

案例3　一个积极的整个团体的社会精神避难所

一个克罗地亚的学生难民背负着大量跨代际战争和集中营的创伤。他和他的父亲一起，驾驶着他们破旧的车，逃离了燃烧的家园，免于死在大屠杀中。在团体中，经过了很多年，他情感上的疏离态度才有所软化。有一次，他甚至大喊道："请再也不要让我待在这个内部集中营里面了！"同时他终于开始触碰最令他痛苦的内心领地。经过几个团体过程，他引导着其他人进入了暂时共享恐惧和冻结感受的状态："你们没有看到我们都已经死了吗？我们只是在假装活着！"于是团体真的进入瘫痪的状态，无法做出任何反馈。直到后来，人们才清楚，这是一种封闭在地下室等待死亡的气氛（这是经过移情来到这个团体中的，最初来自他直接的童年经历，那时候他家周围的法西斯主义者要屠杀他的家人）。在这个过程中，一位年长的伴随着某种镜像精神避难所的强迫症成员，其家庭最初也在战争中受到过折磨，非常矛盾地成了团体中的"替罪羊"被当作一个冷酷的种族主义者。团体中有一个共同信念：如果"种族主义者"没有被从团体中放逐出去，即被放到团体的"墙"后，那么这个学生婴儿般被折磨的自体永远得不到拯救。这次他精神避难所内团体的情绪的旅程得以发生，很可能是因为团体建立起了非常好的容纳能力，于是替罪羊现象没有激起进一步破坏性的反团体动力。

下面的两个例子说明了当想要依赖好客体（内部的、外部的、团体的）的健康需求被暴露在讽刺、轻蔑、嫉妒、有害的曲解中的时候，几股崩解分裂的力量会进入高度活跃状态，而且带着成瘾性或敌对性的价值偏好。消极部分团体的社会精神避难所（特别是它们无所不能的坏客体）正在努力击败工作团体，使其沉浸下去并且放弃信仰。讽刺、社会创伤，混合着外部创伤性坏客体，都被用来宣扬它们获得的胜利。

案例4　消极的部分团体的社会精神避难所

北约轰炸塞尔维亚的行动被官方冠名为"仁慈的天使"。这个说法有些时候被反向用于嘲讽，如当人类的信仰之光出现的时候："在我们的团体中，有人开始相信仁慈的天使。你们没有看见我们是如何被卷进这个诱人的游戏中的吗？喝醉了都比这更好！"

案例5　消极和积极部分团体的社会精神避难所

还有一个意象曾经被用来在一个团体中扼制幸福的倾向。那是贝尔格莱德的一栋巨大建筑，它已经在轰炸中被彻底地烧毁了。一个早晨，这栋建筑物被巨大的、色彩明亮的可口可乐广告所包裹。"跟可口可乐一起欢乐！"随后，一种突发的回忆的痛苦情绪在这个矩阵中爆发了，瞬间堵塞了心智化过程，甚至指挥也出现了这样的状况。作为一次短暂的停滞，伤口被拉扯向另一个积极的团体避难所。然而，在人们恢复思考能力之后，社会潜意识层面上的一些重要节点松动了。

分析性家庭治疗

案例 3 中的家庭进入了治疗。由于处在父亲进行报复的危险之中，治疗师靠近这么一个恶性家庭避难所时所采取的策略必须非常谨慎，他选择慢慢地、一步一步地，在相对安全的设置中进行阐释。母亲在考虑是否离婚，然而她的丈夫决定要入住人格障碍病房，开始接受高强度的心理治疗。这些过程使得这个家庭中的成员能够收回一部分过去他们承接的对方的投射，这些过去为彼此承接的投射也是被共享的家庭避难所的组成部分。

组织机构咨询

案例 1

一个专业组织名为贝尔格莱德团体分析协会。它下属的一个研究小组研究工作的方向是组织和社会动力，他们解释了这个组织在早期发展阶段由于战争环境而遭受的"概念创伤"。这些对于建立起一套治愈过程来应对后续的一系列创伤是非常有帮助的，这中间包括孤立的状态，这也是一个组织的社会精神避难所的一个方面。这种治愈过程包含在规律性和特殊的创伤工作坊中，通过大团体进程与深层创伤建立联系，这样做将启动哀悼的进程并且促进其发展，因为事实上有太多的丧失需要被哀悼。

社会的治愈

在极权主体体系下，要治愈一个大型国家社会精神避难所，正如在塞尔维亚米洛舍维奇政权统治期间有人描述的那样，当然需要复杂的民主进程以及与国际社会关系的改变。通常，以下两者皆不可避免：长期的演变和短暂的革命时期，以及此后与旧政权残余的进一步的斗争，这往往被卡在了各种消极的社会精神避难所之中。

在米洛舍维奇政权倒台前很长的一段时间里，在政权背后，在不可见的社会网络中，民主的崛起一直在酝酿着。在很多地区，积极的社会内核一直活跃着：在个人和社会单元中，以及在此两者之间的民主网络中，积极的精神避难所一步一步地汇聚成为更大也更开放的单元，包括各民主政治党派、非政府组织，以及很多其他的公民－社会内核。在很多个月的时间里，每天都会有成千上万的公民聚集在街道上，在贝尔格莱德和平抗议中宣扬对政权的反抗。在 20 世纪 90 年代，这样的状况发生了多次，持续了多月，直到独裁者被推翻。

2000 年 10 月 5 日，该政权倒台。此后，这一天通常被称为革命的一天，而且是和平无伤亡的一天。这也许可以与以下的事实相联系：那个精神避难所的"坏"客体，统治者及其确立，在那个时候都清晰呈现出了其恶性影响，他们的操纵和腐败行为鲜活地出现在大多数人眼中，虚假的选举在公民眼中不再合法，所有的警察、军队，甚至特种部队，连同其所有的军官，都彻底地拒绝（有效地抛弃）了米洛舍维奇让他们将枪口对准街道上的平民百姓的命令，就在那一天，大众接手了议会。米洛舍维奇承认选举失败。

在接下去的几年中，复杂的治愈过程不断发展，逐渐走向更加成熟的民主制度，这也允许并且激励了对话交流和成熟公民的产生。和过去主要的积极社会精神避难所从充满威胁的环境中被拆除不同，这一时期，当所有这些都缓慢消融的时候，相反的状况逐渐产生：很多社会领域继续认同先前的政权，并且通过制造消极的社会精神避难所继续保持着它们的权力，它们通过隐藏自己，通过很多非法的网络彼此配合，其中也包含国际性的网络，甚至诋毁着积极的避难所，并针对健康过程进行恶性的阻拦。在这些为恢复权力和引起报复的战斗中，它们从各个方面实施攻击。在 2003 年的一次攻击中，民主变革的倡导者、塞尔维亚当时的新总理金吉奇博士，惨遭暗杀。紧接着，强大的政府和警察针对犯罪网络的行动成功了，而且相当成功。然而由此产生的结果是几乎停滞的民主自由，这也许是暗杀的另一个目标。在过渡期间，发展时常会向着专制趋势做后退式的摇摆，这是因为新秩序中旧政权残余的入侵带来的失望和幻灭感。

朝向"成熟公民"的发展过程意味着在各种其他事项中，人们在冒险改变畸形的社会环境和超越他们自己狭隘文化的限制方面所具备的能力和意愿（Hopper，2000），自然会经历潮起潮落的波动过程，最终一次又一次成功克服顽固的障碍。西西弗斯的类比始终存在着。对于民主对话的仇视和轻蔑态度，潜藏在 K 地区的社会精神避难所中，公民社会网络被迫持续地与之斗争，并且已经准备好对它们的意义进行攻击和摧毁。

结语

　　社会精神避难所（与内在精神避难所有着相同的外在表现）是特定的社会心理现象，发生在由循环的外化和内化过程共同作用产生的各种社会系统之下，在两个方向上都会产生这样的状况：从个人或者较小的系统朝较大的系统发展的方向，或者与之相反的发展方向。其中包含着社会防御和客体关系的高度结构化的系统，它们从众多宏观和微观的社会主流趋势中创造出了各种替代性的避难所。它们不知不觉地影响了大量社会政治力量关系的分配和动力流动。在它们的消极版本中，它们在社会话语和社会实践方面，迂回地散布极权主义模式和风格；而在积极的版本中，它们可能会保护极权主义模式和风格。社会潜意识通过它们在一个巨大的领域中运作着。

　　在对改变的慢性阻抗的背后，在各种社会治愈过程的阻碍背后，社会精神避难所常常是一个"隐藏的破坏性统治者"，例如极力卷入跨代际传递的"创伤成瘾""被选择的创伤"，以及其他冲突矛盾的人类现象的潜意识模式。继续完善操作性领域，使得社会精神避难所可以被阐明，并且通过即刻体验与系统和文化产生联系，是非常重要的。分析性团体，特别是大型和中型的分析性团体，提供了独特的空间，使对民主对话的恨意更人性化，并转化它，以此来了解成熟公民的意义。很多对民主对话的恨意，都在社会精神避难所中被掩饰了，而且总体上来看，它会使社会潜意识意识化。相似的心理社会空间的进一步发展，可能会给荒谬的终结和更多社会破坏性负性力量的终结，赋予更大的希望。

参考文献

Abraham, K. (1927). *Selected Papers of Karl Abraham*. London: Hogarth Press.

Amado, G. (2009). Psychic imprisonment and its release within organizations and working relationships, *Organisational and Social Dynamics*, 9(1): 1–20.

Armstrong, D. (2005). "Psychic retreats": the organizational relevance of a psychoanalytic formulation. In: D. Armstrong (Ed.), *Organization in the Mind* (pp. 69–89). London: Karnac.

Barrow, K. (2008). *Autism in Childhood and Autistic Features in Adults*. London: Karnac.

Bion, W. R. (1962). *Learning from Experience*. London: Karnac.

Bion, W. R. (1967). *Second Thoughts*. London: Karnac.

Bion, W. R. (1970). *Attention and Interpretation*. London: Karnac.

Britton, R. S. (1998). *Belief and Imagination*. London: Routledge.

Britton, R. S. (2003). *Sex, Death and the Superego, Experiences in Psychoanalysis*. London: Karnac.

Fairbairn, R. (1952). *Psychoanalytic Studies of Personality*. London: Routlege & Kegan Paul.

Ferro, A. (2005). *Seeds of Illness, Seeds of Recovery*. Hove: Brunner-Routledge.

Grotstein, J. (2009). *. . . But At The Same Time and On Another Level . . . Volume I*. London: Karnac.

Hoggett, P. (1998). The internal establishment. In: P. Bion Talamo, F. Borgogno, & S. Merciali (Eds.), *Bion's Legacy to Groups* (pp. 9–24). London: Karnac.

Hopper, E. (1991). Encapsulation as a defense against the fear of annihilation. *International Journal of Psychoanalysis*, 72(4): 607–624.

Hopper, E. (2000). From objects and subjects to citizens: group analysis and the study of maturity. *Group Analysis*, 33(1): 29–34.

Hopper, E. (2003a). *The Social Unconscious: Selected Papers*. London: Jessica Kingsley.

Hopper, E. (2003b). *Traumatic Experience in the Unconscious Life of Groups. The Fourth Basic Assumption: Incohesion: Aggregation/ Massification or (ba) I:A/M*. London: Jessica Kingsley.

Hopper, E. (2007). Theoretical and conceptual notes concerning transference and countertransference processes in groups and by groups, and the social unconscious: Part III. *Group Analysis*, 40(2): 285–300.

Jaques, E. (1955). Social systems as defences against persecutory and depressive anxiety. In: M. Klein, P. Heimann, & R. E. Money-Kyrle

(Eds.), *New Directions in Psycho-Analysis* (pp. 448–498). London: Tavistock, 1955.

Klein, S. (1980). Autistic phenomena in neurotic patients. *International Journal of Psychoanalysis, 61*: 395–402.

Meltzer, D. (1992). *The Claustrum: An Investigation of Claustrophobic Phenomena*. Worcester: The Ronald Harris Trust.

Menzies Lyth, I. (1959). The functioning of social systems as defence against anxiety. In: *Containing Anxiety in Institutions. Selected Essays Volume I*. London: Free Association Books, 1988.

Mojović, M. (2007a). "Psychic retreats" as defences from the ugliness of war gorgons and the power of the analytic group. Paper presented at the Regional IAGP Barcelona.

Mojović, M. (2007b). The impact of the post-totalitarian social context on the group matrix. *Group Analysis, 40*(3): 394–403.

Mojović, M., & Despotović, T. Group analysis in Serbia within major changes in the social context. Early social trauma inscribed into the 'Field's Social Unconscious'. *Clinical Social Work Journal* (in press).

Ogden, T. (1989). On the concept of an autistic-contiguous position. *International Journal of Psychoanalysis, 70*: 127–141.

Pecotic, B. (2002). The "black hole" in the universe. *Journal of Child Psychotherapy, 28*(1): 41–52.

Pines, M. (1998). *Circular Reflections. Selected Papers on Group Analysis and Psychoanalysis*. London: Jessica Kingsley.

Reich, W. (1933). *Character Analysis*. New York: Farrar, Straus & Giroux, 1972.

Rosenfeld, H. (1971). A clinical approach to the psychoanalytic theory of the life and death instincts: an investigation into aggressive aspects of narcissism. *International Journal of Psychoanalysis, 52*: 169–178.

Šebek, M. (1996). The fate of the totalitarian object. *International Forum Psychoanalysis, 5*: 289–294.

Steiner, J. (1993). *Psychic Retreats: Pathological Organizations in Psychotic, Neurotic and Borderline Patients*. London: Routledge.

Symington, J. (Ed.) (2000). *Imprisoned Pain and its Transformations. A Festschrift for H. Sydney Klein*. London: Karnac.

Tustin, F. (1987). *Autistic Barriers in Neurotic Patients*. London: Karnac.

Weinberg, H. (2007). So what is this social unconscious anyway? *Group Analysis, 40*(3): 307–322.

Western, S. (2008). *Leadership. A Critical Text*. London: Sage.

Winnicott, D. W. (1971). *Playing and Reality*. London: Tavistock.

Žižek, S. (1984). *Birokratija i uživanje*. Beograd: SIC.

第五部分

社会系统的矩阵

导读

格哈德·维尔克

这两个章节的核心是关于联结的问题；个体如何和社会发生关系，又是如何融入某一团体的；身体和心理是如何相互影响的；自然、文化、社会结构又是如何环环相扣的；在何种意义上"我们"要大于其中包含的个体；在何种意义上社会又会拥有它自己的心智。这些问题定义了一个为建构、解构、重构开放的经久不衰的学科建设的区域。

团体分析的创始人福克斯受到了弗洛伊德精神分析著作以及诺伯特·埃利亚斯社会学理论的启发。弗洛伊德（2000）指出个体的心理以及这个个体一生都生活在其中的文化，都是通过那些与社会不能接受的欲望抗衡的生物驱力以及潜意识的防御而塑造的。通过一个精妙的理论手法，弗洛伊德将个体和社会之间的互动简化为一种一对一关系，他相信这些最终都可以被个体心理学所解释。福克斯（1986，1990）通过在将患者面对面地置于团体中而从这种思考方式中跳了出来，并声称所有团体成员的心智已经通过潜意识材料的流动被连成了一个关系网络。由此看来，小团体内也拥有一个"心智"，它允许成员之间发生移情，这些（移情）源于更宽泛的社会系统的文化、历史信息以及未被消化的心理感受。（言语的或情绪的）信息的转移，总是一种交流，至少涉及自体和他者。

这种影响是双向的，而且系统和子系统可以将潜意识信息和任务传递给彼此，这取决于个体和整个社会系统的交流的对象所处的情境及功能。通过从动力矩阵角度参考小团体的"心智"矩阵，以及社会 – 文化"心智"矩阵——其中较小的团体根据它的基础矩阵确定位置，福克斯试图在团体内或团体间捕捉人类互动关系的互动性、关系性以及相互依存性的本质。

雷吉娜·肖尔茨（Regina Scholz）在她的章节中引用了福克斯的解释：

> 我很早就已经接受了这样的观点：即使一个完全是陌生人的团体，只要他们是相同的物种，有着非常相似的文化，他们就共享着基本的精神矩阵（基础矩阵）。由于熟识和亲密交流程度的持续加深，他们将形成一个当下的，不断流动、不断发展的动力性的矩阵。（Foulkes，1990）

这种看待社会秩序中关系和互动本质的方式与社会学的符号互动论流派提出的观点不谋而合，它摒弃了社会秩序和凝聚力结构化的解释。其倡导者起初将社会结构看作社会行动者在日常以及在小团体中互动的一种结果。这也是美国人类学者克利福德·格尔茨（Clifford Geertz，1993）的理论研究方法，他主张我们不应把文化（culture）看作一种大写的C，不应将其与人类动因割裂开来，它并不是那种经过童年的社会化之后就一成不变的。他将文化看作一个小写的c，一种基础矩阵，一种由相互联系的一些小团体编制成的网络，它们通过持续的互动形成了一个更大的完整体。通过每一次社会接触和交流构成更大的完整文化的一些团体会带来对事物的秩序和必要的适应的肯定，同时也可能会彻底改造和改变现有的东西。

这一著作提醒我们，以艾里希·弗洛姆为首的一系列社会科学家认为，社会秩序依赖于对个体欲望的压抑，以及对关于社会结构如何运作之全部真相（这使得一些人处于有利的位置，而另一些人处于不利的位置）的知识的压制。被那些在社会中掌权的人界定为令人不悦的事实构成了社会潜意识。这一有特权的小团体或阶级希望那些必须屈从于（虽然是潜意识地）他们的统治的人对全局全然不知。对这种滥用的、服务于少数享有特权的人的权力的评价，包含了一种乌托邦的图景——如果我们使得人人平等并将社会等级视为畸态而废除掉，那么每个人都将拥有全意识（full consciousness），历史与苦难的终点也就近在咫尺了。这也是在整个欧洲的团体分析师中非常普遍的一种思维方式。

我更倾向于诺伯特·埃利亚斯（1974）的描述，他认为权力是关系性的，是通过享有特权的局内人和被剥夺基本权利（underprivileged）的局外人之间的互动产生的。他们通过互动和改变外部环境改变着他们的相对位置。当局内人和局外人的角色发生倒置的时候，先前被剥夺了权力的人也会以其人之道还治其人之身。

对于个体、团体和社会心理是如何相互影响的问题，我们要拒绝那些简单且正确的答案。对一种理论的选择意味着它拥有着足以使一群充满怀疑的学者信服的最强大的力量，因为任何合理的解释都取决于争论的情境和时间节点。

法尔哈德·达拉尔对于社会潜意识和意识形态的研究中提到，现在的精神分析学家必须要支持社会（潜意识），随即他们发现这并不容易，因为大多数精神分析学家认为社会（潜意识）源于心理（潜意识），是一个症状，而不是原因。在某种程度上，这样做是为了满足传统科学世界的需要，以使得观察者成为研究物质（thing）的主体，而不是其他主体——尤其是患者！这使得精神分析学家很难以联系的、社会化的方式去看待世界。但也许更重要的是，这将观察者局限在一个线性的宇宙中，局限在一种将个体而不是团体置于社会宇宙中心的意识形态中。然而，达拉尔建议我们将社会性置于心理性之前，由此我们就得到了一幅截然不同的个体和社会之间关系的画面。他写道：

> 逐渐清晰的是，但凡每个特定的个体出生在社会环境中，他就不得不接受那些与环境融为一体的主流论述，这些对于发展中的个体自体来说一定是基础而必要的……我们现在所面对的是社会先验（social a priori）。它的另一个名称就是福克斯学派所说的社会潜意识。

当然，这一视角的危险性在于，它仅仅是涂尔干（1947）一个备受争议的观点的翻版——社会秩序可能是一直存在的，在婴儿出生之前，以及成人死亡和离开这个世界之后。它（社会秩序）是文化的伊始，其中共享的价值观和规范，以及共享的集体潜意识（collectiveconsciousness），使得个体成为一个社会化的存在，并容易出现反抗而成为一个叛逆者。为什么呢？因为叛逆者被挑出来，被惩罚、羞辱和排斥，这正是行为矫正的双重强化系统，它使一个社会系统显得凝聚和连贯。

我同意达拉尔的观点，即关于社会凝聚力和秩序的难题的所有答案一定是意识形态的，是基于隐含的假设，因此是可疑而不完善的。按照他的说法，进步在于像一个团体分析师那样以一种更加激进（radical）和强硬的方式去思考。他反对如下的观点——社会可以从"非社会性个体的非社会性内在世界中产生……人类生活的开始和延续从来都不是单数的，而是复数的"。但是，和上述观点不同的看法是，"我"和"我们"不存在等价关系，这二者无法塌陷成彼此。

雷吉娜·肖尔茨的观点是建立在厄尔·霍珀（2003a，b）和维米克·沃尔坎（Vamik Volkan，2004）的工作基础上的：他们认为，集体创伤后不久会出现时间塌陷，其中，"我"和"我们"、团体和社会系统被看作等同的，即它们的区别消失了。沃尔坎所谓的"选择性创伤"在团体中充当了一个记忆标记，并在面对外在敌人时重现讲述苦难和英雄主义的故事过程中将团体团结起来。以这种方式以及在这种意义上，一个团体心智的创建就产生了愤怒、恐惧以及与敌人接触时被消灭与玷污的幻想。厄尔·霍珀将社会、团体和个人的过程做了区分，并提出在创伤存在和由此引发的正常社会现实状态丧失的情况下，团体共享的心理（状态）被误认为是情境化社会系统的心态，或者是这一过程参与者的心理。受到创伤的社会系统中的成员（或者就此而言也有其中团体分析的督导）很容易陷入从个人泛化到团体，再泛化到系统，并产生隐喻和假设，又绕回到达拉尔所批评的分析传统中。

在达拉尔的描述中，分析师认为社会可以被简化成一个个体心智，而团体分析师（据霍珀所说）倾向于将社会性的社会系统归纳成一个团体过程。在这两个范式中，社会性都没有被看成自主的变量，而是隐秘地被约化为一个次级现象。如果我们认真地去对待人类的心理－社会起源，我们就需要构建"我""我们"和社会系统之间的心理桥梁。在这两篇文章中，作者分享了这一观点，而这意味着没有它们在时间和空间中的关系，没有语言、习惯、意识形态和仪式，个体、团体或者社会就无从谈起。

当一个团体或者社会性的社会系统不被创伤性过程所约束，而且也因此不被时间、代际或其他边界的塌陷所约束时，我们就不会对基础矩阵的社会潜意识有太多了解。达拉尔试图弄明白在理论地图上已经存在的基础矩阵与社会潜意识，并根据"激进的团体分析"对其重新进行整理。无独有偶，肖尔茨的理论方向是关于是什么将普通团体凝聚在一起，又是什么使其能够共享一种语言的。她指出了团体潜意识是怎样在正常和非常的时期，利用故事和共享的集体记忆来给予它的成员一种身份感和凝聚力的。这是通过从团体起源的神话叙事中滤除记忆的其他象征化痕迹来实现的。被排除的记忆元素变成潜意识的，并通过潜意识共谋的选择从团体的对话中被排除出去。因此，团体潜意识与"象征化暴力"（symbolic violence）的形式相关，通过什么可以谈论、什么不可以谈论来呈现。团体中的对话以及归属感取决于将不想要的变成潜意识的过程。

看待这一现象的方式可能是认为，社会秩序至少在一定程度上"假装"。在对话的层面上，在理想化社会秩序的仪式制定过程中，比如在宗教节日或者科学研讨会中，它是正确的，此时一个社群的集体记忆为了另一个时期而被重构。意识形态、神话和仪式永远都既是凝聚力又是无凝聚力的源泉。

我开始在共享的团体"心智"和基础矩阵的问题上坚持自己的立场（Wilke，2001，2002；Binney，Wilke，& Williams，2005），而且，我对那些将社会潜意识与有些人坚持、有些人否认的压抑和压制不想要的真相的图式捆绑在一起的理论感到不安。真相位于以下两个概念之间，一个是涂尔干关于集体意识的概念，另一个是掌权者强加给无权者的虚假意识。这里存在着如一个共享的心智或者一个架构好的分类系统的东西，它们表明特定的文化与其他文化一致但又有所不同的方式。对信念和心智类别的共享与社会系统相关，但是又不尽相同。它们包含着社会系统矩阵的内容，因此存在个性化、变异、误差和分化的空间。或许，如果在我们观察社会秩序是如何实现的同时，也去关注它是怎样被维护和矫正的，那么我们可能会更容易承认存在着用来描述这一相似现象的词语，而这之前的描述通常是混乱的；也就是说，我们无法摒弃集体意识和潜意识的概念，但仍未找到共有的语言来讨论这个部分。下面两章的作者将带领我们继续去寻找这样一种语言。

参考文献

Binney, G., Wilke, G., & Williams, C. (2005). *Living Leadership, A Practical Guide for Ordinary Heroes*. Harlow: Financial Times and Prentice Hall.

Durkheim, E. (1947). *The Division of Labour in Society*. London: Glencoe.

Elias, N. (1974). *Die Gesellschaft der Individuen*. Frankfurt: Suhrkamp Wissenschaft.

Foulkes, S. H. (1986). *Group Analytic Psychotherapy*. London: Maresfield Library, Karnac.

Foulkes, S. H. (1990). *Selected Papers*. London: Karnac.

Freud, S. (2000). *Massenpsychologie und Ich-Analyse*. In: *Sigmund Freud, Studienausgabe, Fragen der Gesellschaft und Ursprünge der Religion*. Frankfurt am Main: Fischer.

Fromm, E. (Ed.) (1967). *Socialist Humanis*. London: Allen Lane.

Geertz, C. (1993). *The Interpretation of Cultures*. London: Fontana.

Hopper, E. (2003a). *The Social Unconscious: Selected Papers*. London: Jessica Kingsley.

Hopper, E. (2003b). *Traumatic Experience in the Unconscious Life of Groups*. London: Jessica Kingsley.

Volkan, V. (2004). *Blind Trust: Large Groups and Their Leaders in Times of Crisis and Terror*. Charlottesville, VA: Pitchstone.

Wilke, G. (2001). *How To Be a Good Enough GP, Surviving and Thriving in the New Primary Care Organisation*. Abingdon: Radcliffe Medical Press.

Wilke, G. (2002). The large group and its conductor. In: M. Pines & R. Lipgar (Eds.), *Building on Bion* (pp. 70–105). London: Jessica Kingsley.

第 10 章

临床理论和实践中的社会潜意识和意识形态

法尔哈德·达拉尔

让我经由两个问题切入：为什么在精神分析世界，我们发现自己处于一个不得不对社会性进行争论的位置？为什么这种争论倾向于具有一种防御的性质，使我们不得不去证明看起来违背常理的事情？

在某种程度上，这归因于在精神分析主流学派中已建立的那些标准，因为对于心理学来说，社会是次级的，是源于心理学的。这样，也许当你听到克莱茵说"对个体人格的理解是理解社会生活的基础"（Klein，1959）时，你就不会感到惊讶了。同样，比昂下面的话也会不足为奇：

> 我认为团体动力的中心（核心）位置是被更原始的机制所占据的……偏执分裂和抑郁位置……这都是有必要去修通的……更为原始的部分客体关系的焦虑……就如我所考虑的……要去涵容所有团体行为最终的来源。（Bion，1961）

克莱茵和比昂的理论都起源于弗洛伊德后期的观点。但是与他们不同的是，弗洛伊德认为社会是心理中以超我形式存在的一个真实的存在。在某种程度上，弗洛伊德的超我概念是由权威人物内化的元素组成的（相反，克莱茵的超我概念是由死本能的元素构成的）。但是它存在的其中一个重要的原因就是对原始冲动的压抑，例如乱伦的渴望。因此，有些讽刺的是，社会性在心理中的表征（超我）的一部分工作就是通过压抑的活动来增加对潜意识的支配。然而，当人类聚集在团体中的时候，超我就失控了：

当个体聚集到一个团体中时，所有个体的压抑（抑制）就消失了，所有的残忍、暴虐以及破坏性的本能，曾像远古时期的残骸潜伏在个体体内，如今被搅动起来去寻求满足。（Freud，1921c）

弗洛伊德也说过"团体心理对原始人的心理认同被合理化得非常好"。

但是，让人惊讶的是，即使像费尔贝恩和温尼科特这样的关系学派学者做了大量的努力，但他们最终还是回到了个体主义：费尔贝恩宣称"所有社会学的问题最终都会简化为个体心理学的问题"（Fairbairn，1935），这在温尼科特的"社会和团体心理学的线索是个体心理学"那里找到了共鸣（Winnicott，1958）。

这样看来，精神分析的主流观点是：内在的原始的心理学是先于个体心理学的，以此类推，个体是先于社会的。社会本身就是一种对于个体既有的心理状态的表达。换句话说，心理学是"因"，社会是"果"。因此，社会的地位要略低一点，因为它是第三重要的：首先是内在心理学，其次是个体心理学，最后是社会心理学。正是因为在这样的语境中讲话，所以我们试图提升社会性的重要性的争论语气是防御性的。它是一种反对已确立的、想当然的标准的争论，一种不合常理的争论。

实证主义模式

这个标准起源于一种特定的实证主义世界观，一种不仅仅主导着精神分析，还主导了其他学科的世界观。它也是英国政策制定者思考的基础，从心理健康到经济学，再到社会生态学，它渗透在各个领域。

实证主义者坚持认为客观的物质世界是先于个体的人类存在的，个体的人类是先于社会存在的。从这个观点来看，社会不仅仅是次级的，还是第三级的，因为它是由于个体与其他个体联结在一起而产生的。它可以被这样描述，如

图 10-1 所示。

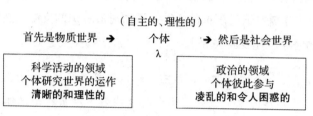

图 10-1　实证主义世界观

图 10-1 中有两个不同的区域。在个体和物质的世界之间的区域被认为是客观科学产生的地方。在这个意义上，科学是个体了解物质世界的活动，与此同时，也可以推断出，在个体和社会世界之间的区域是政治发生的地方，政治存在于个体试图加入并形成社会时彼此间形式各样的冲突与斗争中。

从这样的描述看来，两个区域（科学和政治）之间没有什么关系，二者各自位于不同的"区域"。这是以下言论的基础：政治与科学无关，因此政治应该被置于科学之外（艺术、运动以及其他任何事情）。

这个图式是线性的。正是这种极端的线性性质，让政治和科学看起来是非常不同的类型的活动，彼此毫无联系。在这个早期阶段我想强调的一点是，图 10-1 和它阐述的思考方式已经是一种特定的意识形态，一种将个人置于社会之上的意识形态。我在后面会谈及更多的有关意识形态的内容。但是现在我想指出的是，正是因为在构建该图时使用的一些前提条件，客观世界和人际互动的世界之间表面上"明显"的分裂显得如此明显。该图并不是对事物的自然状态的直接的描述（第一印象如何），而是一种产生于特定意识形态（服务于特定目的）的划分。正如我们将要看到的，存在另外一种关于这种情况的描述及思考的方式，这也会带来其他的"效果"，其他的"结局"。

总之，在这种政治家宣称的基础上，尽管他们处于一种政治的交易中，但是由于他们是以科学性证据为基础的，因此他们做出的决定还是完全理性的。[1] 然而，构成科学证据的部分毫无争议，因为这被视为理所当然。理所当然的事物往往会被推入一个特定的方向，总是朝向特定的目的，但往往又是不为人知的。一个很好的例子就是英国心理治疗的重组。政府要求心理治疗应该是"循证"的。但是"什么才算是证据"又给某种特定的心理治疗（认知疗法）提供了特权。假定用于收集这种"证据"的科学方法是实证主义的，那么我们最终发现它会偏向同样遵循实证主义的心理学方法，也就不足为奇了。结果依然存在于方法中。服务的目的是多方面的：许多人的心理健康水平显然提高了，迅速且费用不高，人们看到政府做了一些有意义的事情，然而，与此同时，它也在努力"省"钱。整个产业也由于这种表面上的"科学性"而被合理化。毫无疑问，这个叮在蛇尾巴上的刺在不远的将来就会被感觉到。

无论如何，让我们回到并且直接把注意力放在实证主义的模式中，根据这个模式基本原理的阐述，它有可能呈现出物质世界是如何运作的，因为它遵循着因果的规则。这些规则可以经由理性的人通过做一些客观的研究而归纳出来。⊖然而，构成科学的东西并非既定的，尽管情况就是这样设定的。它看起来是这样的，因此这就没有什么可质疑的。

这种对于科学的理解起源于实证主义世界观，其中"物质"是优先于"关于那些物质的想法"的。你看到你所看到的，因为你看到的是真实的，就在那里等你来看。在你见到之前它本身就是存在的。你将你看到的说出来。观察是直接的，毫无疑问也是价值中立的。

因此，在图 10-1 的左边，我们拥有清晰性和可预测性的可能，而在图 10-1 的右边，在政治领域，人类似乎是以看似非理性的，因而也是不可预测的方式在行事。

（请注意另外一件事：尽管这个线性的故事起源于物质的世界，但动因还是位于自主的理性的个体中。）

因此，图的一边是清晰性，另一边是困惑。我们现在面临的问题是，尽管拥有理性的能力，为什么人类却以看上去非理性的方式行事？正如我们所看到的，上述的一些精神分析学家（特别是比昂）的回答是，人们做出那些非理性的行为是因为心智中原始的部分的爆发。我会简述弗洛伊德对这些事情的看法。

⊖　以美国前总统奥巴马撤销乔治·布什的干细胞研究禁令为例，奥巴马说他的决定源于科学的证据，而布什"和上帝协商"后做的决定。

弗洛伊德学派的图式

弗洛伊德（1930a）通过描述心智结构化的方式，对人类的非理性给出了一个著名的解释。在他的观点里，心智是两段历史的残余。第一段历史源于人类物种（原始部落等）。这些源于人类的黎明时期的原始的和有力量的主题的影响被以一种本能的形式放置于人类的心理中。第二段历史是童年早期以及心理发展的历史。这是当第一段历史与其他人或是当下的客观现实冲突的时候发生的故事。

尽管发展过程大部分是成功的，但成年期人类的理性总会因为两段历史的残余而大打折扣，一段是特定的发展故事，一段是古老的原始过程。两者在潜意识中一直都存在，从一开始它们就在我们看似理性的生活中起着看不见的作用。因此我们做事的理由（rationales）在某种程度上就是合理化（rationalization）。

弗洛伊德的模型在下述的意义上与康德的如出一辙。康德（1999）认为人类一出生就有着已然存于心智中的一些特定的逻辑范畴，他还说人类是通过这些范畴来体验世界的。由于康德重视这些先验的理念超过物质，因此，他被称为理想主义者。在这样的语境下，相比于通过后天的生活经验获取的知识而言，"先验"的意思是与生俱来的认识。"先验的"、与生俱来的认识不仅仅存在于经历之前，也形成了经历。这些范畴告诉我们的是那些我们能够看到的以及我们看的方式。弗洛伊德和康德的范畴（如图 10-2 所示）在本能层面上是类似的。弗洛伊德会说，我们以一些方式去体验世界以及其他一些什么，我们这么做是因为我们的体验是由本能介导和渗透的（克莱茵称其为天生的潜意识幻想）。

物质世界　➔　个体　➔　社会世界
（弗洛伊德学派）患者　⬅⬅⬅（理性的）精神分析师

图 10-2　基于实证主义与弗洛伊德学派的图式的经典精神分析治疗

至于经典精神分析治疗，情况比较复杂（为了梳理这些兴趣点，我高度简化了这个情境）。如弗洛伊德自己所说，精神分析师被想象成了科学家，一个有能力客观理性地思考和观察的科学家，而患者是弗洛伊德创造出的产物，其中患者的理性受制于潜意识过程，并被潜意识过程渗透。患者被强行置于物质的另一边——一个被理性的精神分析师调查研究的客体。调查研究的目的是暴露和理解潜意识中两段历史事件的运作，以使患者能够更理性地行事。在这种世界观里，分析师坚信自己的观察和推论是中立及客观的，方法论是"科学的"，包括观察、形成假设、验证假设等。

总而言之，精神分析的方法是科学的方法论的使用，是从图 10-1 的左边提取而来，用来给图 10-1 右边混乱的人类动机和行为，带来清晰的理解的。

埃利亚斯与激进的福克斯流派图式

如果我们在这样的设想下从相反的方向重新画这个图的话会怎样呢？在这种情况下，社会大于个体，我们将得出一些关于人类动机的不同的理解（如图 10-3 所示）。

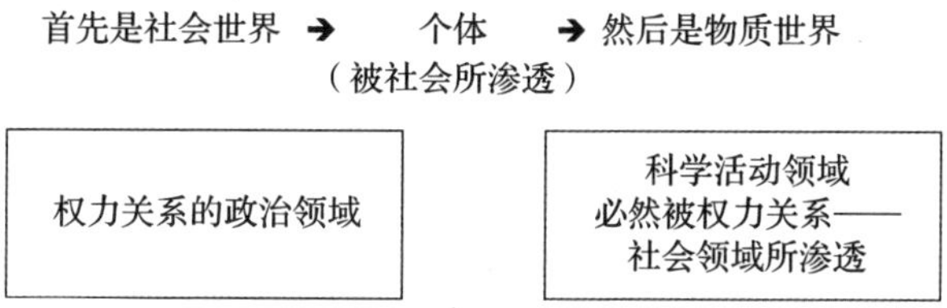

首先是社会世界 ➜ 　　个体　　 ➜ 然后是物质世界
　　　　　　　　　　（被社会所渗透）

| 权力关系的政治领域 | | 科学活动领域
必然被权力关系——
社会领域所渗透 |

图 10-3　埃利亚斯与激进的福克斯流派图式

第一个要注意的事情是，按照定义来看，社会是政治的范畴，政治是一个永远存在冲突的领域，经由权力关系产生和构成，也是权力关系的一种表达。

重要的是，这张图清楚地显示了在图的最开始处，权力斗争和政治就在那里了，它们必然会渗透随后出现的一切。这不仅仅包含了诞生在社会中的个体的精神，也包含了发生在他们之中的关系。但是就我们的目的而言最重要的是，这个图的逻辑揭示了一个事实：政治和权力的主题必定会渗透在科学活动——对事情如何运作的研究中。

这幅图也是线性的，因此，作为人类存在的过程的一种反映，它也是一种过度简单化的图式。尽管具有这种明显的局限性，但它的优点在于，它表明了科学活动为什么以及如何必然地充满参与其中的人类的日程。

发展性故事

这种场景中的发展性故事有着一个至关重要的结果。

很清晰的是，由于每一个特定的个体都诞生在社会环境中，他不得不吸收根植于这个环境的主流观点，它们对发展中的个体的自体而言必然是根本性的和整合性的。

在这种场景中，新生儿出生之前就存在的东西是被写入社会的结构中的，因此这有力地颠覆了精神分析学者先前的论述：

> 对社会生活的理解是理解（个体）人格的基础（克莱茵）。
> 所有个体的心理问题最终都会回归到社会性的问题上（费尔贝恩）。
> 个体心理的线索是社会和团体心理（温尼科特）。

现在我们所面对的是社会的先验。社会先验的一个名字就是福克斯学派的"社会潜意识"。这里存在两个危险。第一个是我们已经提到的，这个图是如此线性，没有捕捉到人类存在的复杂性；它像一条始于社会的"单行道"，径直穿过跟随其后的一切东西。这就带来了我们目前陷入的第二个危险——社会决定论的谬误，即朗（Wrong，1962）所称的"人类"这一概念的过度社会化。这两个危险都会引起以下的反对意见。

反对和困惑

个体的婴儿在他出生的那一刻并不是一块彻底的白板，不完全受社会的支配，个体存在并非由观点和意识形态所塑造，人类有着比这些更多的内容。我们该怎么理解人类的自主性和责任？另一种提出反对的方式是：个体的个体性的来源是什么？如果每个人都仅仅是由观点形成的，那么我们可以预见，人们会更加整齐划一，而不是他们实际的样子。显然并非如此，个体是千变万化的，甚至可以说每个个体都是独一无二的。所以这种独一无二的基础是什么？

我同意这种反对意见，而且对于其引发的问题也很感兴趣，但是我不太赞同这些问题的一般答案。

这些问题涉及出生的时刻。它们已成为一出生时就已经存在了的问题，人们对此该如何思考呢？或者，换个说法，将要被心理－社会－发展历程所塑造的这么一团泥的本质是什么？它对被塑造的反应如何，是适应的还是抵抗的？

这里还有一点：对这些问题的回答只能是意识形态化的，以便支持各种各样的世界观。如果激进的方向是正确的，那么情况一定是这样的：对这些问题的回答永远都不会是纯粹科学、客观、中立的，但是将会拥有各式各样的功能和目的，其中一些是已知的或可知的，而其他则相反。换句话说，这个议题已经阐述了本章主题：没有人能够处于意识形态之外，政治如此，甚至在诊所中也是如此。然而，这并不意味着唯一的可能性就是温顺地臣服于普遍的社会秩序。这是因为福克斯学派的团体分析方法有颠覆和解构占统治地位的意识形态的潜能，即使它不可避免地会促进替代的意识形态的产生。

当然，这对我而言也是如此，包括这篇文章，也是无法回避意识形态的。因此，让我来澄清一下我的立场，或至少是就我所知的：我想反驳在许多精神分析观点中很普遍的个人主义和内在主义——那种认为所有人生活的来源，就我们所知，都是从非社会的个体的非社会的内在世界产生的观点；一种认为内投射是投射的可怜的表亲的观点；一种假设单独的"个体"这样的东西能够存在的观点。

这样说的时候，我并不想宣称没有能被称为个体的存在。相反，我想要拥护的观点和汉娜·阿伦特（Hannah Arendt）的类似，她说"人类的条件是复数的条件……事实是人们（men），而不是人（Man），居住在地球上或者栖息在世界上"（1998（1958））。人类生活是以复数的形式开始并继续的，从来都不是单数的形式。

在我看来，如果我们不是以某一个体（如克莱茵，弗洛伊德），和另一个体的关系中的个体（如温尼科特，费尔贝恩），或是关系中的那些个体（如福克斯，米切尔），而是以社会关系中的那些个体（如，埃利亚斯）为起点开始讲述的话，我们就会发现我们将置身于一个新的范式中，其中不仅人类互动的理论，而且精神分析－心理治疗的实践和技术也与之前大相径庭（Dalal，1998，2002）。

让我们回到这个反对意见本身，以及它通常被回答的方式。这种回答始于一种不言自明的真理：婴儿来到这个世界上时，在某种程度上已经成形了。诞生通常被描述为一个新的心理－生物存在的出现，而且，也是个体第一次面对已建立的社会秩序。这个婴儿是一个独一无二的实体，当然，作为一个实体，它被认为是纯生物学的。婴儿也有其对环境和照料者独一无二的回应，这种独一无二的回应被描述为他的性格。而且就在这个生命的伊始，在社会对其施加影响之前，这种独一无二似乎就是他的本质——一种独一无二的属于个人的本质，因为它是存在于社会之前的，未被社会沾染的。以这种思维方式来看，真正的自体存在于"自然"的领域，一个不断遭受文化领域的威胁和干扰的领域。

在此有几种不同的观点。

第一个不同的观点想要修正将出生时呈现的东西看作"真实的性格"的观点。考虑到性格会在人的一生中不断地变化，那么基于什么来声称这一刻个体的人格是最真实、最纯粹的呢？说到这里，我不希望陷入另一个错误的论点中：宣称出生的时刻并不比其他时刻更有意义。况且，这样做也是毫无意义的。出生，即家庭和婴儿第一次面对面遇见彼此的时候，显然是一个非常振奋人心且意义非凡的时刻。而且，个体在子宫内已然经历了许多。我们想在哪里插入"最初"？在这种讨论中，活力论者也许会使用"灵魂"和"生命的火花"去捕捉个体人类活力的那种独一无二的神秘性。

顺便说一句，我们也应该注意，一些精神分析流派宣称人格障碍是无法改变的，而神经症是可以改变的。

我的第二个不同的观点是人道主义宣称的出生时性格的形状是"真实的自体"，而随着心理－社会－发展过程的展开，这种真实的自体会发生变化，会被冲淡或是污染。我也不同意经典精神分析的表述，其中心理－社会－发展过程被视为将那些以本能或驱力为形式的原始的东西调整为文明的存在的过程。

我的理念和精神分析中的关系（如温尼科特和费尔贝恩），依恋（如鲍尔比和霍姆斯），特别是主体间性（米切尔）等观点的某些方面很贴近，但有一点非常重要的是：关系、依恋和主体间性的过程发生在社会环境中，它们的形态和形式受流行的观点驱动。这也就意味着权力关系是关系、依恋以及主体间性的过程所固有的：这才是社会潜意识的实质所在。

身体很容易被看作一个生物学的存在，事实的确如此，但是它同时也是一个社会化的存在。在漫长的时间历程中，我们物理性的身体总是和其他的身体一起进化着。换句话说，社会性的主题总是贯穿在生物性的进化过程中，也因此根植于我们身体的建构，根植于我们的生物学特性。因此，新生儿生物学意义上的身体已然是社会化的。个体的出生并不是生物和社会的第一次相遇，就如埃利亚斯所说的："人类社会是自然的一个层面。"（Elias，1991）他接下来说，"人类根据他们的本质和他人一起创造了生活，一种包括了人际和团体间的斗争，以及对它们的处理……的生活"。

因此，有关康德和弗洛伊德所说的一些东西终究是对的，但他们的理解方式并不一定正确。婴儿来到这个世界上确实已有所知，但并不完全是康德说的范畴。[注]他们确实已经"知道"一些关于时间和空间关系、原因和结果等的东西。婴儿来到这个世界并不仅仅是准备好去建立联系的，还卷入了建立联系的过程。而且，最重要的是，主体间性学派的心理学家告诉我们，自体感本身就是通过建立关系的过程构建的。激进的团体分析必定要补充一点，即主体间性和建立关系的过程一直都是一个社会过程，这必然包含着权力关系，因此在那些发展中的个体的构成中，权力关系从一开始就必然发挥着塑造的作用。

现在让我们回到这篇文章的主要议题——社会潜意识。

社会先验

福克斯不是第一个也不是最后一个提出社会先验的人，各个领域的许多学者都提出过一些关于它的说法。霍珀（2003）告诉我们"尽管卡伦·霍妮是第

⊖　尽管克莱茵认为的确存在这种情况，婴儿来到这个世界上时，范畴性的乳房、阴茎和阴道就已然存在于头脑中了。（Hinshelwood，1991）

一个将社会潜意识的概念应用到临床工作中的人……这个概念是被弗洛姆引入的"。然而，福克斯并没有提及弗洛姆。霍珀认为这是因为福克斯认为弗洛姆过于左翼了（个人交流）。

我们现在正在讨论的问题是：（概况性地而且不是没有争议地说），在特定的时间和地方，人类（复数形式）如何开始分享（或多或少）他们关于什么是对的，什么是错的，事物的本来面目等的观点。不管个体个人历史的范围和变化有多大，情况依然如此。换句话说，我们（复数形式）如何把某些不仅仅不在我们意识范围内，而且还是意识的基础的事情看作理所当然？

尽管有所不同，但学者们都认为这些态度的基础可以在那些未经反思的习惯中找到，我们每个人都生活在这些习惯中，吸收、复制并强化这些习惯，但都不知道我们在这么做。

也许这些学者中最著名的就是马克思。根据他的观点，统治阶级故意（即有意识地）宣传一种工人阶级不能够拒绝的错误的思想意识。这种思想意识的目的就是使受压迫的阶级确信，对于剥削，他们是无从选择的，因为他们正在参与一种事物的自然秩序。

阿尔都塞（Althusser，1969）更进了一步，他说思想意识是潜意识的，不仅对于被剥削的人，对于剥削者来说亦是如此，所有人都由衷地确信现状是事物自然秩序的表达（见表 10-1）。

表 10-1　社会先验的种类

流　派	种　类	流　派	种　类
福克斯	社会潜意识	埃利亚斯	象征，习俗
马克思	意识形态（意识）	福柯	知识，论述
阿尔都塞	意识形态（潜意识）	库恩	范式
黑格尔	时代精神（范畴）	布尔迪厄	习惯
巴尔特	神话	莱顿	规范的潜意识过程
拉康	类似语言的潜意识		

黑格尔在马克思之前就曾经提出，个体通过参与、吸收时代精神而开始以一种相似的方式思考。同样，黑格尔（1979）认为有一种先验的范畴先于个体存在，这种范畴是通过个体自身对这个世界的体验达成的。但是黑格尔的范畴

不同于康德，前者认为这些范畴存在于个体出生的社会之中。[○]

巴尔特（Barthes）用神话来谈论社会习惯。他说：

神话有着这样一个任务：给一个历史的意图一个自然的正当理由，使得偶然显得永恒……（神话）已经将现实由内向外翻了个遍，它将历史掏空，将自然填充进去……神话是去政治化的言论。（Barthes，1984）

埃利亚斯（1991）说我们变得以相似的方式思考，是因为通过语言我们都参与到了一个他称之为象征的维度中；他也提出了一个"习俗"的概念来解释未经反思的共识。对于体验和感知世界的这些惯有的方式，福柯（1972）用两个术语——知识（epistemes）和论述（discourses）来描述，库思（1962）提出的术语是范式（paradigm），布尔迪厄（1986）使用的也是习俗（habitus）。

许多来自传统精神分析流派的学者（例如马尔库塞、哈贝马斯、弗洛姆和沙利文，等等）也在思考这类问题。然而，不得不说的是，这些问题通常都不被认为是重要的，并且一直游离在当代主流的精神分析谈话的边缘。或许，最著名的是拉康（Lacan，2007）对于感知的共性的解释，因为个体的潜意识是像一种语言一样被构建的，语言总是公共的，而且存在于所有个体出生之前。在精神分析领域中，有很多人致力于这类问题，例如库什曼（Cushman，1994），最近莱顿（Leyton，2006）也通过他的"规范的潜意识过程"讲述了这些主题。这里不应该忘记的是霍珀（2003）的工作，以及这本书中其他人的观点。

可见，这是一种思考社会潜意识的方式：在任何时期，某种世界观变得流行并广泛地主导了一个人的机能，产生了一种特定的体验事件的方式。在这段时间里，似乎没有其他明智的选择可以替代那些世界观。对于地球是平的这种思维方式来说，地球是球形的想法不只是难以置信，而且是不可思议的，是明显谬误的。球形的替代观点证明了平的实际体验的虚假。这种未经反思的世界观是我们所谓的"常识"的基础。这是一种对所有人都很常见的认识，而且，

○　我意识到，在说到社会的时候，我实际上是在使人类互动的过程具体化。而且，这么做，我就给以下的观点提供了支持：社会和个体是彼此不同且相互对立的。我同意埃利亚斯的观点，个体和社会的概念是同一个人互动的心理－社会－遗传过程的抽象概括和不同方面。

它是如此显而易见，基本上没有人会去质疑它。在实证主义的图式下（见图 10-1），政治不可能和科学有什么关系，不这样认为的人显然是错的。

然而，这些看似全能的世界观并不是永恒的。它们不断地被处于边缘的选择所质疑，经由这个过程，随着时间的流逝，占主导地位的世界观会突变成新的形态；有时，这种转变不是渐进的，而是突然而惨烈的。换句话说，即使是在地球是平的观念占主导的时代，也有一些人能够对地球的本质和形状持有不同观念和理论（当然不是所有的想法都是正确的），而且，根据情况，其他的选择要么被认为是愚蠢的错而被忽略，要么被视为异端而被攻击和压制。

我罗列出这些思想家的目的（我决不会声称这是完整的列表）并不是为了梳理每个社会先验概念的不同之处。我的目的是指出人类受到他所处的社会秩序的塑造和约束，这一观点绝不是什么新鲜的观点，尽管在许多居于精神分析世界的某些角落的人看来是新鲜的。而且他们相信这一点，尽管事实上远远早于马克思、阿伦特或者埃利亚斯，甚至像托马斯·阿奎纳这样的人（他几乎都不能算是一个革命的左翼激进分子）就已经说过"人类就本质而言是政治性的，也就是说，是社会性的"。[一]管状视野在精神分析圈子中持续地占据统治地位，唯一的解释就是他们受到一种意识形态，即个人主义或是内在主义意识形态的蒙蔽和支配。

并非所有的精神分析师和团体精神分析师都这样认为，上述的就是一些例证。但是他们很难被视为主流，尤其是在英国的环境下。

临床方面的启示

让我先来总结一下我已经和正在讨论的关于我所用到过的两个术语——意识形态和论述之间关系的内容。

意识形态是潜意识的。人们理所当然地认为意识形态用于系统地阐述想法和经历。它提供我们可以用于思考的范畴：意识形态是我们所谓的常识的基础。它使一些利益团体的利益合法化，但是以很难被识别的方式进行的。这是因为意识形态的工作就是要给予历史和偶然性一个自然和必然的外表。

⊖ "人类是天然的政治家，本我是社会学家。"（Arendt，1998）

就如哈兰（Harland）所说：

个体吸收语言是在他能够为他自己思考之前。的确，语言的吸收恰恰能够为自己创造思考的条件……词语和意义被存放在个体的大脑中，处在意识拥有和掌控的水平之下。它们存在于个体的内部，就像社会未被消化的部分。（Harland，1987）

埃利亚斯也有这样的观点。在他看来，语言不是表征世界的一个被动的方法，而是能主动地告知个体体验的世界的类型。他说语言提供给人们"指引他们自己的方法，它远远超出他们个人经验的范围"（1991）。

问题的关键是，一个人出生时所处和之后吸收的语言的种类形成和制约着他的想法、情绪以及体验本身。请注意，我说的语言是复数，也就是一些语言，而不是某种语言，其重要性在于，在这些语言或论述的动荡的关系中，个体打开了一个有可能进行反思的空间。这一点是很关键的。就其本身而言，它是对一种团体分析方法论的描述。

另外，话语是一个更全面的概念。它包括意识形态，即语言范畴和思想，也包括由该语言指导的实践形式。理论与实践是相辅相成的。

若论述的结果被认为是成功的，它将提供一个最佳标准。论述是自我确证的，我们不能从内部去询问一个论述本身是否正确，因为它会提供给我们判断什么是正确的以及什么是好的依据。论述强加给世界和心智一种分类学。分类学是纳入和排除的系统，而且达成它的手段从来都不是价值中立的。

因此，精神分析和团体分析的理论和实践也永远都不会是价值中立的。

有些人声称，精神分析理论建立在通过精神分析实践在诊所中收集到的科学证据的基础上。这种辩护是实证主义的，它假定理论和实践毫不相干，既没有被政治也没有被意识形态议题所沾染。

但是，身为精神分析师的格林伯格和米切尔提醒我们：

并没有存在于理论之外的纯粹的客观的事实和观察……某个人的理论，某个人的理解，某个人思考的方式，都取决于他倾向于将什么视为事实，取决于他是怎样观察的以及观察到了些什么。观察本身就应被理解为"充满理论的"。
（Greenberg & Mitchell，1983）

　　本章是对某个已经被充分建立但是很难被记住的观点的一个提醒：治疗师的感知和干预不可避免地会受到那些治疗师不经意间认同的意识形态以及他们不知不觉地参与的论述的影响。这导致了治疗师和分析师不假思索地通过他们的活动，而不是他们自己，复制和强化了这些意识形态和论述。就如埃利亚斯所说，结构有历史，历史有结构。换句话说，历史被系统地组织进入心智，一段规范和价值观的历史。事实上，这正是弗洛伊德描述超我的方式。这些被认为是理所当然的规范和价值观，源于特定时期特定的历史，偏向某些特定的思考方式，而封闭了其他的方式。这一过程发生得如此强有力，以至于绝大多数情况下人们都没有意识到什么被隔离了。

　　论述的强大在于，它不仅偏向一种看待或体验事物的特定方式，而且它消除了其他的可能性，以至于甚至没有人会想到还有其他办法可以尝试。例如，如果有人认为人类是与历史无关的、不同的、封闭的存在，那么似乎个体和彼此建立关系的唯一的方法就是一种可以接收和发送各式各样信息的通信装置。在精神分析的理论中，这些机制被称为投射、投射性认同，有的时候会有大规模的投射性认同，这已经成为理解所有临床现象的基础和关键。这些机制在精神分析的论述中是既定的事实。在主流文献中，几乎没有关于它们是否存在的讨论；相反，讨论只限于它们怎么发生、为什么发生以及它们的意义和后果。这不仅仅在精神分析中，而且在团体分析中都是盛行的观点。这种思考方式引出了当代克莱茵学派所提出的，治疗师在治疗室中的所有反应都被理解为反移情，也就是说，在某种程度上它们是潜意识引发的，是由患者对分析师的投射造成的。我坚信，让受训者在完成精神分析训练的同时质疑这些机制的存在几乎是不可能的。受训者会被认为在妄想或是愚蠢的——的确有些人无法理解一些和人类本质有关的基本原理，因此，他们不适合成为一名精神分析师。在这里我想要讲清楚的是，权力的运作方式会偏向某些方法，而不是其他的方法，而且你很难拒绝把它们整个吞下。但是这个过程不是有意识的，也不是统治精英设计的阴谋（这并不是说精神分析培训委员会中没有政治的运作）。我主要想指出的是，对于许多实践者来说，他们甚至都没有想到要去质疑自己所坚持的精神分析的说法中那些理所当然的基础。

社会潜意识的概念质疑主流精神分析的个人主义前提，带来了解读临床现象的其他的方式。我在这里提出的观点是，分析师对患者的回应受到分析师所处的论述的影响，不会比任何其他东西少。论述本质上就像任何其他东西一样不在分析师的意识范围内。但是，就如我之前所提到的，思考人类有不同的方法，要更重视社会性的方法。这种思考方式为人类的沟通提供了不同的隐喻。例如，在我看来，福克斯的"共鸣"概念是"投射"概念的一种有效的替代。在本章，我不想去探究共鸣本身，相反，我想要强调的是共鸣的概念以动因之间的联结作为共鸣发生的先决条件。我前面提到的学者们思考了联结的本质。尽管每个人给出的答案不仅不甚相同，有时甚至是彼此矛盾的，但他们都视为理所当然的是联结本身——前面的句子里的关键词是"先决条件"（pre-suppose）。这种理所当然也是一种特定的意识形态的表达——它就这样发生了，我认同。

最后，没有舒服的、不涉及意识形态的区域可供分析师去躲藏，也没有一个科学客观的地方，在那里他们能确信事情的确如他们所感知和体验的那样。这本身并不是一件坏事。就如福克斯（1986）所忠告的，怀疑恰恰是"基本的谦逊"态度的基础，对每个治疗师而言都应该是极为重要的，应该去培养的。

致谢

我要感谢厄尔·霍珀对这一章的早期版本的看法。

参考文献

Althusser, L. (1969). *For Marx*, B. Brewster (Trans.). London: New Left Books.

Arendt, H. (1998)[1958]. *The Human Condition*.Chicago, IL: Chicago University Press.

Barthes, R. (1984). *Mythologies*. London: Paladin.

Bion, W. R. (1961). *Experiences in Groups*. London: Tavistock/Routledge.

Bourdieu, P. (1986). *Distinction: A Social Critique of the Judgement of Taste*. London: Routledge.

Cushman, P. (1994). Confronting Sullivan's spider—hermeneutics and the politics of therapy. *Contemporary Psychoanalysis, 30*: 800–844.

Dalal, F. (1998). *Taking the Group Seriously: Towards a Post-Foulkesian Group Analytic Theory*. London: Jessica Kingsley.

Dalal, F. (2002). *Race, Colour and the Processes of Racialization: New Perspectives from Group Analysis, Psychoanalysis, and Sociology*. Hove: Brunner-Routledge.

Elias, N. (1991). *The Symbol Theory*. London: Sage.

Fairbairn, R. (1935). The social significance of communism considered in the light of psychoanalysis. In: *Psychoanalytic Studies of the Personality* (pp. 233–246). London: Routledge, 1994.

Foucault, M. (1972). *The Archaeology of Knowledge*, A. M. Sheridan Smith (Trans.). New York: Pantheon.

Foulkes, S. H. (1986). *Group Analytic Psychotherapy*. London: Karnac.

Freud, S. (1921c). *Group Psychology and the Analysis of the Ego. S.E., 18*: 67–144. London: Hogarth.

Freud, S. (1930a). *Civilization and Its Discontents. S.E., 21*: 59–145. London: Hogarth.

Greenberg, J. R., & Mitchell, S. A. (1983). *Object Relations in Psychoanalytic Theory*. London: Harvard University Press.

Harland, R. (1987). *Superstructuralism*. London: Methuen.

Hegel, G. W. F. (1979). *Phenomenology of Spirit*. Oxford: Oxford University Press.

Hinshelwood, R. D. (1991). *A Dictionary of Kleinian Thought*. London: Free Association Books.

Hopper, E. (2003). *The Social Unconscious*. London: Jessica Kingsley.

Kant, I. (1999). *Critique of Pure Reason*. Cambridge: Cambridge University Press.

Klein, M. (1959). Our adult world and its roots in infancy. In: *Envy and Gratitude and Other Works 1946–1963* (pp. 247–263). London: Virago Press, 1988.

Kuhn, T. (1962). *The Structure of Scientific Revolutions*. Chicago: Chicago University Press.

Lacan, J. (2007). *Ecrits*. New York: Norton.

Leyton, L. (2006). Racial identities, racial enactments, and normative unconscious processes. *Psychoanalytic Quarterly, LXXV*(1): 237–270.

Winnicott, D. W. (1958). Psycho-analysis and the sense of guilt. In: *The Maturational Processes and the Facilitating Environment*. London: Hogarth Press, 1982.

Wrong, D. H. (1962). The over-socialized conception of man in modern sociology. *Psychoanalytic Review, 49*(B): 53–69.

第 11 章

基础矩阵和社会潜意识

雷吉纳·肖尔茨

本章包含了对跨个人的、超个体的过程的想法进行概念化的尝试，这些过程通常指的是"社会潜意识"，认为回到福克斯的关于"基础矩阵"的概念可能是富有成效的。这个概念将个体和团体看作一个单个的、不可分割的过程，其中生物学、社会学、文化以及经济学因素在持续交流的基础上交织在一起。本章试图理解这些想法，但既不将个体淹没在社会里，又不会把社会看作许多人，换句话说，就是尽可能地尝试以一种团体分析的观点来探索由多种因素构成的潜意识的过程。

在对基础矩阵的构成内容的维度进行概括后，我会扩大"交流"的意义，使其包括行为以及意义的载体。我也会考虑到"基础矩阵"的时间维度。潜意识不是一个从时间和空间的法则中释放出来的永恒话题的蓄水池。潜意识生活和时间有着特殊的关系，有着其特殊的媒介。我试图去强调有代表性的记忆和价值观的作用，家庭谈话的意义，书籍、博物馆、仪式、地点等外化之物的意义，并在交流性记忆和文化记忆之间做出区分，从而强调这样一个事实：个人记忆产生于集体记忆，而且是建立在集体记忆的基础上的。

我也认为基础矩阵从属于团体凝聚力，作为共享的记忆，经由不同的模式储存并传递下去，这对于社会实体的延续是至关重要的。这方面的讨论涉及集体创伤，学者会将其看作基础矩阵的"热点"和非常强有力的团体的标志，其通过共享记忆、潜意识幻想以及防御将人们紧密地联结在一起。概括团体凝聚力的其他因素，以及在何种程度上或是在何种情况下个体会依赖它，可能会是个有趣的问题，也许在缓和国际冲突上会起决定性作用。

从弗洛伊德到福克斯

在 19 世纪，人们就知道有很多关于跨个人潜意识过程的理念，比如物种的生物遗传，或是我们每个人身上的神的火光[⊖]。艾伦伯格（Ellenberger, 1970）一直在努力寻找弗洛伊德在发展自己观点的过程中吸收了多少传统的思考。尽管弗洛伊德一半以上的工作都致力于文化、宗教、文学以及艺术的问题（例如，跨个人情境下的潜意识的作用），但他对于潜意识的观点基本上都是在个体治疗的情境下发展出来的，因此，他是从个体的角度来看的。他对潜意识的理解与他的本能理论相关，也与心理发展根植于身体的生物成熟过程并和它紧密相关的这一想法联系在一起。这种想法的独创性在于这是一个整合了生物、心理，甚至是社会层面（在某种程度上）的过程的构想。与其密不可分的是精神病理学的理论（比如患神经症是因为力比多退行到发展的早期阶段）以及治疗性改变的理论。但是这种思考并不容易（而且我认为不必要）转换到团体过程中。我后面会回到这个主题。

现在，我想指出的是，精神分析的思考越是沿着个体治疗的路线发展，潜意识就越会成为一个个人主义的概念：以躯体为基础的个体驱力需要不可避免地与表现在超我中的内化的社会规则相冲突，还可能和必须由自我结构来协调的现实要求相冲突。如果没有找到妥善解决冲突的办法，冲突就会被抑制，并且被压抑到潜意识中。这就是为了相对功能良好的社会生活所付出的代价。

在第一次世界大战之后，最初的弗洛伊德学派学者试图回应大众现象的心

⊖　有些宗教认为每个人都拥有和上帝的联系或是上帝的一部分。生活的目的就是让"神的火光"引导人们去实现爱、和平与和谐。——译者注

理维度（仍然是在潜意识的个体化概念上），这些回应主要是根据弗洛伊德的死亡本能观点以及他对大众心理学的思考展开的（Freud，1920g）。弗洛伊德假设一个组织（军队、教会）中的每一个个体都将他的自我－理想投射到领导者身上（Freud，1921c）。在第一次"现代战争"中表现出的惊人的人类集体的攻击性和残忍，以及难以置信的狂热，让人深深地恐惧。对于年轻的一代的精神分析师来说，这种陈旧的回答很快就不再令人满意了。问题来了，我们该怎样处理这些社会现象中显而易见的共享心理维度？

　　第一次世界大战之后法西斯的出现使得学界更加迫切地需要找到新的理论概念来解释这种大众反应。也许这些概念中最著名的就是德意志帝国的"法西斯主义的大众心理学"（1933）。例如，正如霍珀反复指出的（Hopper，2003a，b及更早），那些早期理论的主要问题是，认为社会和文化都可以被看成一个躯体或是一个人，在这些理论中，弗洛伊德的潜意识——它和以躯体为基础的本能密不可分，只是被转移到了社会领域而已。就其本身而言，这个想法并不是没有其自身的政治含义。

　　第一个试图以社会潜意识的概念为基础，将社会学和精神分析联系在一起的人是弗洛姆（1930）。1962 年，他就这个话题做了如下总结：

　　……每一个社会都会决定哪些思维和感受应该被允许到达意识的水平，而哪些应该保留在潜意识的层面。就像是既有社会性格，也有"社会潜意识"。就"社会潜意识"而言，我指的是那些对大多数社会成员都很常见被压抑的领域；这些常见的被压抑的元素是若有着特定矛盾的社会想要成功运作，其不能允许社会成员意识到的内容。（Fromm，1962）

　　福克斯是一个有着犹太人血统且出生在德国的精神分析师，他的思想同样基于并根植于 20 世纪上半叶的历史发展。在移居到英国之前，他曾经在法兰克福工作，在那里他在思想上受到社会研究所的吸引；那时精神分析研究院也在那里，福克斯曾经负责那里的门诊部工作。他的经历还反映在他后来的工作中，他开始在团体中治疗他的患者，创建了他随后称之为"团体分析"的治疗，这个术语最早在 20 世纪 20 年代在法兰克福被卡尔·曼海姆（1943）使用。在对团体中的经验反复思索后，他在对潜意识过程的理解上向前跨出了关键的一步，他认为潜意识过程不是那些存在于个体内部的东西，而是在人和人之间，他意识到了将多数人理解为有着特殊精神威胁的单元的缺点。

和弗洛伊德一样，福克斯的创新首先是方法论上的：他改变了设置，从躺椅变为一个圆圈，从自由联想的原则转向自由讨论的原则。福克斯更多地意识到了这样的事实：改变设置需要理论的改变。他必须将他的理论思考整合到以下的事实中：在他的团体中，潜意识的材料会得到交流和理解。在团体的设置中，我们可以看到，存在于房间里的不是一些个体的"潜意识"的集合，而是一系列经通过交流而构建的共同的潜意识意义。在第一个理论性的尝试中，福克斯这样写道：

……团体分析的情境，在处理弗洛伊德意义上的潜意识的时候，将一个个体没有察觉的、完全不同的领域带入了操作和视角。不仅如此，个体就像他的本我一样被巨大的力量所强迫和塑造，努力地防御，不去认识这些力量而不自知，只不过是以一种完全不同的方式和模式。有人也许会提到社会或人际潜意识。（1964）

尽管明显地受到英国客体关系理论的影响，但福克斯没有继续使用诸如"社会潜意识"或是"人际潜意识"的术语。他将自己的发现概念化后做出真正的阐述的是术语"矩阵"。

矩阵是在给定的团体中假设的交流和关系网络。它是分享的基础，最终决定了所有事件的含义和意义，而且所有的交流和解释，无论是言语的还是非言语的，都要依靠它。（ibid.）

随后他区分了"动力性矩阵"和"基础矩阵"，后者描述了任何实际交流发生前必然存在的共同基础，而且任何实际的交流都是以它为基础的。他这样写道：

我从最开始就接受，即使一个全是陌生人的团体，其成员属于相同的物种，更确切地说是相同的文化，也会共享一个基本的精神矩阵（基础矩阵）。在这个基础上，他们会不断地增进对彼此的了解，有越来越多的亲密的交流，从而形成一个当下的、不停变动和发展的动力性矩阵。（Foulkes，1990）

因此，福克斯可以被看作潜意识过程交流理论的早期学者。但是，就如达拉尔（1998）所强调的，在福克斯死后，阐述下面这样的具有革命性的句子并没有得到多少重视："我们传统上视为最内在自体的东西，即对抗外在世界的内在心理，不仅仅是可以共享的，而且事实上已经被共享了。"（Foulkes，1975）这里并没有给以某种方式添加到"个体的"东西上的"社会的"东西留有余地。这是一种和弗洛伊德不同的思考方向，弗洛伊德从根本上怀疑人类在文化上的能力，宣称强大的本能压抑的必要性是文化和文明的基础（Freud，1930a），因此在文化和个体之间构建出了一个尖锐的对抗。

基础矩阵

内容的维度

由福克斯提出的"基础矩阵"是以生物学、人体解剖学和生理学为基础的，同时还包含语言、文化以及社会阶层的因素。这个清单显然既不全面也不系统；它所呈现的是福克斯试图去传达一种理解，即把个体以及社会理解为一些不断地通过交流进行建构的单元。他让我们去关注不同交流层面与不同时间节奏的联系，后者根据改变所需要的时间和进度（或者缓慢程度）来排列。将生物学作为一个交流层面意味着将躯体作为一个生物 – 社会单元来考虑。生物学是改变最慢的"层面"。语言是缓慢改变的"文化"单元中的一部分。

福克斯并没有解释他认为哪个部分是属于一个特定的文化的。他只是暗示，人类共同的生物学基础通过不同的文化以不同的方式被处理和对待。当然，他指的是我们的整个身体构造。不仅如此，现在我们知道，尽管基本情感的表达，如恐惧、愤怒、讨厌、悲伤、惊喜、兴趣以及快乐的表达，是与生俱来的，在生命的很早期就能够被所有人交流和理解（Ekman & Friesen，1978；Krause，

1983），但也存在着情感表达的种系遗传，这表明了我们建立联系的基本能力以及建立联系的必要性。同样众所周知的是，甚至我们大脑的发展也离不开早期互动的环境，而且母婴之间的相互协调过程有一个明确的生理位点（Stern，1985）。"镜像神经元"的研究指出，模仿是灵长类动物的一种非常基础的交流过程。因此，从一开始，我们的生物学就是社会化的，我们出生于一个业已存在的文化中。

在非洲工作的勒罗伊（Le Roy，1994）这样写道："这种集体文化的基础已经成为我们身体和自体的一部分。"不同的基础矩阵会在如何表述家庭系统、两性关系以及代际关系等基本维度上有所不同，当然还有对文化团体内外的理解——谁属于"我们"，谁"不属于我们"。勒罗伊提到的这种分类可能涵盖了一个简单社会的社会结构。在更复杂的社会里，这些分类必须扩大才能涵盖整个社会结构，例如加入社会阶层。如果我们包含这些相对稳定但是又接受改变的维度，我们也就包含了历史和权力。基础矩阵的概念意味着一种生物学以及文化的交流方式。这样，文化就可以被看作一个团体成就，即一系列在历史中发展着的规则和章程、共享的互动和符号系统，包括相关思维、情绪和潜意识的意义和幻想模式。这种文化矩阵总是以一种压缩的幻想的形式包含着国际历史及其权力关系，因此也包含着一种时间维度。尽管如此，我们在每一个层面都要再次面对下面的问题：团体或团体的系统是如何形成并维持其自身的？那些成员如何发展一种"我们"的意识，认识到彼此（也许以一种矛盾的方式），相互拥有并且排除异己的？这是一个不断进行的过程，但是，在一个特定的时刻，它总是具有一个特定的形态，能够毫无疑问地被描述为一种历史现象。

媒介

哪些交流媒介与这些内容维度相关呢？这些基本维度是怎样被传达和理解的呢？有时候，交流的原始层面是与基础矩阵相联系的（Foulkes，1964）。我并不想质疑原始意象的意义，根据我的观点以及现代荣格学派的思想，它是作为基本的人类情景（比如出生和死亡，男人和女人，等等）的结果而在基本的象征化的水平上产生的（Moore & Fine，1990）。在此，我想关注另一个方向，为"交流"的一种更广泛的理解而辩护。语言并不是解决方案，而是需要被解释的问题的一部分。

为了理解一个儿童诞生其中的互动形式，交流的概念必须超越言语性的语言。在生命的最初几个月里，文化矩阵已经通过搂抱、看护、歌声、节奏、身体接触和游戏等被传递（Le Roy，1994）。在隐含的行为知识和言语的表征之间还存在着一个层面（Stern，1985）。母亲和婴儿之间的协调过程（包括非常贴近身体的运动和动作）都是有意义的和具有交流性的，甚至促进了婴儿大脑结构的建立，从而为后来所有的感知、分类和评估的精细化铺平了道路。我们必须将我们的大脑看作开放性系统，它在社会互动的过程中构建和发展。文化就像集体记忆的一个外在存储器，同时又是发展婴儿大脑的表观遗传程序的来源，因为大脑本身并不会象征化地行使功能（Donald，1991）。

在这一情景中，身体不再只需要根据生物学术语来理解。从一开始，个体的身体就在社会层面上根据它所有的维度被感知和构建。如果没有社会意义，也就不存在什么姿势、表达或者态度。布尔迪厄称之为"习惯"（habitus）（Bourdieu，1972）。习惯意味着一种秩序，它更多的是身体上而不是心理上的。它意味着代表性的社会价值通过早期的、在一个特定的社会情境中进行的互动，由身体获得（比如，能够表明我们的地位和等级的问候礼仪），或者与身体接近（比如按照不同的性别、年龄和社会阶层等将我们分类的着装准则），它们都和一系列的情绪联系在一起。这一语境中涉及的绝大多数现象都是潜意识的——不仅仅是在未知或被压抑的层面上，而且是非常深的潜意识，有关包含在行为、游戏、仪式和空间使用中的所有的意义。在这里，身体本身就起着记忆的作用。因此，"习惯"的概念使我们可以在社会层面上清晰地阐释互动的形式、沟通模式和相关情感、感知方式等，在我们对基础矩阵进行概述时，它们都是有意义的。

通过基本情感，生物学将我们引向照料者，他已经体现了其所属的社会团体和文化的偏好和局限。关注母婴关系的研究发现，以及关注表面上的自然规则（相互理解的基础）的互动建构的人种方法学研究发现，为一种建立在团体分析性思考的基础上，整合了生物学、心理学和社会学的潜意识理论提供了可能性。这也意味着，离开了所谓的"个体潜意识"理论的"社会潜意识"理论是没有立足之地的。

一些更深的意义

时间

基础矩阵的概念化要求我们重新思考时间在潜意识过程中的作用。弗洛伊德声称，潜意识不知晓时间，是不受时间影响的（Freud，1915e）。这在梦的语言（典型的潜意识语言）中是显而易见的：在初级过程中，我们既年老又年轻，不用移动就可以既在这里又在那里，等等（Freud，1900a）。它是一种有着自身认知潜能的特定的思考方式。在潜意识材料中，以及在只要携带着心理能量，任何心理中的东西都不会遗失这一众所周知的事实中，我们也可以看到不受时间影响的特性（Freud，1933a）。然而，治疗和日常生活中存在的各种各样的现象暗示了另一种取向。弗洛伊德的概念不仅仅基于他丰富的治疗经验，而且是他文化和人类学观点的组成部分，其中，用一种非常简化的方式来说，一个没有历史的个体通过"本能节制"被文明化了。因此，根据定义，潜意识（本能所在的地方）无法了解"时间"的文化成就。阿斯曼（Assmann，2004）概括道，实际上，弗洛伊德的理论思考并没有给"文化潜意识"之类的东西或者"时间"等文化阐释的代际传递留下真正的空间。

埃利亚斯（1991）建议，我们不应把时间看成一种东西，而应该看作一种时间安排的过程；也就是说，给予过程、行动等持续时间、阶段、开始和结束、行动等。他认为，我们对时间的理解（过去、现在、未来），一种通过钟表测量且被划分为日、周、月和年等的连续体，本身是人类经过数千年发展形成的一种文化建构。博斯伍德（Boswood，2003）认为，一种成为共识的日历的发展是近代一个巨大的人类成就。基于太阳和其他恒星的运动来测定时间，由此为发生的每一事件发展出一个抽象的参考框架，这是一个非常特殊的人类成就，具有深远的影响。例如，在治疗中，一个人处理文化上获得的集体时间标准的方式，会给予我们有关其紊乱的类型和水平的宝贵提示。

这一所谓的"客观的"时间并不等同于"感知的"时间。每个人都知道，一个人快乐或伤心时，在完全清醒或在睡梦中，对时间的感觉是非常不同的。这里给了我们两个启示：我们所经验的时间，即使在意识层面上也从来不等同于"客观的"时间；生存的时间也不同于日历时间，因为它总意味着"一生"——特定地点和时间的生平，构成同时又成为一个特定的历史阶段的一部分（Scholz，2004）。

历史阶段对心理的"后续影响"总是在起作用，这在集体创伤的代际传递中最容易看到。在经典弗洛伊德理论的框架下，这些现象是难以理解的，尽管这样的理解在潜意识过程的团体分析概念化中无论如何都是有必要的。此外，关于集体记忆的理论也是必要的，因为没有共享的想象的历史和它的情绪（力比多的）承载，没有一个团体能够在时间的流逝中保持凝聚力。当父母、朋友或其他人帮我们回忆起一些特定的事件时，那些回忆才会回来（Halbwachs，1992）。换句话说，我们的某些记忆"存储"在他人那里。哈布瓦赫还指出，过去并不仅仅是重现，而且会由现在的观点重新建构。记忆通过团体交流被建构，这一观点实际上既是现代精神分析的观点，也是团体分析的观点。集体记忆理论的发展（包含哈布瓦赫的思想，同时又超越他的理性主义）对于团体分析而言将是一个决定性的挑战。

团体凝聚力

基础矩阵包含了一个时间维度，其中，身体被当作共享价值观等的"仓库"。这蕴含着一个有关团体凝聚力的理论。弗洛伊德的团体凝聚力观点众所周知：团体成员通过认同一个领导者联系起来，将他们的力比多能量注入一个自我理想，这个自我理想被投射到领导者身上，他们通过对这个领导者的爱联结在一起。我将对这一系列观点做些补充：团体必须在空间和时间上确保其凝聚力。记忆的三个领域与三个不同的主要媒介有关，它们因持续时间和在特定时刻触及的人数的不同而不同。

- 身体，它携带着被交流和理解的深层的潜意识材料，这些材料只是部分被触及并翻译为言语化的语言，因为内隐知识永远都不会完全被转化为外显知识。具有共同拟态的团体成员不需要语言就可以认出彼此，比如宗教团体成员、士兵、经历过相同创伤事件的人等。身体交流需要近距离进行，因此，在特定的时刻，它只会涉及有限数目的人。通过身体表达的知识和价值观的"优势"在于其稳定性，因为思维触及它们的可能性很有限；它们的缺点很明显地在于，它们在较长的时空距离中被传递的能力有限。时间的界限是由死亡给定的。

- 语言和叙事，它们可以跨越更长的距离。一个团体，一个家庭，都会交谈。在这种亲密的情感情景中，动作会伴随着评论。规则首先被"建立"起来，但之后会被越来越多地解释。家庭成员会分享记忆、讲故事。在这些重复的故事中（比如，"在妈妈（或爸爸）还是小孩的时候是怎样的"），特殊事件并没有人们设想的那么重要。这样的讲述更多的是关于我们的"我们"是怎样被构建的，其潜在的信息是，在你来之前，事情是什么样子的。那就是我们的做法，我们就是那样的，而你（作为我们的一部分）也是那样的"。这样，孩子就成了团体的一员，并知道如何谈论那些已然存在的联系。韦尔策（Welzer，2002）阐明了哈布瓦赫关于交流性记忆的概念，它在家庭中被传递，并以家庭中的"谈话"为基础——这意味着它在家庭的口述传统中有其局限性。它能延续 80～100 年。

- 文化记忆，由身体和口述的传统传递（Assmann，2004）。尽管交流性记忆仍然需要身体的存在，并且我们要考虑到一些不同的细节，但是文化记忆以一种高度浓缩的形式反映了历史。它的媒介是诸如博物馆、纪念堂、纪念碑以及重复性场景（如在各种仪式中）的对象，这些可以看作被铭记的材料的外化。通过这些媒介，辅以书面语言，一个团体可以将其传统延续长达 3 000 年。

示例：集体创伤

在建立大团体的心理生活和构建大部分基础矩阵的过程中，影响被体验的时间和历史事件的各种感受的联系或许最容易在集体创伤中出现。创伤在个体层面上被定义为超过了一个人的心理处理能力，并由此引发了极度的无助和绝望感的情境。在团体层面上，创伤作为团体现象出现，它倾向于瓦解整个社会结构。创伤在事件的同一空间中把强者和弱者放在一起，激起了强烈的情绪，粉碎了已经取得的分化水平。

"选择性创伤"尤其重要，其中，一个看似与时间和空间无关的历史事实界定了谁属于和谁不属于一个团体，也就是界定了团体的边界（Volkan，1999）。对于这些事件对他们有意义的人，那些以特定的方式（也就是它被感知和感觉的方式）参与了对它的记忆的人，就是这个特定的团体的成员；而那些不这样做的就是外人，或者有被排除出团体的危险。

创伤与时间有着一种特殊的关系。它们总是此时此刻的。这一论断在遭受创伤后应激障碍的个体的个人层面上是适用的，在他们的闪回中，他们表现得就好像他们依然处在创伤情境中。但是，某种程度类似的现象在大团体中也能观察到，比如在国家或种族团体中。比如，1452年君士坦丁堡（今天的伊斯坦布尔）被攻陷至今，依然有着它的精神影响。波兰200多年前的分裂对这个国家仍然有着重要的影响，对于犹太人而言，第二圣殿的摧毁仍然是一个大事件。这些事件已经成为阿斯曼（2004，1999）所谓"文化记忆"的一部分，那些可以追溯到很久以前的、成为个人口述传统一部分的记忆，但是它们仍然需要圣书、圣地、典礼、仪式（也就是外化）来不断地被记住，以成为每一位成员的心理表征和团体的"我们感"的一部分。

沃尔坎描述了作为一种代际过程的选择性创伤过程，它作为一个屈辱性事件的叙事向下传递了很多代，由此成为一个社会或大团体的所有成员的心理表征系统的一部分。但是，与其他很多人一样，沃尔坎没有将社会和大团体区分开来，因而低估了机构和其他中间结构的影响（Hopper，2005）。他也没有将文化记忆和交流性记忆区分开来（也就是说，他没有对某些太过久远以至于社群中的任何一个人都没有关于它的个人知识的事件加以区分），没有对仍然在家庭中以个人方式传递着的事件加以区分。这也是为什么大多数人通常从第二次世界大战，尤其是大屠杀的背景来阅读他的书，尽管沃尔坎并不认为大屠杀是一种"选择性创伤",他解释说,"它有它自己的方式"(来自个人沟通,Volkan,2000)。

对两种记忆进行区分有助于我们理解一个集体灾难从家庭谈话(或沉默)的交流性记忆转化为关于纪念碑和纪念日的文化记忆的过程。这些过程并不局限于犹太人社群,它们在全球范围内发生着。随着个人记忆的消退,图书馆、纪念堂和博物馆就变得必要了。而且,在这些过程中,事件的意义会发生变化,比如,大屠杀的意义从针对一个特殊团体的可怕的战争罪行,变成了确立全面道德准则的且关于极端人道主义灾难的能指(Levy & Sznaider,2001)。

沃尔坎最早提醒我们注意的关键点是,在非常遥远的过去发生的事件可以唤起现在的强烈情感,这决定了在未来造成某些后果的行为。他称其为"时间塌陷":

> 属于过去的情感和感知被体验为和属于现在的情感和感知一致,甚至被投射到了将来。记忆、情感和期望同时发生。(1999)

追随比昂的"基本假设团体并不知道时间"的陈述,霍珀提到了类似的现象,他宣称受过创伤的人倾向于重现创伤情境(Hopper,2003b),作为一种原始的防御,以对抗常常(虽然并不总是)与社会创伤相关的对无助感的焦虑。这些观点,尤其是时间塌陷的概念,与潜意识材料的无时间性概念类似,但是它们有一个重要的差别。根据沃尔坎时间塌陷的概念,产生于特定时刻和特定地点的众所周知的事实会被转化成一个神话。也就是说,它们被对待和被体验的方式就像不受时间的影响。由于已经成为特定团体某个成员的心理生活的一部分,这些事件在意识和潜意识水平上感染了这个个体的所有互动,并影响了他所有的情感和行为。创伤由此变成了基础矩阵的一部分,重新组织并均质化了它的材料——作为生成众多模式的一种模式。选择性创伤(通过潜意识的选择,为国家、种族和宗教团体等大型实体起到"团体标志"作用的创伤)因此在强化团体的凝聚力上是非常有力的。对于跨文化理解而言,这也是最烈性的毒药。被最近的群体性创伤事件激活,并被填入其他心理材料的人们对于建设性的国际关系而言将像原子弹一样。正像有以色列背景的温伯格所说的：

> 过去灾难的心理表征与围绕着当前冲突的议题凝缩在一起，放大了敌人的意象，并歪曲了和平谈判进程中的现实考量。（Weinberg，2007）

沃尔坎将选择性创伤与前几代无法哀悼共享的创伤性事件的体验联系在一起。他相信，在选择性创伤的情况下，团体是无法治愈自恋性伤害，也无法克服羞辱的。沃尔坎将创伤的中心从残忍性及与其相关的苦难和绝望，转移到相伴随的对至关重要的基本自恋性错觉的摧毁上，诸如：

- 我是不可侵犯的，没有什么可以伤害我。
- 世界具有系统性的规则，事件是可以预知的。换句话说，我可以控制它们。
- 善有善报，恶有恶报。如果我符合道德标准，那么我理应得到奖赏。
- 在团体层面上，即使我遭遇不幸和死亡，我的团体（国家、宗教和种族团体）也将永远持续下去。

创伤摧毁了这些假设，使我们直面这些混乱。对于个体而言，把大众创伤转化为选择性创伤可以被视为一种防御机制，目的是应对这些无法承受的情感，其中包括对于如此脆弱的羞愧。在团体层面上，正如安齐厄（Anzieu，1984）所讨论的，我们可以谈论"团体包膜"的崩塌和解体。创伤因此不仅仅使我们陷入无助感和绝望感，同时也会激起强烈的自恋性暴怒，它使我们不去体验与自己的脆弱和局限相关的痛苦情感。从大规模创伤到选择性创伤的转变是将团体维持在一起的强有力的纽带，或许甚至形成了团体，它是对抗毁灭性恐惧的一种魔法式的防御（Hopper，2003a）。

这一转化的潜在的危险与同样包裹在这一"选择"中的自恋性暴怒相关，因为暴怒是一种倾向于培养报复和新的创伤的情感。潜在的恶性循环甚至可能始于一段长期的平静之后，它源于以下的事实：一个创伤一旦转化为选择性创伤，将永远不会结束。其中一个原因是，所有与之相关的压抑的情感在创伤的传递中仍然是存在的，但是它们并没有被镜映或回应。另一个原因是，创伤在转化过程中采用了一种非常特殊的形式。只有某些事实被正式地记住，其他的则被遗漏了。一些情感是被允许的，另一些则不是。关于记忆的研究告诉我们，记忆是处于永恒的重构中的。当前的需要决定了什么被记住，以及如何被记住。团体成员在这一情境中感受到的想法和情绪往往已经被限定。对既定话题的不同的思考和感受都会置个体于一种丧失其团体成员地位的危险之中。选择性创伤起到了团体标志物的作用，因此与团体所有成员的身份联系在一起。

虽然与潜意识幻想有关，但特定创伤带来的想法和情感的塑造并不是潜意识地在所有层面上发生的。要理解这一过程是如何被施加到一个特定的团体及其成员上的，思考团体的社会结构以及社会权力在其中的分配是有帮助的。在特定的情境中，人们会采取具体的行动来压制异常的思考和感受方式。其结果是，通过象征化暴力，大量相关的情感事实在公共交流中被禁止，与此同时，也被禁止出现在个人有意识的心理生活中。因此，这一材料变成了一种社会的"动力性潜意识"的一部分，这与我关于"社会潜意识"和"基础矩阵"的思想是一致的。

这样一来，创伤变成了可以被当前材料（可能来自非常不同的来源）填充的一种形式。选择性创伤是可以被利用和滥用的创伤。换句话说，它变成了一个空洞的能指。这很重要，同样重要的是通过交流性记忆传递的创伤和作为文化记忆一部分的选择性创伤之间的区分。因为根据创伤的类型以及它与团体成员之间的联系，通过交流将创伤和相关的情感带回时间和空间的范围需要不同的媒介（Schlapobersky，2000）。

帮助群体性创伤的幸存者发现他们的声音或者做他们后代的工作是一项不同的任务。另一种类型的广泛和公开的讨论需要在所有层面上进行，以找回被排斥的选择性创伤的材料，重新获得甚至发展一个人对相关议题的自己的观点，由此来扩展沟通的基础，但又要防止被团体排斥，并避免个体的内在生活被破坏。仅仅理智的讨论是不够的。新的仪式、新的地点和新的典礼将是一种必要的、象征化的转移。

阿斯曼关于文化记忆和交流性记忆的概念提供了关于问题的症结和我们能

做些什么的一种观点。这提示了时间维度的重要性，以及不同类型的记忆需要以不同的方式储存。如果我们认为身体储存了这些记忆以及与它们相关的情感和价值观，那么这些转变显然会是"旷日持久的"。

结论

现在我们可以从团体分析的视角给有关"潜意识"定义的问题提出一个尝试性的答案。首先，潜意识是指所有没有被关注的，团体成员通过象征化方式进行交流的现象（Mies，2007）。这一描述性定义涉及觉察的有效极限。焦点的转移很容易带来潜意识的材料。仅仅"象征化方式"就暗示了存在着或许是真正潜意识的、值得关注的某种交流模式，比如身体运动、气味等，特别是当一个人想要理解团体中的情绪协调和导向时。这里我们触及的是潜意识的充满情感的过程的领域，这类过程是一种认知功能。它是潜意识的，在发展个体和团体心理上是至关重要的。怎样将这一知识转入我们关于团体的想法仍是一个挑战。

在弗洛伊德看来，经典的关于潜意识的观念是被压制和压抑的材料，即受到强烈阻抗而不被意识到的材料。弗洛伊德根据政治审查的社会现象构建了这一观点，其中，他将内在心理机制描述为公共领域中对交流的封锁。但是，从团体观点来看，政治审查对于潜意识过程而言是一个过于粗疏的隐喻。我们可以利用"象征化暴力"这一术语（Bourdieu & Passeron，1973）来描述团体层面上的等同于阻抗的效果。象征化暴力指的是隐匿的维度和运作，它使特定的情境被看到和被感觉是唯一可能的。从团体分析的视角来看，动力性潜意识与象征化暴力相关，并与被这些关系从正在进行的交流过程中排斥掉的那些场景和交流行为相关。通过象征化暴力，这种排斥表现为团体成员的资格条件和交流能力。如果说早先提到的描述性潜意识领域更多涉及的是整体的适应功能，以及潜意识力量的创造性和促进性特点，那么动力性潜意识则更多涉及在权力结构的情境下社会结构同化带来的各种约束。

霍珀、达拉尔和克诺斯等同道都没有使用"社会潜意识"概念，基于同样的原因，在涉及人类真正的社会属性时，我倾向于使用和阐明基础矩阵的概念。这主要是因为"社会潜意识"隐含了当福克斯在说下面这段话时试图克服的个体、团体及社会之间的古老的对立：

　　人类永远生活在团体中。反过来，只有在与其他团体的关系中以及在它们存在的情境中，团体才可能被理解。只有通过特殊的抽象化，我们才能将生物的、社会的、文化的和经济的因素分开。精神生活是所有这些力量的表达……更确切地说，只有再次经过抽象，团体的和个体的心理动力学之间的区分才是有意义的。我们有时会分开讨论一个团体或一个个体，这就好比我们会更多地关注一个实际上单独的、不可分割的过程的某一具体方面。（Foulkes，1990）

　　然而，在避免使用社会潜意识概念的同时，我并不希望忽略这些对个人和团体发展的重要的社会、文化、政治限制和约束的研究。

参考文献

Anzieu, D. (1984). *The Group and the Unconscious.* London: Routledge & Kegan Paul [published 1981 as: *Le Groupe et l'Inconscient. L'Imaginaire Groupal.* Paris: Dunot].

Assmann, A. (1999). *Erinnerungsräume — Formen und Wandlungen des kulturellen Gedächtnisses* [Spaces of Memory — Shapes and Changes of Cultural Memory]. Munich: C. H. Beck.

Assmann, J. (2004). Phylogenetisches oder kulturelles Gedächtnis — Sigmund Freud und das Problem der unbewussten Erinnerungsspuren [Phylogenetic or cultural memory — Sigmund Freud and the problem of unconscious memory traces]. *Freiburger literaturpsychologische Gespräche,* 23: 63–79.

Boswood, B. (2003). Marking time. *Group Analysis,* 36(2): 192–201.

Bourdieu, P. (1977). *Outline of a Theory of Practice,* Cambridge University Press. [published 1972 as: *Esquisse d'une Théorie de la Pratique.* Geneva: Droz. S. A.

Bourdieu, P., & Passeron, J.-C. (1973). *Grundlagen einer Theorie der symbolischen Gewalt. Kulturelle Reproduktion und soziale Reproduktion.* Frankfurt am Main: Suhrkamp [French: *La Reproduction. Eléments pour une théorie du système d'enseignement.* Paris: Minuit, 1970].

Dalal, F. (1998). *Taking the Group Seriously: Towards a Post-Foulkesian Group Analytic Theory.* London: Jessica Kingsley.

Donald, M. (1991). *Origins of the Modern Mind: Three Stages in the Evolution of Culture and Cognition.* Cambridge, MA: Harvard University Press.

Ekman, P., & Friesen, W. V. (1978). *FACS Facial Action Coding System: A Technique for the Measurement of Facial Movement.* Palo Alto.

Elias, N. (1991). *Time—An Essay.* Oxford: Blackwell, 1991 [published 1984 as: *Über die Zeit.* Frankfurt: Suhrkamp].

Ellenberger, H. F. (1970). *The Discovery of the Unconscious: The History and Evolution of Dynamic Psychiatry.* New York: Basic Books.

Foulkes, S. H. (1964). *Therapeutic Group Analysis.* London: George Allen & Unwin.

Foulkes, S. H. (1975). A short outline of the therapeutic process in group analytic psychotherapy. *Group Analysis, 8:* 59–63.

Foulkes, S. H. (1990). The group as a matrix of the individual's mental life. In: *Selected Papers* (pp. 223–233). London, Karnac.

Freud, S. (1900a). *The Interpretation of Dreams. S.E., 4–5.* London: Hogarth Press.

Freud, S. (1915e). The unconscious. *S.E., 14:* 166–215. London: Hogarth Press.

Freud, S. (1920g). *Beyond the Pleasure Principle. S.E., 18:* 7–64. London: Hogarth Press.

Freud, S. (1921c). *Group Psychology and the Analysis of the Ego. S.E., 18:* 67–143. London: Hogarth.

Freud, S. (1930a). *Civilization and Its Discontents. S.E., 21:* 59–145. London: Hogarth.

Freud, S. (1933a). *New Introductory Lectures on Psycho-analysis. S.E., 22:* 3–182. London: Hogarth.

Fromm, E. (1930). *The Working Class in Weimar Germany: A Psychological & Sociological Approach* [reprinted 1984, Cambridge, MA: Harvard University Press].

Fromm, E. (1962). *Beyond the Chains of Illusion.* New York: Continuum, 2001.

Garfinkel, H. (1967). *Studies in Ethnomethodology.* Malden, MA: Polity Press/Blackwell, 1984.

Halbwachs, M. (1992). *On Collective Memory*. Chicago, IL: University of Chicago Press Originally published in French in 1925 as: Les cadres sociaux de la mémoire. In: *Les Travaux de L'Année Sociologique*. Paris: F. Alcan.

Hopper, E. (2003a). *Traumatic Experience in the Unconscious Life of Groups*. London: Jessica Kingsley.

Hopper, E. (2003b). *The Social Unconscious: Selected Papers*. London: Jessica Kingsley.

Hopper, E. (2005). Response to Vamik Volkan's plenary lecture: Large group: identity, large group regression and massive violence. *Group Analytic Contexts, December* (30): 33–52.

Krause, R. (1983). Zur Onto- und Phylogenese des Affektsystems und ihrer Beziehungen zu psychischen Störungen [About onto- and phylogenetic development of the affect system and its relation to psychic disorders]. *Psyche, 37*: 1015–1043.

Le Roy, J. (1994). Group analysis and culture. In: D. Brown & L. Zinkin (Eds.), *The Psyche and the Social World* (pp. 180–201). London: Routledge.

Levy, D., & Sznaider, N. (2001). *Erinnerung im globalen Zeitalter—Der Holocaust*. Edition Zweite Moderne. Frankfurt: Suhrkamp Verlag [a shorter English version is: Levy, D., & Sznaider, N. (2002). Memory unbound: the holocaust and the formation of cosmopolitan memory. *European Journal of Social Theory, 5*(1): 87–106].

Mannheim, K. (1943). *Diagnosis of Our Time*. London: Paul Kegan, Trench, Trubner & Co.

Mies, T. (2007). Das Unbewusste in der Gruppenanalyse—Vorläufiger Versuch einer Begriffsbestimmung [The unconscious in group analysis—provisional trial of a definition]. In: *Arbeitshefte Gruppenanalyse (Hg): Die Gruppenanalytische Perspektive* (pp. 41–56). Psychosozial 107. Gießen: Psychosozial Verlag.

Moore, B. E., & Fine, B. D. (1990). *Psychoanalytic Terms and Concepts*. New Haven, CT: Yale University Press.

Reich, W. (1933). Die Massenpsychologie des Faschismus. Erweiterte und revidierte Fassung: Kiepenheuer & Witsch, Köln, 1971. English edition: *The Mass Psychology of Fascism* (3rd edn). New York: Farrar Straus Giroux, 1980.

Schlapobersky, J. (2000). Die Rückforderung von Raum und Zeit [The reclamation of space and time]. *Arbeitshefte Gruppenanalyse, 2000*: 61–86.

Scholz, R. (2004). Das Unbewusste kennt keine Zeit! Das Unbewusste kennt keine Zeit? [The unconscious does not know about time! The unconscious does not know about time?]. *Gruppenanalyse*, 2(4): 147–154.

Stern, D. (1985). *The Interpersonal World of the Infant*. New York: Basic Books.

Volkan, V. D. (1999). *Das Versagen der Diplomatie* [The Failure of Diplomacy]. Gießen: Psychosozial.

Weinberg, H. (2007). So what is this social unconscious anyway? *Group Analysis*, 40(3): 307–322.

Welzer, H. (2002). *Das kommunikative Gedächtnis*. [The Communicative Memory]. München: C. H. Beck.

第六部分

超自然的与未知的

导读

阿梅莉·诺亚克

以下章节将就社会潜意识与超自然性（numinous）之间的关系进行探索。这个主题在本书的背景下可能会被认为有些另类。曾是企业顾问的戈登·劳伦斯（Gordon Lawrence）和曾从事律师工作，目前为荣格派分析师和团体心理治疗师的斯蒂芬妮·法里斯（Stephanie Farris），各自从不同于福克斯学派团体分析的角度探讨了这个主题。

劳伦斯利用他对社会性做梦（这是他1982年在伦敦的塔维斯托克研究所工作的时候发现的，现已经被广泛应用于各种情境，比如企业和组织咨询等）的体验来探讨梦的社会维度，特别是与社会创伤有关的部分。社会性做梦着眼于梦中的思想和文化知识，旨在通过与社会潜意识的联系澄清政治和社会现实，"当三个或更多的人通过个人潜意识连接起来……并且发现了……超越他们个人潜意识能力的一种附加的性质的时候"，社会潜意识"就形成了"（Lawrence，2007）。

根据他对社会性做梦的理解，劳伦斯在此提供了一个与弗洛姆（1962）和达拉尔（1998）不同的社会潜意识的定义，后者倾向于关注社会潜意识过程中与权力相关的约束和压抑。劳伦斯通过提出社会性做梦矩阵（social dreaming matrix）的概念，发展了霍珀（1996）关于更广泛、更深刻的社会潜意识领域的观点。通过将自然科学的所谓的客观性、以实践知识为基础的经验，与从社会性做梦工作中收集到的潜意识的直觉和领悟的知识相对比，劳伦斯强调了无穷的、超自然的和灵性的领域是社会潜意识的一部分。劳伦斯通过沉思想到，如果自体与关系网络中的他者一起深植于社会潜意识，那么或许宇宙中所有的梦都寄存在社会潜意识之中，使得和超自然保持协调的做梦者都能接触到。通过引述德国诗人里尔克（Rilke）的诗句，并提醒我们科学家倾向于先梦见自己的发现，他强调了"沉思中的平静和真诚"的必要性。

在反思了相对性、复杂性和不确定性之后，他认为，社会性做梦取决于拥有容忍未知和放弃自我控制欲的能力。在社会性做梦中可能遇到的对神秘的恐惧和对无限的敬畏，会调动起一种神秘的心理框架，通过这种框架，也通过提供意义的多元宇宙，梦境可以变成创造力的熔炉。

法里斯从完全不同的视角出发，坚持荣格学派的基本原理，拒绝二元对立。她强调了包容并超越对立的张力的必要性，认为全球化使所有人密不可分。这也适用于对文化的研究，文化源于人类心理中的文化－创造的心灵，并通过一个趋向整体化的过程展现出来，荣格最初称之为"个性化"；它还与意义的产生有关，后者现在也一定适用于全球范围。

法里斯承认社会潜意识是一个团体分析术语，并将福克斯的"矩阵"作为一个共享的基础。她将建立在生物学、社会学和文化基础上，且与社会和人际潜意识相关的基础矩阵，与当下作为一种关系和交流网络的动力性矩阵进行了区分。为了论证个体心理既是生物性的也是社会性的，她对荣格的理论进行了简短的回顾，在此过程中，她将社会潜意识与荣格关于文化和集体潜意识的理念区别开来。她还提到了阴影、对立的张力、荣格的情结理论和潜意识的各个层面等。这显然是对荣格概念的一个极其简短的概述，有助于我们看到团体分析的概念与荣格的概念的联系和区别，因此不应被看作全面的概述。

法里斯告诉我们，在时间或空间中互不相关的人们的意象、神话和童话的相似之处，让荣格可以描述心理的一个非个人层面，即他所说的集体潜意识。荣格把这一集体层面理解为一种先验给定（a priori given），它包含了被称为原型且具有一种超自然特性的普遍流行的模式和力量。任何特定的文化准则都是通过适时地整合较早的原型而替代了之前的文化准则，并由此促进了人类意识的发展。潜意识的文化层面可以被想象成位于个体潜意识（弗洛伊德）和集体潜意识（荣格）之间。"文化情结"，也就是特定的人群在历史上或文化上共享的创伤，构成了一个社会的个性化任务，与个体发展平行，它要求这一团体去抱持对立的张力并超越它，因为"我们只有通过他人的人性才成为有人性的存在"。法里斯认为，只有通过重视整体性、统一性和自由，并具有抱持对立的价值系统的张力，一个有助于扩展和发展意识的观点才会出现。

我认为有意思的是，法里斯和劳伦斯都没有提及共时性原理（principle of synchronicity）（Jung，1991），而这通常被认为与超自然性经验相关。正如法里斯所指出的，社会潜意识和集体潜意识有着不同的来源，其区别是显著的：社会潜意识属于一个特定的社会系统，比如医院或特定的社会，而集体潜意识属于整个世界，是各种原型的发源地。

然而，社会潜意识和集体潜意识都通过共时性原理与意识联系在一起，共时性来源于外显现实之下的领域。这个领域可能有不同的层面，有些来源于社会，有些则与人类的普遍特质有关。尽管如此，在这一领域中，每个人和每件事都在一个潜意识矩阵中联系在了一起。这一观点在荣格的单一世界（unus mundus）[⊖]概念中也能看到。

社会性做梦矩阵在一个基于意识和潜意识、有限和无限的共识性的运动中促进了与社会潜意识的联系，人们经常会诧异许多年未曾想起的梦会被想起来，甚至与此时此地联系了起来。当事情更进一步发展，而且梦和矩阵深入集体潜意识（无论如何不可能总是发生的事情）时，社会性做梦矩阵就可能成为一种超自然性体验。与神秘和绝妙的联系可能会出现，这既可以令人着迷，也可以令人恐惧，因为它触及了"极度神秘和惊异"（mysterium tremendum et fascinans），我们通常把它归于神性和全然的他者（Wholly Other）。伴随其的自我的无力和焦虑感或许可以解释为什么有些人认为社会性做梦矩阵难以实现。

⊖ "unus mundus"指的是荣格（1974）关于单一世界的观念，它包含了物理与心理的各个方面和事件，描述了全部存有的永恒基础。

进入超自然或与神秘、灵性的领域建立联系甚至可能发生在一次企业咨询或者每周一次的个人或团体治疗中。法里斯和劳伦斯的文章分别对我们探索我们工作中必要的务实态度和通过我们的工作呈现的创造性的更加绝妙的方面之间的联系，起到了宝贵的促进作用和有益的刺激作用。

参考文献

Dalal, F. (1998). *Taking the Group Seriously*. London: Jessica Kingsley.

Fromm, E. (1962). *Beyond the Chains of Illusion. My Encounter with Marx and Freud*. New York: Simon & Schuster.

Hopper, E. (1996). The social unconscious in clinical work. *Group, 20*(1): 7–42.

Jung, C. G. (1974). The conjunction. In: *Mysterium Coniunctionis. CW, 10*. London: Routledge & Kegan Paul.

Jung, C. G. (1991). *Synchronicity: An Acausal Connecting Principle. CW, 8*. London: Routledge & Kegan Paul.

Lawrence, W. G. (Ed.) (2007). *Infinite Possibilities of Social Dreaming*. London: Karnac.

第 12 章

社会潜意识与集体潜意识：荣格学派视角

斯蒂芬妮·法里斯

　　"社会潜意识"和"集体潜意识"分别来自两个截然不同的分析传统，一个是弗洛伊德学派，一个是荣格学派，探讨这两个概念无异于试图讲两种不同的语言，而听众只能理解其中的一种。在这种情况下，每个团体的成员都固守他们唯一的理论语言，倾向于错失有助于真正理解对方观点的特征，甚至可能在理论上做出直觉性的跳跃，对其进行歪曲以适应自己的范式，或者更糟糕的是，对其一切视而不见。

　　在这一章中，我希望避开这些误区，同时促进使用两种不同的理论语言的两组分析师之间的互动，而且鼓励各种分析传统对社会潜意识的理解的"全球化"[⊖]。我会假定大多数读者是团体分析师，或者是使用弗洛伊德精神分析语言的临床医生。作为一个将分析心理学理论应用于个体以及包括团体在内的各种社会系统的荣格分析师[⊖]，我希望提出一些分析心理学的概念，以扩展社会潜意

[⊖]　我相信，本书的编辑厄尔·霍珀和哈伊姆·温伯格邀请一个荣格学派的分析师为这一关于社会潜意识的话题撰稿，实际上也是鼓励建立这种桥梁的。还有一个这方面的例子是由丹尼斯·布朗（Dennis Brown）和路易斯·赞坎（Louis Zinkin）编辑的《心智与社会世界：团体分析理论的进展》，这本书全面集合了与团体分析模型有关的观点（Brown & Zinkin，2000）。

[⊖]　请参阅 Hopper & Weyman，2003，该书区分了团体与社会系统："虽然所有团体都是社会系统，但并不是所有的社会系统都是团体……事实上，一个团体是具有其确定性质的社会系统。"

识研究的视野，并通过关注当下的政治和社会议题，阐明分析心理学在诸如种族、性别和政治等集体性问题上的相关性。

社会学、文化转向和全球化

很重要的是要对"社会的""文化的"以及它们各自的学术研究流派进行区分，同时要注意当下在这两种流派之间建立联系的趋势⊖。现代社会学，尤其在美国，一直倾向于"文化阻抗"（culture-resistant），使得文化社会学家别无选择，只能在文化研究、文化人类学和媒体研究的系部里继续他们的工作。渐渐地，随着后现代主义和全球意识的出现，社会学家越来越关注将文化研究应用于全球性领域⊖，而文化现象（信仰系统、象征和文化价值观）与社会中的互动、政治经济学以及各种组织和社会的运作都紧密相连（Robertson，1992）。

这种新的为了更好地理解社会互动和结构而进行的对文化研究的理解，加上通过对文化现象的非社会学处理得到的更加宽容的观点，以及日益增长的"跨学科"趋向，揭示了一些文化和文化研究与分析心理学的实践和理论产生共鸣

⊖ 正如霍珀已经在多篇文章中澄清过对那样，社会科学家对"社会的"和"文化的"两个术语进行了重要区分。

　　形容词"社会的"最初来源于拉丁语"socialis"（意为"联合的，与他人共处的"）和"socius"（意为"同伴，同事（最初指追随者）"），而与"sequi"（意为"追随"）相似。其中，与他人共处、乐意与他人共处，或者倾向于友好交往的意思是于 1729 年首先被使用的，作为人类生活的自然条件而与社会相关的意思是在 1695 年首先被洛克使用的。

　　霍珀将社会学定义为"对社会系统的科学研究，以获得关于社会系统的公共的、可传达的、系统的、可靠的和有效的知识"（Hopper，2003）。

　　文化研究是一个跨学科的学术领域，它研究一个社会怎样创造和共享意义。理查德·霍格特（Richard Hoggart）和斯图亚特·霍尔（Stuart Hall）于 1963～1964 年创立伯明翰当代文化研究中心的时候创造了这个词。

　　美国的社会学家首要关心的是社会学作为硬科学的学科声誉，也就是应用实证主义方法，拥护客观主义（将社会事实看作事物），以及达到解释而不是理解的目的。欧洲国家的社会学家则注意到"文化性"在理解社会系统的权力关系中发挥了更大的作用。比如，英国社会学家在处于当代文化研究中心的伯明翰学派的发展中曾经是活跃的参与者（Calhoun & Sennett，2007）。

⊖ 从 20 世纪 80 年代后期开始，"全球的"一词的使用变得更加普遍起来。起初，它意指"全世界的"和"整体的"，但在 1991 年，《牛津新词词典》将其作为一个"新词"收录，并将"全球意识"定义为"对自己文化之外的其他文化的感受性和了解"（Robertson，1992）。

的可能的方式。文化研究的跨学科性质强调文化关注意义的产生——文化形式的创造以及这些形式如何指导社会实践⊖。意义的形成并不被认为是固定不变的和完整的，而要取决于情境和细节：它是一个过程，一个"意外的事件"。尽管"物质文明"的重要性被一致肯定，但已经有人呼吁文化分析应该更具有动力性，应该将注意力转移到文化具有创造性和变化性的方面，较少关注社会产品的静态属性和对这些产品的消费。另外，对"文化实践"日益发展的关注鼓励对各种文化中的表现和仪式的研究。

精神分析中潜意识的社会方面的发展

特定的社会潜意识概念在分析心理学中并不存在⊜。荣格倾向于消极地看待团体，他认为其具有破坏性，而不是创造性的，部分原因是作为各种专业组织成员的他个人方面的困难，这些对团体的消极看法是在团体分析理论的发展及其对团体动力学的重视之前形成的。然而，荣格研究了各种各样的文化及其精神传统，他发现了人类心理中的一种"文化创造精神"，一种超越对父母意象的固着的创造意义⊜和活出人生的方式⊗。他还注意到"两个个体间辩证的过程"的局限性，而且，他略带赞赏地指出"在一个团体中，我们看到那些永远不会通过个体汇集的心理事件在运作，甚至被无意地压制"（Jung，1970）。⑤与弗洛伊德不同，他将人类有机体看作"一个独立的个体的存在，每个个体都

⊖ 对文化研究的一个批评是它知识分子式的和文学的分析路径。类似地，对文化社会学的一个批评是它的化约式方法（Calhoun & Sennett，2007）。

⊜ 但是，在分析心理学中，迈克尔·福德姆（Michael Fordham）形成了更发展式的传统，很多受训于这一传统的英国荣格学派分析师同时也是团体分析师。

⊜ 荣格提出了心智的意义创造功能，他称之为"宗教功能"，这是"反映在人类制造神话的内在倾向中的神话创作本能。在人类创造文化和试图寻找意义的地方，这一功能就会显现"（Stein，2004）。

⊗ 荣格相信，为了在精神上和道德上成长，人们需要一个比家庭更广泛的共同体。在荣格关于个性发展的著作中，他描述了逐渐与父母分离的必要性，而这只有当一个人有能力踏入"下一个层次"，并成为社会精神组织的一部分的时候才成为可能。也就是说，"母亲被教义的智慧替代……一个人需要比家庭更广泛的共同体，因为家庭的管束在精神和道德上都阻碍了他"（Jung，1954）。

⑤ "在托妮·沃尔夫（Toni Wolff）的《关于荣格心理学的研究》之引言中，"他继续写道，"（二元化处理）给出的是从集体的和社会的视角来看都是单面的结果。"（Jung，1970）

具有自己的思想，都有着将内部和外部区分开来的明确定义的边界"（Zinkin，1998）——荣格认为人类永远都是不完整（incomplete）的，而又把这种不完整性视为一个指向正在展开的完整性的过程，他称其为"个性化"[⊖]。我们可以说，至少在理论上荣格是重视团体视角的，但不幸的是，他将潜意识在社会层面的概念局限在了个体内的"集体"和"个人"。

弗洛伊德对团体也不擅长，他倾向于将外在现实看作不变的，而把注意力集中在个体患者的内在动力学上（Brown & Zinkin，2000）。[⊖]但是，这一代之后，几位弗洛伊德学派的精神分析师开始对团体动力学产生兴趣，并在第二次世界大战后在军事医疗设施中进行了一些敏锐的临床观察。福克斯开始在团体中治疗他的病人，试图理解人们之间的潜意识过程。他的重心是识别和分析人际和跨个人层面的社会力量，相信从一出生，个体的心理就既是生物的也是社会的（Hopper，2003）。福克斯将多人的领域描述为一个三维的智力拼图，而个体是拼图中的一小块（Brown & Zinkin，2000）。福克斯将矩阵看作一个影响所有参与者的关系和意义的网络，他的观点与荣格的观点类似，也就是说，即使在个体分析中，"分析性的容器"也同时由被分析者和分析师的心理能量构成，二者在互动的过程中都被转化了。

几代团体分析师都对社会潜意识充满着兴趣，尤其是厄尔·霍珀（2003），他就这一课题发表了许多文章，将社会潜意识定义为"人们未意识到的社会、文化和交往方式的存在和约束"，包括各种文化现象中，社会力量和权力关系的内在心理表征（Weinberg，2003）。社会潜意识的这一概念类似于分析心理学中

⊖　请参看《荣格自传：回忆·梦·思考》，在其中他承认了"社会氛围"与个人心智中的困扰的相关性，也就是说：

　　一个集体性问题如果不被识别为这样，就总是显现为个人性问题；而个人的案例可能会给人这样的印象，即个人心智领域的某些东西产生了混乱。个人范围的确被扰动了，但这些困扰不一定是原初的；它们可能是次级的，是社会氛围中不可忍受的变化导致的结果。因此，困扰的起因不应在个人境况中寻找，而应在集体境况中寻找。迄今为止的心理治疗都很少将这一问题考虑在内（Jung，1989）。

　　事实上，正是与文化的和集体的心智意象的遭遇启迪荣格发展了个性化过程的概念，这被他记述在了其富有远见的《红书》之中（Jung，2009）。

⊖　弗洛伊德明显容忍了那些作为"他的观点的宣传媒介"的团体，只要它们完全支持这些观点。但一般而言，他不喜欢团体，并担心与之直接接触（参见 Grosskurth，1991）。

的文化潜意识概念。但是，在分析心理学中，潜意识的文化层面并不是问题的
终点：荣格"主要的贡献"（pièce de resistance）是他发现了"集体潜意识"，它
是原型所居住的潜意识的更深层次，是潜意识的个人和文化层面的基础。

荣格初次介绍他的集体潜意识和原型的构想是 1896 年他在瑞士学生联谊会
上给同道所做的一系列讲座上，那时他正就读于巴塞尔大学医学院。在其中一
个讲座上，他描述了他对伊曼努尔·康德的"物自身"假设的兴趣，在荣格看
来，这一概念意味着一种"潜意识结构，其本身是不可知的，而只能在它作为
原型意象、想法和情感的显现中被观察到"（von Franz，1983）。确实，正是荣
格对哲学深深的沉浸造就了其在精神分析的探索中与弗洛伊德截然不同的文化
基础（Kirsch，2004）[⊖]。这一差异也有助于解释为什么两个极具天赋的人最终分
道扬镳，各自发展自己独特的道路。尽管我承认弗洛伊德发现个人潜意识的巨
大贡献，但我也相信荣格的心理概念（尤其是与文化和集体潜意识相关的方面）
对于研究社会系统和其中的成员大有裨益。

荣格的心理地图

对超越自我意识的世界的探索，需要一种谦逊和好奇的态度，一种对未知
的潜意识领域开放的能力，需要摒弃那种只有一种存在方式的信念，愿意面对
荣格所说的"我们的情结"，也就是把我们和原型领域联结起来的那些"破碎的
自体"。它要求我们抱持对立的张力——意识与潜意识、外部与内部、我们与他
们；要求我们觉察心理中未被发现的、被憎恶的、被否认的部分，荣格称之为
阴影（shadow）。它需要自我足够强大且能够接纳意识领域中存在的或正在出现
的东西，比如在梦中和共时性事件中经验到的知识，以及通过感觉和直觉才可
以理解的信息（Neumann，1989）。它还需要一个不断发展的伦理自我，一个能
够从承受张力中反思象征性信息的自我，以确定合理的立场和行动方案。这种
内在挣扎的过程，荣格称之为个性化，能够引出我们通常说的"性格"，能够为

⊖　特别相关的是莱布尼茨关于潜意识知觉的观念，康德的黑暗表象和物自体，叔本华关于
　　"潜意识材料流铸成固定模子的倾向"的观念，以及尼采在《查拉图斯特拉如是说》中"向
　　下行"的观念。

集体引入一个新的象征、态度或者观念。

这方面的一个例子可能是 2008 年 11 月 4 日发生在美国的事情：一个非洲裔美国人被选为下一任总统。事实上，贝拉克·侯赛因·奥巴马具有抱持两种种族张力的能力：他是美国白人中产阶级的一员，这是他母亲的遗产；他也是非洲黑人的一员，这是他父亲的遗产。作为多数群体的白人和作为少数群体的黑人都曾为奥巴马的"他者状态"而挣扎，但是最终由于他抱持对立张力的能力以及"一切都有关超越"，奥巴马使两个团体都感到，不管他的年龄、肤色和血统如何，他都是"我们中的一员"。荣格的心理地图为理解抱持自我意识和潜意识知识张力的过程可能如何给个体以及他作为其中一部分的社会系统带来更广的意识和更强的整体性提供了工具。我将从荣格对情结理论的概念化谈起。

情结理论[⊖]

据荣格所说，自我同时受到外部环境刺激（就像在特定的家庭和文化中所经验到的）以及内在心理刺激（包括那些源自集体潜意识的原型领域的能量）的影响。正是自我的这一分化过程决定了什么会停留在意识之中，什么会进入个人和文化潜意识领域，并最终导致单方面的自我意识的产生。随着时间的推移，外部环境刺激与儿童逐渐发展的心理相结合，创造了个人和文化潜意识中的内在心理刺激，这就是所谓的情结。

在荣格作为精神科医生的职业生涯早期，当他在伯古尔茨利（Burghölzli）医院（苏黎世大学的精神科诊所）欧根·布洛伊勒（Eugen Bleuler）教授的指导下对受试者进行了词语联想实验[⊖]时，他就发现了这些内在的干扰。他开始看到特定的刺激词会在意识中产生干扰，甚至引发了可以通过心理电流反应检测器进行测量的生理反应，他因此想要了解那些时刻测试对象的心理发生了什么。被试会对特定的刺激词做出以无意义的字词、情绪、焦虑迹象和防御性反应为

⊖　这一概念在分析心理学中是如此重要，以至于荣格犹豫是否要将自己的理论改称为"情结心理学"。

⊖　荣格在伯古尔茨利进行的字词联想实验引导他去考证弗洛伊德的思想，他相信后者对潜意识的探索对于理解他自己的研究结果是至关重要的。这样，在 1906 年，荣格开始对弗洛伊德的观点进行撰述，而两人最初的相遇则发生在 1907 年（Kirsch，2004）。

形式的回应，这些被荣格看作情结指标，也就是个人或文化情结被汇集的充满感情的信号（Stein，1998）。

在分析反应的模式时，荣格发现造成干扰的词语都围绕着一个指向共同内容的主题。当要求被试谈论他们对这些刺激词的联想时，荣格发现这些词唤醒了隐藏在潜意识中的痛苦的和创伤性联想。他总结道，这些潜意识内容（也就是情结）会干扰有意识的表现、意志、行动和记忆[⊖]。当一个情结被簇集而成的时候，一个人会感觉被一种无法通过意志消除的强大力量所占据，或者感到他要"精神错乱"。就像口语中常说的"戳到了某人的神经"（having one's button's pushed），情结反应也能够歪曲一个人的现实，修饰它，使它符合先前的经验或创伤，并产生一种由情结的原型内核"增强"的显著的情感反应。实际上，荣格将情结看作通往潜意识和"梦的建筑师"的"忠实的道路"。通过这一概念，荣格得以将个体经验中的人格元素和原型元素联系起来。我想要补充的是，文化情结也显示了同样的联系，只不过这一联系建立在团体经验的文化元素和原型领域之间而已。情结的概念使我们能够想象情感经验是如何在一生中积聚的，以及为什么精神生活不仅仅是一系列无联系和无意义的事件（Samuels，Shorter & Plaut，1986）。

潜意识的多重层次

包含被压抑的、婴儿期的和个人的体验的潜意识层面是荣格在词语联想测试中探索的对象。他将其命名为个人潜意识，而且他发现父亲和母亲情结主宰着这一领域。但是他在词语联想实验中还发现了一些其他东西，指向情结结构中的家庭和文化的类似的东西。其中一些实验测试了儿童潜意识内容的形成的家庭影响，并且发现了家庭成员，特别是母亲和女儿的情结形成具有相似模式的证据。这些结果使荣格得出这样的结论：一个儿童的发展深受其亲密家庭关

⊖ 荣格将情结描述为"分裂的心智"（或"碎片式心智"），它表现为独立的事物：

我关于情结的发现证实了心智分裂的可能性这一有些令人不安的图景，因为从根本上来说，碎片化的个性与情结没有原则上的分别……情结是由于创伤性影响或特定的不相容倾向而脱离出来的心智碎片。

系的影响和促成，这样的影响至少持续到这些结构可以被教育或其他文化体验所修正时（Stein，1998）。它还表明团体中共享的体验或创伤会导致共享的情结形成模式。[⊖]

　　渐渐地，在这段时期，荣格开始注意与历史时期和地点不相关的个人、团体的意象和神话（虚构的故事）之间的平行性，还识别了患者的梦境和幻想中出现的神话、童话和宗教形象，而这些患者并没有接触过这些意象。在 1909 年与弗洛伊德的一次美国之行中，荣格做了一个梦，这个梦"第一次"把他引向了集体潜意识的概念（Jung，1989）。这个梦，就像他在自传中所描述的，是潜意识包含多重深度这一见解的来源。

　　在这个梦里，荣格处于一个有很多层的房子里——一个在梦的情景中他称之为"我的房子"的房子。在整个梦的过程中，他探索了房子的各个楼层，从上层的"居住氛围"（他相信代表了意识）到底层的"中世纪陈设"（他认为代表潜意识的第一层），不仅如此，他还经过几个地下室到达了一个深入岩石的低矮洞穴，在那里他遇到了原始文化的遗迹（他认为代表史前的和旧石器时代的过去）。"我走得越深，场景就变得越陌生、越黑暗。"（Jung，1989）

　　荣格认为这个梦有超越个人范围的意义。

　　这个梦指出了有比意识状态更深广的范围……长期未居住的中世纪风格的底层，之后是罗马式的地下室，最后是史前的洞穴。这些代表着意识的过去时期和其经历过的阶段……我的梦指向了"文化历史的基础——连续的意识层次的历史"，并"构成了人类心理的一种结构图，它假定了作为心理基础的具有完全非个人性质的东西"。（Jung，1989）

　　尽管荣格最初也赞同弗洛伊德对这个梦的解析（这涉及荣格对于其妻子和弟媳的秘密的死亡愿望），但他相信这个梦还有更深层的意义。这个特定的梦变成

　　⊖　与荣格对这一发现的沉思产生共鸣的是文化情结的观念和福克斯的基础矩阵概念，后者将其定义为"继承的生物学性质"和"文化式嵌入的价值和反应"。与福克斯的动力学矩阵（"对不间断的变化进行操作的剧场"）产生共鸣的是下述思想：那些对情结构成模式的修正怎样通过教育，以及包括个体和团体分析在内的其他文化经验而产生（Foulkes，1986）。这一章的另一小节还会给出文化情结的一个例子。

了一个"指引性意象",他说,"这是我个人心理之下的集体先验的第一次暗示"(Jung, 1989)。荣格最终将这一集体先验层面命名为"集体潜意识",并设想它的内容是被称为原型的普遍流行的模式和力量的组合。荣格发现,我们以强有力的意象和情感的形式体验这些原型模式,这些原型模式或神话主题存在于所有个人和团体中。

文化的与集体的潜意识

原型本身不能被直接体验到,它需要为原型模式"穿上衣服"的特定的文化情景,从而制造出一个可以被直接体验的原型意象。⊖实际上正是潜意识的文化层面提供了这一必要的"衣服"。虽然普遍模式可能存在于所有文化中,但每一种文化都有其特定的情景化。⊜尽管荣格对各种文化和它们的神圣传统有着浓厚的兴趣,但他在对团体生活的研究中,关注的还是原型层面,并把这些发展留给了第二代探索者,他相信他们拥有"即便依然不完整,但也会更清晰的图像的优势……(在那样的情况下,)如果一个人想要探索新发现的领域,他知道什么是必须知道的"(Jung, 1995)。

20世纪20年代末,荣格在苏黎世的一个学生约瑟夫·亨德森(Joseph

⊖　重要的是要注意到,荣格对"原型意象"这一术语的理解和使用所体现的东西远超出意象这个词:

> (意象)毫无疑问表达了潜意识内容,但并不是其全部,而只是那些短暂聚集成的内容。这一聚集一方面是潜意识自发活动的结果,另一方面是暂时的意识情境的结果……对其意义的理解因此既不能仅从意识出发,又不能仅从潜意识出发,而是必须从它们的相互关系出发。(Jung, 1971)

⊜　在其《心理学视角的文化态度》一书中,亨德森描述了全世界的部落是怎样通过他们特有的仪式典礼唤起相应的原型的:

> 虽然绝对纯粹的文化已不再存在,但我们可以通过仍然在使用的礼仪来重构很多的部落咏叹调和舞蹈剧;在远离文明的都市中心的地方,他们还保留着原初的完整性。如果我们参加一个纳瓦霍人疗伤仪式,一个布希族求雨舞,一个澳大利亚土著成人礼,或者一个因纽特人狩猎仪式,我们就会发现,在以上每一个例子之中,整个文化的意义都被唤起了。(Henderson, 1984)

> 亨德森进而叙述了这些仪式是宗教的,因为它们祈求神的存在;是社会的,因为部落的福祉与之息息相关;是美学的,因为其舞蹈和音乐表演,石画或是沙刻;是哲学的,因为部落知识的不同部分被编织在一起,以解释这些仪式与创世神话有关的起源。

Henderson）注意到，在他的同辈中有一种对荣格的特定的移情，与每个人的文化偏好有关。比如，一个学生赞同荣格，因为"他很中国化"，而另一个学生赞同荣格则是因为他"一点都不受东方主义的影响，而是如此坚定地西方化"，似乎如果荣格心理学可以和他们自己的文化偏好联系起来，他们就更容易接受它（Henderson，1962）。随着时间的推移，亨德森的好奇带来了更进一步的研究，1962 年他宣称："许多曾经被称为'个人潜意识'的根本不是个人的，在我们能够确认其对自我意识的有效性之前，它们是通过环境传递的集体文化模式的一部分。"他写道：

我发现，假设潜意识的文化层面的存在是有用的，它存在于源于弗洛伊德的个人潜意识和与荣格相联系的集体潜意识之间的某个地方。（Henderson，1992）

荣格将集体潜意识视为人类进化的全部精神遗产的容器，在每个个体的大脑结构中重生：

在这个意义上，原型通过调节、修正和激发意识内容来干预它们的成型，表现得就像本能一样。同时，原型具有……一种明显的超自然的特性……这一特性在那些自认为超越了这一弱点的人中调动起了哲学和宗教信念。通常它会带着无比的激情和不屈不挠的逻辑驱向它的目标，将主体置于它的魔力之下，以至于尽管存在不顾一切的抵抗，他也不能，最终甚至不再愿意挣脱束缚，因为这种体验带来了过去无法想象的深刻而丰富的意义。（Jung，1969）

原型的超自然体验告诉自我，强大的灵性能量存在于心理之中，它们是超越自我意识和控制的。⊖这些集体潜意识的力量和能量不仅扰乱了意识，而且提

⊖　"超然的"一词来源于拉丁词"numen"，在拉丁语中它表示神明或者天意。德国神学家鲁道夫·奥托（Rudolf Otto）最早在其开创性著作《论"神圣"》中向神学研究引入了一种心理学的和情感的成分，在其中他使用了"numinosum"、超然的（numinous）超然性（numinosity）等术语（Stein，2006）。奥托对超然体验的描述包含了诸如恐惧感、全能、崇高、神秘、空虚、完整性他者、着迷和无限等各个方面。他佯谬式地将其描述为一方面带来了着迷的感觉，另一方面则是害怕和敬畏，它给自我造成了无能的感觉和焦虑的体验。荣格将超然的体验视为对自我的"暗示"，表明在心智中存在着强有力的非自我因素。关于超然体验的全面的讨论，可以参见由安·凯斯蒙特（Ann Casement）和大卫·泰西（David Tacey）编辑的《论"超然"》一书。

供了需要被上升到意识的内容。各种分析师都将这些重要的体验描述为灵性的、宗教的、超验的、"绝妙的"，是属于神圣领域的，并且是（借助了歌德的影响）一种以"心灵之眼"观察事物的方式（Bishop，2006）。⊖超自然是通过投射现象被体验的，据此，潜意识内容被存放在神圣事件、关系、仪式、意象等之中，并且经由这些体验把意识和集体潜意识联系起来。通过集体潜意识交流的这些"暗示"可以通过个性化过程提供更深刻、更有意义的关于人生的视角（Stein，2006）。基于现代世界的实证主义观点，荣格的心理模型中神圣的这一部分直到最近都是被忽视的，但自从后现代主义产生后，伴随着对心理的科学探索，神圣性获得了新的可信度（Casement & Tacey，2006）。

　　另一位"第二代探索者"是埃里克·诺伊曼（Erich Neumann），通过对文化潜意识及其与集体潜意识的关系的研究，他拓展了分析心理学的范围，引入了关于文化准则的原型和集体潜意识的发展的思想。正如诺伊曼（1973）所描述的，原型阶段的连续过程决定了人类生活中意识的创造性演化。每一个阶段都保持了与其他阶段的有机联系，因此每个相继的意识系统都会比上一个吸收更多的集体潜意识，同化和整合新的潜意识内容以扩展意识的边界。这一过程被集体性地体现在神话中，是每个个体自我为了实现心理发展而必须经历的过程的模板。诺伊曼经由神话学（也就是原始意象的投射）对这些发展阶段的表述，表明这些原型阶段如何既是心理发展的基础，又是所有先前的贯穿人类历史的发展的结果（Fariss，2003）。诺伊曼将意识的这一创造性演化看作西方文化的"独特的成就"。⊜

　　⊖　事实上，歌德写到了在遇到科学的时候"以精神之眼观察"的必要性。毕晓普（Bishop）
　　　　还引述了歌德下面的话：
　　　　　　因为不管在知识中还是在反思中，都没有能被集合起来的整体，又因为前者缺乏内
　　　　部性，而后者缺乏外部性，如果我们期望从中得到任何整体，就必须将科学设想为艺术。
　　　　（Bishop，2006）
　　⊜　原型意象在意识演化中被体验到的方式与文化环境相互依赖。请通过"原型象征研究档
　　　　案库"（The Archive for Research in Archetypal Symbolism，ARAS）网站及其搜索引擎来
　　　　查看世界各地的文化在意识的发展史中经历了怎样的原型主题的象征意义。ARAS网址为
　　　　http://aras.org/。ARAS还出版了若干文本，如《原型象征百科全书》第一、二卷。2010
　　　　年11月，塔森图书（Taschen Books）出版了ARAS的一本著作——《符号之书：对原型
　　　　意象的反思》。

文化情结

当代的荣格学派分析师汤姆·辛格（Tom Singer）和萨姆·金布尔斯（Sam Kimbles）将荣格的情结理论应用于心理的文化层面，引入了文化情结的概念（Singer & Kimbles，2004）。文化情结发挥着与个人情结类似的作用，通向压倒和替代自我潜意识且与感受协调一致的思绪，限制了对不同的思考和感受方式进行反思的能力。文化情结往往起源于整个文化团体共享的创伤性体验。这些体验导致了作为一个整体的团体以及团体个体成员心理内部的共享的文化情结。汤姆·辛格写道：

> 文化情结建构了情绪体验……与个体情结类似，文化情结往往是不断重复的、自发的反抗意识，并倾向于收集那些肯定它们历史观点的体验……自动地采取某种共享的身体语言……或者用类似的躯体主诉来表达他们的痛苦，并且……当面对其他的矛盾的和不确定性时，文化情结提供了关于团体在世界上的地位的某种简单化的确定性。（Singer，2004）

非西方文化对教育世俗化的抗拒可能意味着文化情结已经被聚集形成，这有助于我们理解这些文化何以将外来者对世俗化的要求看作对他们文化认同的一个原型意义上的宣战，从而导致了战争原型意象蕴含的所有情感的、防御性的和攻击性的反应。

文化情结与社会系统的个性化

文化情结的体验被它的原型内核的能量所加强，可以同时影响个人以及各种各样的社会系统——家庭、组织、宗教团体和国家。理解荣格的个性化概念的一种方式是，把这个过程看作一个人或一个团体的核心情结经过一生甚至几代，逐渐修通并最终整合的过程。与种族主义和殖民主义的文化情结抗争了几个世纪的文明的一个很好的例子是非洲。被视为"人类摇篮的大陆"的非洲曾经建立过一个秩序井然的国家，并且繁荣了相当长的时期，直到欧洲人开始"争先恐后"地在这个大陆建立殖民地，并建立了奴隶贸易（Berg，2004）。非洲的部落被有着技术优势的欧洲白种人击败，他们的失败似乎代表着征服者的至高无上——"白色"
与优越性联系起来，这个大陆被种族主义的文化情结所控制，对未知他者的原型
恐惧更强化了这种文化情结。在南非，白人优越情结被制度化为种族隔离，以禁
止两个种族间相互影响和建立桥梁。由于没有观念和文化上的融合，严重的权力
失衡以及对"他者"的尊重的缺乏，正面的黑人意识情结突现了，迫使一种革命
性的"相互影响"发生了（Berg，2004）。自从种族隔离被推翻之后，南非的个
性化任务已经成为"包容黑人和白人的对立的张力并超越种族主义"。

　　南非的两个根深蒂固的、自古就推动了人类的进化的情结是对祖先的敬
畏和乌班图（ubuntu）精神—— 一种深刻整合的观念，认为"我们只有通过他
者的人性才成为人"（Berg，2004）。南非的乌班图信念（正如德斯蒙德·图图
（Desmond Tutu）大主教所阐述和推动的）致使非洲国民大会在 1995 年 7 月建立
了真理与和解委员会，旨在在经历了数十年严重的种族隔离破坏之后建设新的
民主（Battle，1997）：

　　（乌班图）意味着我的人性被卷入他者的人性之中，并不可避免地与之紧密
相连。我们的生命是捆绑在一起的。我们说"一个人通过其他人成为人"，而不
是"我思故我在"。它更是在说"我是人类，因为我属于"。⊖（它）来自这样一
种认知，那就是他属于一个更大的整体，当他人被羞辱、折磨、压迫，或者得
不到本应有的对待时，他自己也会被削弱的。（Tutu，第 31 页）

文化情结与个人和团体的个性化

　　美国总统贝拉克·奥巴马的自传《奥巴马回忆录：我父亲的梦想》以时间
顺序记录了他自己的个性化历程——他是怎样整合他的非洲遗产，而不必否定
其白人家庭出身的价值观的。奥巴马主要是和白人母亲、外祖母和外祖父在夏
威夷长大的。他开始真正意义上面对他的黑人身份是在读大学和法学院期间搬
到芝加哥并在城南区开始社区组织工作之后。在那里他发现了文化的冲突，他

　　⊖　这里引用了曼德拉于 1997 年在牛津所做的题为"宗教遗产"的演讲。

是这种文化不可分割的一部分。让我们听听奥巴马在试图调和他的意识态度与美国种族主义的文化情结时所体验到的焦虑：

（黑人）民族主义提供了……容易被交流和把握的明确的道德故事。对白种人的持续的攻击，以及对黑人在这个国家遭遇的残酷经历的持续叙述，起到了稳定器的作用，避免了个人和公共责任的想法演变成绝望的深渊……

思考这个想法是很痛苦的……它与母亲教导我的道德准则相冲突，那是一种关于友善的和冷漠的个体之间的微妙差异的道德框架。这一道德框架与我自己利害攸关，我发现即使我想逃避也做不到。然而这也许是这个国家的黑人不再能负担的框架，或许它削弱了黑人的决心……绝望的时代需要孤注一掷的手段。（Obama，1995）

我们可以假定，在他生命中的那段时期，奥巴马既要处理由于他的非洲父亲缺席了他的人生而产生的个人的父亲情结——这表现为他强烈地渴望属于并被黑人社区接纳，又要处理他认识的黑人民族主义者的文化情结——这表现为黑人对白人的仇恨和妖魔化。逐渐地，他找到了自己的路径：

正是这一顽固的现实（白人不仅仅是我们要从梦中抹掉的幽灵，也是我们日常生活中活跃而多变的事实），最终解释了为何民族主义作为一种情绪得以兴旺发达，而作为一个纲领则困难重重……曾经由马尔科姆掌握的被看作对武器的呼唤的东西，一个我们无法再容忍我们不可容忍的东西的宣言，成为马尔科姆恰好想要根除的东西：又一个幻想的送料机，又一个虚伪的面具，又一个不作为的理由……

为做到言行一致而坚持不懈地努力的我们，由衷地渴望能有一个切实可行的计划——自尊最终不就是要依赖于这个吗？正是这一信念让我去组织，也正是这一信念让我得出结论（或许是最后一次），纯粹的概念（种族的或者文化的）不能再作为典型美国黑人的自尊的基础，正如它不能成为我自尊的基础一样。我们的整体感应该从比自己继承的血统更好的东西中产生。它应该在……我们经历的所有散乱的、矛盾的细节中寻找根基。

结论

本章提供了两个关于荣格的个性化概念的例子，讲述了对整体性、统一性和自由的重视（在过程中获得的来自集体潜意识的"暗示"）怎样成为南非的德斯蒙德·图图和美国的贝拉克·奥巴马的指导原则。我撰写本章的目的是描述分析心理学中我认为有助于社会潜意识研究的主要概念。我也想强调荣格对心理的表述中的关键要素，它呼吁抱持对立的张力，来扩展和发展意识。

荣格认为，过去两千年的文化史可以被看作有着潜在原型结构的逐渐展开的意识的一种模式，我们每个人都携带着一小部分在历史中展开的潜在原型意象的意识。他相信，作为人类，我们通过建立意识可以触及的宇宙秩序模式参与到宇宙秩序之中。物理学家戴维·玻姆（David Bohm）也相信宇宙具有不可破坏的整体性。他的隐缠序理论（生成域是外显现实的基础，浮现的整体通过局部表现出来）与歌德的探索路径一致，他通过驻留在现象中，依靠直觉感知来获得知识，从而获得真正的整体性（Bishop，2006；Bortoff，1996）。

现代实证主义只对通过研究部分来接近整体感兴趣，似乎部分是"各种事物中的一个事物"。后现代文化则热衷于超越欧洲启蒙运动的"机械哲学"及其伴随的对笛卡尔关于精神和物质二元论的强调：重视部分甚于整体，个人甚于集体；认为自身客观的非反思性科学探究；一种控制宇宙的野心，而不是与之相关联。全球化和后现代的、"9·11"事件之后的世界呼吁一个更加整合的、整体性的取向。

参考文献

Battle, M. (1997). *Reconciliation: The Ubuntu Theology of Bishop Desmond Tutu*, (p. 1). Cleveland, OH: Pilgrim's Press.

Berg, A. (2004). Ubuntu: a contribution to the "civilization of the universal". In: T. Singer & S. Kimbles (Eds.), *The Cultural Complex: Contemporary Jungian Perspectives on Psyche and Society* (pp. 239–250). New York: Routledge.

Bishop, P. (2006). The idea of the numinous in Goethe and Jung. In: A. Casement & D. Tacey (Eds.), *The Idea Of The Numinous: Contemp-*

orary Jungian And Psychoanalytic Perspectives (pp. 117–136). London: Routledge.

Bortoff, H. (1996). *The Wholeness of Nature*. Barrington, MA: Lindisfarne Books.

Brown, D., & Zinkin, L. (2000). Introduction. In: *The Psyche and the Social World*. London: Jessica Kingsley.

Calhoun, D., & Sennett, R. (Eds.) (2007). *Practicing Culture*. New York: Routledge.

Casement, A., & Tacey, D. (Eds.) (2006). *The Idea Of The Numinous: Contemporary Jungian And Psychoanalytic Perspectives*. London: Routledge.

Evans, A. (2006). Understanding madrasahs: how threatening are they? *Foreign Affairs, 85*(1): 9–16.

Fariss, S. (2003). The resilience of a collective: A Jungian reflection on the American Democratic Republic. Unpublished diploma thesis, Analyst Training Program, C. G. Jung Institute of Chicago.

Foulkes, S. H. (1986). *Group Analytic Psychotherapy: Method and Principles*. London: Karnac.

Grosskurth, P. (1991). *The Secret Ring: Freud's Inner Circle and the Politics of Psychoanalysis* (pp. 36–45). Reading, MA: Addison-Wesley.

Henderson, J. (1962). Archetype of culture. In: A. Guggenbuhl-Craig (Ed.), *Der Archetyp: Proceedings of the 2nd International Congress for Analytical Psychology* (pp. 3–15). Basel, Switzerland: S. Karger AG.

Henderson, J. (1984). *Cultural Attitudes in Psychological Perspective*. Toronto, Ontario, Canada: Inner City Books.

Henderson, J. (1992). Cultural attitudes in light of C. G. Jung's psychology. Unpublished manuscript.

Hopper, E. (2003). *The Social Unconscious: Selected Papers*. London: Jessica Kingsley.

Hopper, E., & Weyman, A. (2003). A sociological view of large groups. In: E. Hopper (Ed.), *The Social Unconscious: Selected Papers* (pp. 42–71). London: Jessica Kingsley.

http://aras.org.

Jung, C. G. (1954). Analytical psychology and education. In: W. McGuire (Ed.) & J. van Heurck (Trans.), *C.W., 17*. Princeton, NJ: Princeton University Press [original work published 1926].

Jung, C. G. (1969). On the nature of the psyche. In: W. McGuire (Ed.) & R. Hull (Trans.), *C.W., 8*. Princeton, NJ: Princeton University Press [original work published 1946].

Jung, C. G. (1970). Introduction to Toni Wolff's "Studies in Jungian psychology". In: W. McGuire (Ed.) & R. Hull (Trans.), *C.W., 10*. Princeton, NJ: Princeton University Press [original work published 1959].

Jung, C. G. (1971). Definitions. In: W. McGuire (Ed.), H. G. Baynes (Trans.) & R. Hull (Rev. Trans.), *C.W., 6*. Princeton, NJ: Princeton University Press [original work published 1921].

Jung, C. G. (1989). *Memories, Dreams, Reflections*. New York: Vintage Books [original work published 1961].

Jung, C. G. (1995). Foreword. In: E. Neumann, *The Origins and History of Consciousness* (pp. xiii-xiv). Princeton University Press [original work published 1954].

Jung, C. G. (2009). *The Red Book*, S. Shamdasani (Ed. & Trans.), M. Kyburz & J. Peck (Trans.). New York: W. W. Norton.

Kirsch, T. (2004). History of analytical psychology. In: J. Cambray & L. Carter (Eds.), *Analytical Psychology: Contemporary Perspectives in Jungian Analysis* (pp. 5–31). New York: Brunner-Routledge.

Neumann, E. (1973). *The Origins and History of Consciousness*. Princeton, NJ: Princeton University Press [original work published 1954].

Neumann, E. (1989). *The Place of Creation: Six Essays*, H. Nagel, E. Rolfe, J. van Heurch & K. Winson (Trans.). Princeton, NY: Princeton University Press.

Obama, B. (1995). *Dreams From my Father: A Story of Race and Inheritance*. New York: Three Rivers Press.

Patel, E. (Speaker) (2006). A common life together. Radio interview in: M. Cunningham (Producer), *Eight Forty-eight*. WBEZ, Chicago, 13 February.

Robertson, R. (1992). *Globalization: Social Theory and Global Culture*. London: Sage.

Samuels, A., Shorter, B., & Plaut, F. (1986). *A Critical Dictionary of Jungian Analysis*. London: Routledge & Kegan Paul.

Schaffer, M. C. (2007). Hard to say "goodbye" (electronic version). *The New Republic*, 21 November.

Singer, T. (2004). The cultural complex and archetypal defenses of the group spirit: Baby Zeus, Elian Gonzales, Constantines's sword and other holy wars (with special attention to "the axis of evil"). In: T. Singer & S. Kimbles (Eds.), *The Cultural Complex: Contemporary Jungian Perspectives on Psyche and Society* (pp.13–34). New York: Routledge.

Singer, T., & Kimbles, S. (Eds.) (2004). *The Cultural Complex: Contemporary Jungian Perspectives on Psyche and Society*. New York: Routledge.

Stein, M. (1998). *Jung's Map of the Soul: An Introduction*. Chicago: Open Court Press.

Stein, M. (2004). Spiritual and religious aspects of modern analysis. In: J. Cambray & L. Carter (Eds.), *Analytical Psychology: Contemporary Perspectives in Jungian Analysis* (pp. 204–222). New York: Brunner-Routledge.

Stein, M. (2006). On the importance of numinous experience in the alchemy of individuation. In: A. Casement & D. Tacey (Eds.), *The Idea of the Numinous: Contemporary Jungian and Psychoanalytic Perspectives* (pp. 34–52). London: Routledge.

Tutu, D. (2000). *No Future Without Forgiveness* (p. 31). New York: Image Books.

Von Franz, M. L. (1983). Introduction. In: W. McGuire (Ed.) & J. van Heurck (Trans.), *The Collected Works of C. G. Jung* (Supp. Vol. A, pp. xiii–xxv). Princeton, NJ: Princeton University Press.

Weinberg, H. (2003). The large group in a virtual environment. In: S. Schneider & H. Weinberg (Eds.), *The Large Group Re-visited: The Herd, Primal Horde, Crowds and Masses* (pp. 188–200). London: Jessica Kingsley.

www.etymonline.com/index.php?term=culture

www.gseis.ucla.edu/faculty/kellner/kellner.html

www.merriamwebster.com/dictionary/culture?show=0&t=1296426748

www.taschen.com/pages/en/catalogue/art/all/06703/facts.the_book _of_symbols_reflections_on_archetypal_images.htm

http://wordnetweb.princeton.edu/perl/webwn?s=culture

Zinkin, L. (1998). The hologram as a model of analytical psychology. In: H. Zinkin, R. Gordon & J. Haynes (Eds.), *Dialogue in the Analytic Setting: Selected Papers of Louis Zinkin on Jung and on Group Analysis*. London: Jessica Kingsley.

第 13 章

与社会性做梦相关的来自社会潜意识的直觉知识

戈登·劳伦斯

本章探索的工作假设是"个人知识"会被社会性做梦强化，因为通过使用人类认识和承认"神秘性"（也就是那些科学家无法理解的科学）的能力，它超越了科学探寻。神秘性将一个人带入无限的、超然的和灵性的领域，利用洞察力生成理解、思考和知识。

自然和有机科学的理性知识

没有意识及其理性思考的能力，知识就不可能存在。通过科学家对宇宙中的自然现象、动物和植物生命的观察，自然和有机科学才得以产生以及持续发展。借助自然和有机科学特有的隐喻的方法，对现象的观察通过感官被体验到，促成了知识的产生。形式逻辑被应用于无生命的物质现象，而辩证逻辑被用于有机科学。二者都使用了复杂的测量方法（Macmurray，1935）。这些知识被严格的检验所证实，因此被作为客观真理来接受。这种知识是有价值的，是通过高等教育在学校获得的。自然和有机科学都是关于人类生存的环境的知识。

个人知识

相比于自然和有机科学，个人知识是一个人通过直觉和洞察力积累的知识。它源于自传性的体验，是默认的和下意识的，并产生于意识的和潜意识的心理。它是知识的最高形式，包含自然和有机科学方面的知识。

环境中关于其他人类的知识的获取主要依赖情绪和感觉的使用。由于情绪及其引发的思想在本质上是无限的、非线性的和复杂的（Grotstein，2007），它并不适用于科学中的传统研究方法。比昂将这种知识看作"神秘的"，因为它尊重相对性、复杂性和不确定性，是超自然的，并不依赖于记忆和欲望。

这种个人知识形成于婴儿期，包含关于母婴关系的内容。他们在彼此之间共同创建了一个文化空间，在这个空间中，婴儿感受，而母亲通过她的感觉做出回应，反之亦然——因为婴儿无法通过语言来交流（Winnicott，1971）。这一关于感受的文化空间是人的知道的能力最初被培养的地方，这种知道就是梅兰妮·克莱茵所说的人类天生的求知冲动。

在这一初始的文化空间中，个人知识的出现不仅要倚靠对感觉的使用，而且需要对非感官信息的理解。收集个人知识的唯一手段是这个人与其他人的互动。这种方法是一种通过情感上的理解获得真理的人类能力。它是"直觉"。

在这样做的时候，我们是在追求一种"信仰的行动"（Bion，1970），也就是说，它是根据下述的假定运作的——真理会被发现，尽管它会是或然真理，永远不会符合自然和有机科学的科学性检验。这一信念就是去承受由退行导致的丧失自我的未知的状态。正是因为具有处于不确定性和怀疑中的信念，通过体验对神秘的恐惧，体验对无限和潜意识的敬畏，一个人才有能力知道。

可接受的真相是经由直觉和洞见，以及构造工作假设（如果某个假设不能与证据拟合，就代之以另一个假设）而形成的。非感官可理解的事物也是通过接触所谓的"神秘"科学才被直觉地感知到的，它能够应对不确定性和突现的现象。

个人知识的获取往往会将人类带至传统科学方法的理解极限，将他们引入科学家无法理解的科学，也就是神秘科学（Adler，引自 Wolf，1995）。没有情感证据和概念的直觉是盲目的，没有直觉的概念是空洞的。关于这一知识的真理是通过对比与它经验到的现实相一致的迹象和符号来得到检验的。它是基于交流性的论证以及共识的形成来确认主体间认可的客观真理的。

对真理的寻求是一项集体事业，在此过程中我们可以互相学习。作为一个寻找真理的战略，它由于其模糊性和缓慢性而令人不快；作为一个政治指令，它可以被批评为"支持头脑糊涂的社区政治"。但它仍有至今未被充分赞许的优点：它是人道的、非教条的，是牢固根植于传统的，是乐观主义的，而且事实上，它对于实践它的个人和社会都是有益的（Fernandez-Armesto，1997）。

由于玻尔、爱因斯坦和他们的科学同道的工作，人们在 20 世纪见证了自然科学中的一场革命。他们发现了量子科学，证实了所有物质现象都是由波和粒子构成的。波不能被看见，但粒子可以被观测到。通过证实可见的感官世界是由这些不可见且不能通过感官理解的特性构成的，他们修正了当时的科学概念。

他们还发现传统的关于科学家的观念是错误的，这些观念来自启蒙运动，隐喻性地赋予了科学家站在屏幕背后，冷静地观察和做实验的形象。现在，科学家和观察者被认为主体间性地与被观察的对象相互联系。研究者在分享现实的意义上参与了现实，变得对怀疑和不确定性开放，因为他是用自己具有无限思考可能性的头脑来理解现象的。这同样一直是精神分析的特征，其中观察者和被观察者通过互动而相互影响。20 世纪还见证了自然和有机科学方法与精神分析发展的方法的汇合，后者处理的是人性和无限的复杂性、不确定性。

我与自体

约翰·麦克默雷（John Macmurray，1891—1976）是一位苏格兰哲学家，影响了费尔贝恩和萨瑟兰等人。他相信，人们是通过作为关系中的人的经验而成熟的，这一过程始于婴儿时期与母亲充满爱的关系的体验。每个人都是独特的，都是通过与他人的关系变得独特的，都是通过处于社区之中而实现自体的。麦克默雷拒绝了笛卡尔关于自给自足的"我"的自我中心的信念，并发展了个人的存在是通过与他人的关系而构成的观点。"自体是一个关于目的和承诺的动力性的组织，其行为受意识和潜意识的动机支配，而其发展和运转不可分割地与社会环境相联系。"(Scharff & Scharff，2005）

如果你愿意的话，可以把"我"看作自体的私人维度，而自体是"我"的公开形象，因为这一维度被用来与其他自体进行互动和建立联系。独立的"我"是"我与自体"的自主性的维度，而"我"是人类物种的心理，可以被称为人的存在。"自体"是处于半自主状态的心理组织，与他人相互依赖，能够在整合的整体性意义上建立联系，能够从他人那里吸收感受和情绪，并与他人交换自己的感受和情绪。"我"是"心理生活的普遍形式，正如自体是那种形式的普遍情况"（Deleuze，1968）；为了成为一个自我实现的人，自体必须作为一个能通过连续的自体感受构想自身的"自体"，去行动，去与他人建立联系。通过自我反思，它能够"概念化、分享、计划和协商"（Scharff & Scharff，2005）。通过保持自体和他人在需要、愿望上的平衡，处于意识和潜意识关系网络中的自体可以进入网络中他人的社会潜意识。

内在世界中的"我与自体"之间的关系是一个相互学习的共生关系。"我"是存在的主观体验，而"自体"在与他人的关系中表现为一种客体。这就是人类区分主观和客观状态的方式。"我"具有关于存在的独特的意识和秘密的潜意识思维，但是由于"自体"总是处于半自主的关系中，它能够接受社会潜意识的思维。"我－自体"在头脑中被想象地概念化了。

思维

心智有两种思维模式：差异原理和同一性原理。前一种模式是非对称的，通过意识得以识别。差异的非对称性思维是理性思维的基础，它依赖于表达差异的文化规则。非对称性思维是分类法以及被人类接受为科学思考之基础的所有范畴的基础。

同一性是对称的，是通过潜意识思维（大部分是通过梦境）获得的。这时一切都被合并和融合，既是万物又是空无，被感觉是神秘的、来自超出直接意识感知的想象的、象征性的体验，并会将个体带入未知领域。因此，它代表了无限，没有数字，没有极限。在睡眠和做梦期间，清醒头脑中的非对称性无穷集合变成了对称的无穷集合。这两种思维模式是相互联系的，对于区分意识与潜意识、有限与无限是至关重要的。

潜意识：个人的与社会的

潜意识的事实和对无限性的认识超越意识的认知而存在，赋予了人性以独特性。弗洛伊德将潜意识看作充满破坏性和否定性的沸腾的大锅，但这是一种对潜意识不公正的构想，实际上潜意识代表了未知，是美妙的创造性想法的源泉。

科学家发展了可以通过接触无限性的未知来证明的知识。爱因斯坦首先对意象进行思考，然后使用词语描述它们，最后在数学上证明了他的想象性思维的正确性。类似地，诗人找到了表达一种过去从未有过的独特体验的情绪的词语。夏加尔（Chagall）通过在潜意识中对他在俄罗斯度过的童年的意象进行再加工，能够把这些意象画出来，创作出了他在法国和美国经验到的生活的超现实意象。

潜意识可被比作宇宙中的暗物质，如果没有它，那么已知的、可见的宇宙将不会存在。暗物质占宇宙的90%，不能发光，其存在只能通过其引力效应被推断出来。奇迹在宇宙中的存在恰如潜意识——无限总是给日常有意识的思维和行为带来惊奇。

通过艾伦茨威格（Ehrenzweig）的下述发现，他确认了潜意识的价值：

潜意识想象相比于持续时间超过其100倍的有意识的审视……已被证明有能力收集更多的信息……潜意识想象的未分化结构……展现了比意识的想象更优秀的扫描的力量。（Gray，2002）

个体潜意识与创造性有关，因为作为存在的"我"已经觉察到无限的未知性。当一个人作为自体与他人相遇，并建立起友好关系的时候，"社会潜意识"

变得很突出，因为一个人的潜意识与另一个人共鸣和"谐音"。一个作为自体的人对现实的潜意识感知可以和另一个人进行对照。二者都在独立地从无限中获取发现。之后，他们就可以利用所有人都能交流和理解的已知的有限性，对观念、人工制品或情感进行再加工。

但是，当社会潜意识呈现在组织或系统中时，要去核实从潜意识思维而不是其他地方收集到的东西就变得愈加困难，因为社会潜意识是文化现实的一个特性。通过检验意识和潜意识思维的区别，可以发现思维是切合实际还是脱离现实。识别作为系统的组织中的潜意识思维的价值具有极端的重要性，因为它可以告诉我们为何一个组织不能作为一个有目标的系统发挥作用。

比昂是第一个确定社会潜意识在团体中的位置的人。他提出当任何团体聚在一起时，都会存在两种团体：一个是工作团体，这个团体要实现团体的有意识目标；另一个是潜意识团体，这个团体的成员会在不同的时间实施他所称的基本假设行为，以回避团体的工作和目标。

这些基本假设行为是依赖、战斗 - 逃跑和配对。如果潜意识的文化假设是依赖，那么团体成员就会鼓动一个人成为他们获得帮助和满足其免受团体现实要求的原始需要的来源，目标则会被抛弃。

此外，为了回避团体的工作目标，团体成员可能会发生战斗，表面上是为了目标，实际却是为了逃离它。最后，两个人会被鼓动去配对。他们一起象征一个救世主，但是他们永远不会成功地将团体从现实要求中拯救出来，并总会失败。

当我担任塔维斯托克研究所团体关系项目（其关注团体和系统的潜意识运作）的联合主管时，我开始对这些会议中的梦的功能感兴趣。为什么没有把梦作为数据的一部分，用来理解潜意识在有意识的理性生活中的角色？

社会性做梦

社会性做梦是 1982 年在塔维斯托克人类关系研究所被发现的。它是一种通过梦来获取潜意识思维的方法。与一对一的梦的解析不同，它是与很多人同时进行的。

社会性做梦的目的是通过自由联想和扩增将嵌入在梦境叙事中的思维和知识进行转化，以在各个梦之间建立联系，并在这一过程中为新的想法和思维所用。因为焦点完全专注于梦，所以必须设计一种情境，以在清醒的情况下对梦进行工作，又在睡眠状态和做梦时反思"未分化的潜意识矩阵"（Ehrenzweig，1967）。治疗性的梦聚焦于俄狄浦斯，不管是在二人关系还是在团体中，社会性做梦则是在梦中以斯芬克斯为重点。后者的兴趣在于包含在梦的叙事中的潜意识思维、知识和象征，而不是做梦者的心理。

选定的对大量的梦进行检查的情境是矩阵，一个会生长出某些事物的地方。这一想法来自福克斯（1973），他用矩阵这个名词来代表下意识地存在于任一团体形成过程中的潜意识关系网络。在矩阵的基础上，主要通过使用理性的、目标取向的心理，团体形象诞生了。团体倾向于在获得一个意义的世界的过程中发挥作用，但是，正如已经被发现的，矩阵可以包容一个梦的意义的多元世界。社会性做梦矩阵的存在是为了探索只有矩阵能探索的，不受有意识的、理性的思维阻碍的领域。社会梦境的建立者必须让自己对团体现象"失明"，这样才能"看到"（体验到）凭借自身力量存在的矩阵。

梦被感知的方式是千差万别的。一种是自我中心的主体中心模式。做梦者会问："这个梦对我意味着什么？"另一种是感知各种梦的客体中心模式。做梦者会问："这梦对于人性及其系统意味着什么？"这是社会性做梦的模式，因为其焦点在于嵌入梦中的思维等，这种思维不再为任何团体成员个人所有，因为它一旦被表达，就属于矩阵了。这一模式是客体中心的，沙赫特尔（Schachtel，1959）将其称为非自我中心模式。

一方面，自我中心模式中不存在客体化，因为其重点在于一个人是如何感受的和感受到了什么。另一方面，非自我中心模式的重点在于客体是什么样的。前者的重点是被感知的客体能给予多少快乐或者非快乐，它是躯体性的；而非自我中心模式与之截然相反，它更理智，具有精神的特性。

利用差异和相似原则，心智提供了一个"整合的网状组织"，它建构了完整客体的心理图式，尽管在被感知客体的细节和信息上还是有间隙。"它是所有概念、理论、假设、工作性观念和直觉的组合。在潜意识层面上，它是感受中的想法、感受中的记忆的汇集。"（Jaques，1960）它们是通过下意识地学习而被聚集在一起并合成的。

在倾听梦的时候，叙事中存在感觉得到的间隙。通过在非自我中心模式中关注梦，并理智化地看待它，通过允许自己进入一个神秘的、灵性的或超自然的状态，去想象性地推测那些不能立刻可见的事物，我们就有机会通过非感官可理解的东西来填补那些间隙。沙赫特尔为这一点提供了一条途径：

> 里尔克对一个客体将自身展现给诗人或艺术家的那些条件进行过很多的思考，他写道："为了使一个客体与你交谈，你必须在一定时间内把它看作唯一的存在、唯一的现象，通过你真挚的、全心全意的爱使它发现自己处于宇宙的中心……"在另外一个场合，他写到"沉思的宁静和真诚"，沉思能够使艺术家以自己的方式看待客体，而且在他努力促进的所有目的面前，沉思"比他自己更慷慨"。（Schachtel，1959）

一旦梦被讲述，做梦者就变成了梦的观察者，但不可避免地与它及其潜在的意义紧密地联系在一起。做梦的体验促使做梦者试图超越因果关系来理解他们的梦。只有当超自然的、神秘的心理框架被动员起来，梦才能被赋予意义。这是通过扩展个人的意识带宽，使之觉察潜意识的神奇，以此来加强情绪，表达信息。

在矩阵中处理梦的方法是对梦境进行自由联想和放大。前者是自发地说出出现在做梦者头脑中的东西。这些联想在团体活动中极少被表达，因为团体活动强调"我"或自我，以在控制之下完成团体的首要任务为目的。后者是放大，去寻找和梦相似的东西，比如一部电影、一本小说，或是提供给梦一个情景的一段记忆。

社会潜意识的领域

因为存在着自我的下潜，所以参与者在矩阵中扮演着各个自体的角色，通过存在于矩阵中的感受网络，下意识地和默默地相互联系。而且，由于矩阵的主题是梦，它在起源上是潜意识的，因此工作方法必须是使用潜意识思考来阐明存在于梦中的知识和智慧。

多年以来，矩阵的证据是它们依赖于社会潜意识。社会性做梦的情境中不可避免地存在通过处于矩阵关系中的人们而实现的社会潜意识的共鸣。一个由半自主的相互联系的自体构成的社会产生了社会潜意识，从社会潜意识中，自主的"我"创造了独特的直觉。无限的想法会在一个产生个体观念的文化中被共享。无限的真理通过独特的个体观念的交换建立起来，进而达成共识。

通过利用矩阵里头脑的潜意识，思考的无限可能可为矩阵所用。自发性、自由联想和发散性思维是一个社会性做梦矩阵中的梦的思考的标志。梦并不存在等级，没有哪个梦会被认为优于其他的梦。在这个意义上，矩阵是民主的。个体除了拥有通过让自己进入做梦状态，倾听潜意识，即存在于矩阵中的梦的无限，借助沉思来探索社会性做梦和追寻未知的能力之外，并不拥有任何其他的特性。

意义的多元世界被揭示，因为它不受自我的要求和控制的愿望束缚。参与者不仅能给一个梦提供一种解释，还能通过洞见、直觉或各种工作假设来理解一个特定的梦，即一个梦的意义的草图。真相是经由对假设或直觉的处理来确定的。这样，社会性做梦行为允许发散性思维过程支配狭隘的、汇聚性的常规思维过程。由于其发散性，直觉能力得到了增强，正如对无限性的认识促进了在未知领域的学习和创造性。

作为一个系统的社会性做梦计划

各种各样的个体的梦的叙事被带入矩阵。当参与者的梦为了社会性做梦的体验而被收集起来，这些梦必将极具多样性。当做梦者来自一个现有的系统，比如一个商业化企业，因为处在系统中的共享的体验，他们的梦将存在共性。这样一来，这个系统从未被表述过的思想就有可能被清晰地表达出来。

社会性做梦矩阵的目的是通过自由联想将呈现给矩阵的梦的思考进行转化，

以在各个梦之间或当中建立联结和联系，这样它们就可以为新的思考和想法所用。这一任务总是在矩阵开始时就被表述清楚了，以帮助人们有目的地管理自己。然后他们被邀请讲述自己的梦。

转化过程有赖于做梦者自由联想的能力，以及建立联系和使用发散性思维去探索梦的潜在意义的能力。矩阵的事件是梦、自由联想、两个梦的联结、自由联想，也许还有放大。没有人会被要求报告一个梦，而且参加矩阵甚至不需要有一个被记住的梦。但是矩阵的体验可能会使一个梦被想起。例如，来到矩阵中的一个以色列人说他从不做梦。在矩阵中的第二次会谈中，他报告在他的梦里，以色列是由光滑的大理石建造的。大理石没有裂缝，因此不会聚集尘土，因而没有东西可以生长。由此引发的自由联想和思考是，以色列是贫瘠的，阻碍了和平的政治条件的发展。有人想知道这个梦是关于以色列这个国家或其人民的，还是关于历史上受到创伤和伤害的人的。

还有一次，有人梦到在纽约有两架飞机飞入一座塔中。当时没有出现什么自由联想，因为这个事件并没有与任何人的想象产生共鸣。直到两年后，这个梦在双子塔爆炸中得到了应验。众所周知，本·拉登禁止他的手下讲述他们的梦境，以防他们的梦提醒敌人。根据量子物理学，做梦可以被看作一个宇宙现象，有些人做梦并潜意识地发出电波，这些电波被那些头脑已准备好记录它们的人捕捉到。一个事件是通过与许多事件的回应性和刺激性的梦的碰撞而发生的。奇妙的地方在于这两个梦的事件出现在真实事件发生之前（Wolf, 1995）（见图 13-1）。

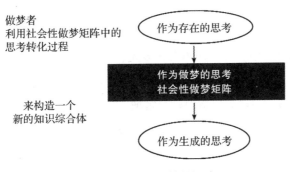

图 13-1　一个社会性做梦矩阵

当参与者学会暂时地"下潜他们的自我功能"时，矩阵才会最有效地工作。这种习得的能力使他们对梦更加开放，并使他们与倾听梦的内容中的潜意识信息，以及在矩阵中运行的社会潜意识相协调。当矩阵终结的时候，自我总是能够被重新找回。

迈向社会性做梦的理论

弗洛伊德是通过与患者一起工作，也就是通过俄狄浦斯的视角来了解梦的，而社会性做梦是从斯芬克斯的头顶开始的。后者不是关于个体的内在心理和个人潜意识的，而是关于主体间空间和社会潜意识的。这不是将精神分析的发现与社会性做梦的发现相匹配的问题，而是一定要利用梦作为社会探寻的工具，将它的发现与精神分析现有的知识和社会科学相印证。在目前的阶段，我们所能提供的只是一系列的工作假设。

（1）社会性做梦的可能性由 1982 年在塔维斯托克研究所展开的第一次社会性做梦矩阵证实。

（2）如果梦是在团体中而不是在矩阵中被接收到的，那么其过程将截然不同。团体研究的对象是参与者的关系和关联性。移情与反移情问题在团体中是面对面地被恰当地处理的。社会性做梦矩阵中的技术关注的则是作为过渡性客体的梦，而不是做梦者。移情，以及作为矩阵主题的它的知识和智慧，就是梦。

（3）与经典的情境相比，矩阵的存在改变了梦的性质。矩阵成为一个不同的接受梦的"容器"，从而导致梦的内容也随之发生改变。参与者很聪明，他们能从被宣布的目的中凭直觉知道有些梦是私人的且决不会在矩阵中报告。不过，20 多年里，没有哪个被报告的梦需要治疗性干预，这可能是因为参与者直觉地或潜意识地调整了自己，以适应社会情境。

（4）矩阵改变了思考过程的性质，重视我们一直都在做梦的观点，并与我们的世界的客体自由地联系。这是为了与现实保持接触的思考的基础。矩阵处理的是凭直觉从虚无和无形的无限中获得的个人知识。

（5）矩阵质疑作为一种所有物的个人的梦的观念——我的梦。一旦被表达，梦就属于矩阵。

（6）根据飞机撞入双子塔的案例，宇宙中所有的梦可能都以社会潜意识模式存在，就像与生命并存的暗物质，能够为与超自然保持协调的社会性做梦者所接触。

（7）矩阵中的梦提醒参与者去关注生活中悲剧和喜剧的部分。通过优先采用潜意识思考，潜意识的未知的可怕性，会像潜意识创造性的、令人愉悦的维度那样，凭直觉被感知到。作为一种文化探寻的工具，社会性做梦在医院、学校儿童和消防员中实现了它的潜能，例如，它显示了在一天的社会性做梦中，系统的问题就会浮出水面，不需要花费整整一个月来进行访谈。

（8）乌纳穆诺认为，人类是"一个梦，一个做梦的梦"。这与比昂的思想以及当代的博拉斯（Bollas，2009）的见解一致。有足够的证据表明，科学家和艺术家会梦到他们的发现和作品。我们在日常生活中所做的可能在我们的梦中被预演过。澳大利亚土著人的"梦幻时代"不仅使美景成真，而且为生活本身提供了一个灵性的解释。

（9）由于思维对矩阵的贡献是模糊的，因而矩阵的叙事是"诗意的"，它能够表达不确定性，运用隐喻，而不是根据事实或推理得出结论。所以矩阵象征了柯勒律治所谓的"消极能力"。

社会性做梦与创造性

社会性做梦的一个目的是获得"头脑的创造性框架"。当我们不再使用理性思考，而是允许潜意识头脑占主导并容许我们自己不专注于目标取向的团体思考时，这种头脑框架才会开始生效。在转化梦的思考的过程中，矩阵获得了新的想法和思考。创造性的熔炉同时存在于我们的内部和外部：在外部，创造性观点之前从未被想到和实行过；在内部，它来自我们内部环境中客体的意义（也就是梦）的无限可能性。由于个体潜意识是通过梦表达的，它通过矩阵中人们的社会潜意识被接收到，被自由联想和放大过程扩展开来。

哈特曼（Hartmann）写道：

在广泛的意义上，艺术的创造性包括做出新的安排或建立新的联系，这并不是随机的，而是以某种方式描绘或表达出艺术家的情绪状态。换句话说，艺术的创造性和做梦非常相似，包含建立新的联系，或在占主导的情绪指引下建立广泛的联系。艺术工作很像梦将情绪或创造者的情绪担忧情景化。（Hartmann，2000）

通过做梦的过程和对梦的自由联想，社会性做梦矩阵扰动或刺激了潜意识，即无限的心理状态。联系总会被参与者建立起来。做梦时，白天发生的活动和事件之间的联系能够自动组合，以各种各样和令人惊奇的方式联结起来，构成一个有时会显得很怪异的叙事。超现实的叙事会包含绝妙的想法，做梦者在清醒的意识状态下是无法理解的。它只能通过直觉、洞见和与神秘性的接触来触及。

系统社会性做梦矩阵的益处

下面是在组织和系统中应用社会性做梦矩阵的一个例子。在组织中应用社会性做梦矩阵有助于探索组织潜意识，并具有如下的优点。

（1）从经验上来讲，它能培养系统中角色承担者的思考能力。

（2）社会性做梦矩阵允许事情和问题以一种横向发散的方式被处理，这提供了新的解决办法。

（3）社会性做梦矩阵提升了组织的创造性潜能，以预见和回应商业市场的环境挑战。

（4）社会性做梦矩阵发现了组织中新生的系统，也就是组织可能成为的事物。

参与者对社会性做梦矩阵体验的一些评论如下。

- 它是组织智慧的源泉。
- 它是傲慢的一个解药。
- 它是灵活的、有适应性的和开放的。
- 它重视洞见和直觉。

- 它在与过去和未来的关系中定位现在。
- 权威是以梦的叙事，而不是以做梦者为基础的。
- 它有助于学习。
- 它为反思性探究提供空间，并激发了这一能力。
- 社会性做梦矩阵挑战了现存的心理功能模型。
- 它在参与者中构建了高水平的相互信任和依赖。
- 它通过鼓励横向和发散思维发展了创造性潜力。
- 它是一种合作的、庄重的会话。
- 它是基于游戏的观念的思维定式。
- 社会性做梦矩阵总是谈论和处理关于超自然的体验。

参考文献

Bion, W. R. (1970). *Attention and Interpretation*. London: Tavistock.

Bollas, C. (2009). *The Evocative Object World*. Hove: Routledge.

Deleuze, G. (1968). *Difference and Repetition*. London: Athlone Press.

Ehrenzweig, A. (1967). *The Hidden Order of Art*. London: Weidenfeld and Nicholson.

Fernandez-Armesto, F. (1997). *Truth, a History*. London: Bantam Press.

Foulkes, S. H. (1973). *The Group as Matrix of the Individual Mental Life*. London: Karnac.

Gray, J. (2002). *Straw Dogs*. London: Granta Books.

Grotstein, J. S. (2007). *A Beam of Intense Darkness*. London: Karnac.

Hartmann, E. (2000). The psychology and physiology of dreaming: a new synthesis. In: L. Gamwell (Ed.), *Dreams 1900–2000*. Binghamton, NY: State University of New York.

Jaques, E. (1960). *Life*. London: Karnac.

Macmurray, J. (1935). *Reason and Emotion*. London: Faber & Faber,1995.

Schachtel, E. (1959). *Metamorphosis*. New York: Basic Books.

Scharff, J. S., & Scharff, D. E. (2005). *The Legacy of Fairbain and Southerland*. Hove, East Sussex: Routledge.

Winnicott, D. W. (1971). *Playing and Reality*. London: Tavistock.

Wolf, F. A. (1995). *The Dreaming Universe*. New York: Touchstone, Simon & Schuster.

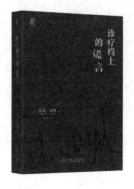
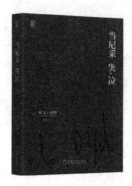
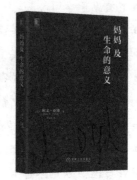

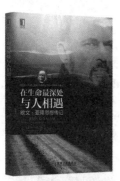
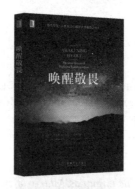
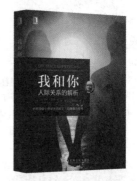

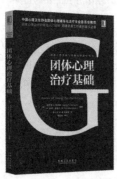
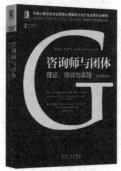
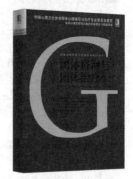

变态心理学

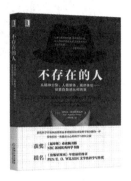

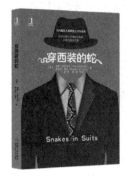

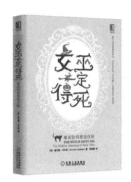

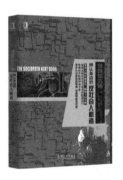

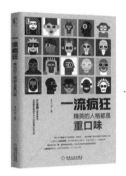

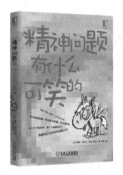

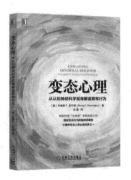

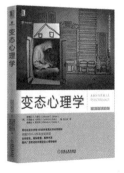

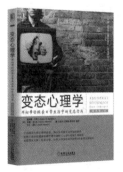

专业咨询治疗

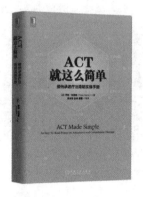

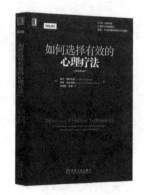

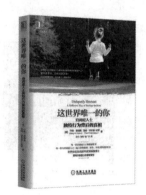

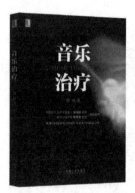

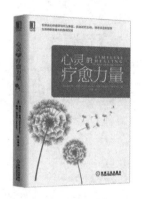

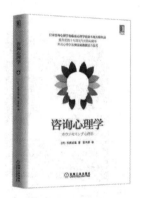

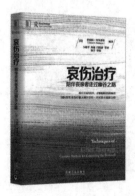

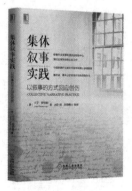

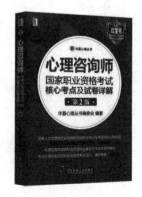